谈天说地论太极

中一北 著

加拿大国际出版社
Canadian International Press

书名：谈天说地论太极
作者：中一北
出版：加拿大国际出版社
www.intlpressca.com
Email: service@intlpressca.com
印刷版书号 ISBN：978-1-990872-38-9

电子书号 ISBN：978-1-990872-39-6

Book Title: Talking about Tai Chi
Author: Zhong,Yibei
Publisher: Canadian International Press
www.intlpressca.com
Email: service@intlpressca.com
Print ISBN: 978-1-990872-38-9
EBook number ISBN: 978-1-990872-39-6

序

太极，人体性命先天内真宇宙洪荒机变神明哲真。

性，人体多维纯阳先天软件心神凝定无形之极；命，人体三维纯阴后天硬件万象包罗有形之太。大太极宇宙神行大无其外，小太极人体神性小无其内，太极修炼三维形体后天化入多维心神先天，追问生命性之始，命之终阴阳高能智慧哲思和合一统。

如今各门派太极拳均停驻在后天拳技上，盗用先天太极之名行后天拳术之实，广罗炫耀华丽异彩置陷沉淤。太极定潜先天虚无艺术，拳术翻腾后天形体技能，质潜：太极不为拳术，拳术亦非太极。

本书从天、地、人视角多领域多方位剖析太极先天形而上神性本真，破译心神无形独异神行潜隐，正根究源开启神明觉放。

作者简介

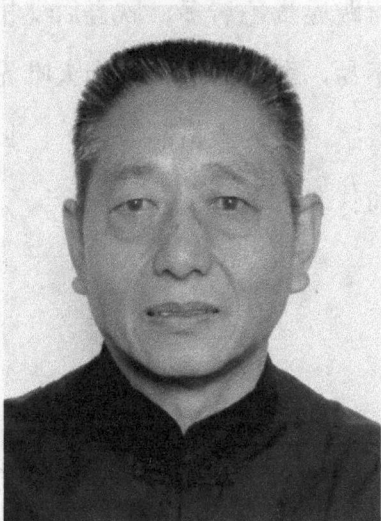

李贵臣，字元丰，笔名中一北。1948 年生于北京。

幼年崇尚传统文化，酷爱古今文学艺术，民俗风土人情文化诸常。

1967 年停学在家百无聊赖，经人介绍到八卦掌第三代传人"大马猴"崔玉贵闺女家去学武术，受掌门大师兄王增禄指定由关门弟子范有生传授武功，并于 1969 年拜其名下成为开门弟子。随同师父学有程氏八卦掌，形意五行、小架太极及单手趟子等传统武术。

1990 年又跟随汪永泉弟子孙德明学习太极拳，并于 1997 年被收纳为首批入门弟子。先后从师学了杨氏小架（杨少侯所传）、杨氏中架（杨健侯所传）、杨氏大架（杨澄甫所传）、太极剑、太极刀等多种功法。

　　2006 年受师父孙德明委派参与了《永泉太极拳研究会》
的前期筹备工作。并在成立后担任了首届的副会长，负责理论
研究工作。

　　2009 年得缘宋国江先天指点潜心提劲，自本奋力追逐太
极武学多年可掂量价真却少，不值跋扈货色居多，欣喜后继相
传贮备够营。生命短暂先天得之不易，继往后进传承唯大唯先。

　　【注：笔名（中一北）姓名贵字，贵为人格品节第一，贝
乃钱也，故以出生地北平之北取而代之。】

人物本注

　　宋国江，1957 年生人，祖籍山东。生性好玩，温和平近，谦逊低调，豪爽侠贞，情重义敢，心坚定毅，刚直秉正。

　　宋父性侠豪爽高识胆略过人。当年闯关东，善交各路英豪，其中有个武功绝伦的苏大爷关系甚为厚密。上世纪 50 年代初举家迁徙来京，后苏大爷也追随到京，并将京城故交魏亭占介绍宋家，携从常来常往同成宋家上宾。宋父一向敬佩苏大爷绝响武功并有意随其习武，不想苏大爷心早有成竹，暗里相中其子宋国江。期许商榷一切繁琐落定，正待收徒授艺，不巧正赶苏大爷东北老家有事，须立即回故里亲理料定。无奈，临行便把国江托付给莫逆故交魏亭占。嘱托魏先代教点儿打底的功夫，待老家事办妥善返京再续真传。魏过往亦喜国江，随后启蒙传授桩功基础。国江年少好动，生性喜欢拳脚跌翻，刀枪器械，毫无兴致专注桩功，敷衍潦草得过且过。即便如此，经高师催促监督精心点播，潜移默化铸就功底小成，拳掌硬实刚厚，成为一代同时佼佼，近好熟友皆晓厉害。国江谦逊恭和从不显能，故素常很少有人知其会武。

　　天有不测，苏大爷自回东北长久杳无音讯。国江一直留在魏师身边耳濡目染感受神武灵潜，经久熏陶领略不凡。时光荏苒，宋国江中学毕业赴农村插队，初次探家，迫不及待赶去看望恩师。不料，师父已前不久驾鹤西游，临终并未留下遗嘱托付，过往一切化成梦境无再，缘分已尽留作遗憾。

宋国江插队返城工作，功夫思绪缠绵刻骨注心，后经人介绍，拜在杨氏太极拳大家汪永泉掌门大徒弟朱怀元名下，梦寐以求接续无断，十八年一贯持驻，直到师父辞世，尚感自本先天内潜欠佳。随后，开始闭门静心沉潜前后两位恩师所赐，沿前后次序清理整合内化纵深，回返魏师当初基础本真独明领悟，静默反潜苦行修化，抛家舍业历尽艰辛。终于在50岁前脱胎换骨根质转化完满，跻身神功边缘潜略，小试牛耳，技击近乎神化，成为太极先天神功脉系承上启下一代明骄。谦逊自评：虽未及恩师魏亭占神武一毛，但可略展杨家当年神武毫末。

魏亭占（186？年~1975年），祖籍河北，生于北京。晚清，其父在京为官多年，广交上界名流，年事渐高请辞朝廷，皇恩获准还乡。临行，将年仅6岁小儿魏亭占托付好友寄养，半为徒半为子闭门习武朝朝暮暮。转眼十年已然英年健壮，铸就童子功成势显，堪能担当大业自立，家师保荐入宫，做了未净身的皇上贴身侍卫，终日厮守皇上竭尽孝忠，侍奉身边不离左右，一生终未娶妻成家。待皇上驾崩遣散出宫，寄身北京通州妹妹家度日平常。日常附近人们总能见到个头不高，身材瘦瘦，脑后留着小辫，嘴边飘着几缕白须的小老头，成天价挎着粪箕，提个粪叉，趿拉着鞋儿行走乡间。空空粪篓一尘不染，很少见到放过陈杂，显然装饰变成标配，装束土里土气及不起眼，没有人会加注留意，知道内情的人却说："别小看这老头儿，他可不是凡人，外号老神仙。"据说，有人随在他身后走，发现不能超过他，曾尝试加快放慢脚步均无能拉近间隔，连小跑都没用，从未见他走路不同平日，以致引起许多人好奇。周围没人清楚他的底细，也并不知其会武，更不知其乃绝顶高手。他平日少言寡语，从不提及旧往，他的生辰、家底连妹妹家里人都说不清，没有谁能从他嘴里掏出家世、从师、侍奉皇室历往细末。家父姓氏，师门姓氏，服侍皇上年号等等盖皆无人知晓，只是附近都熟悉他素常出没行端。苏大爷长魏亭占几岁，二人武功绝伦难分伯仲，一个深居皇宫大内，一个浪迹海角天涯，天各一方如何相识？如何又成莫逆之交？二老身世犹如神龙隐潜，魏亭占恐怕未必是真名实姓，苏大爷更是只留下个姓，余盖皆无，诸多详细守口如瓶后无查索，这可能正是世外奇人高风质朴尚淳本然。

前 言

　　太极，太——人形体三维万有硬件，极——人心神多维势能软件，太大无限收敛凝于极小无尽。先天心法唯心多维神明，后天心法唯物三维具本。道、佛、太极先天诠释宇宙宏观未知，透析人体微观奥秘，人体万物宇宙洪荒破冰通化心神既济唯一。

　　武术：太极心法先天神武大乘玄秘；拳术形体后天技艺小乘平庸。神性先天人皆尽有历往屏蔽秘而不宣鲜有人知，太极先天神真，拳术后天体化，行当两悖。今当太极拳绑定形体锁住后天拘泥技法铸就僵化，虽也不无半点儿动手之能，但丝毫无助心神先天内染，自娱自乐无可非议，广布招摇肆行反注：太极神功先天真老虎沦落成拳术技艺后天纸老虎。

　　今武坛论著文山书海太极拳书籍连篇累牍，破解先天难觅其一，现不论懂与不懂，不管悟深悟浅知多知少，只要还有一丝抄写之能就敢提笔著书索利求名，一时间堂皇成名登峰造极。面对圈囵不堪再论太极是否有悖时宜？非！众广习武疑窦存营：什么是太极？什么是先天？修炼的是什么？怎么修炼？浑噩沉沉忧思无从化解，本作《谈天说地论太极》沿袭前书《感悟》由内及外透析开锁诸多莫明，剥去拳术绚丽华装冲破戒律忌讳含隐，阐释心神通化陈述先天有形、无形浅识修悟，隧穿神性那点儿先天点滴具实，破疑解惑弥补先天神功图书空白。

书分三层八章论述先天阶地，前两章"谈天"论述人体宇宙神造天成一统；中间三章"说地"论述习武寻师，盘架子，武功修炼当要；后三章"论太极"论述先天潜秘。"谈天说地"通本集成修悟，"论太极"先天程序透隐。又增补《太极论》《西游记》九、十两章诠释先天殊特明独，广拓旁引透及先天通明修悟。附录《无极歌》《太极歌》《授秘歌》《四性归元歌》又加陈氏太极拳古图谱 108 势。《感悟》《论太极》前后两书相隔十年有余，旧感与新悟跨距较大，难免内注不同小有冲突，凡诸此类皆以后注覆盖前索明恰切准。

本书大到观点小到文词开宗明义确切严谨表述心悟感触，一反过往人云亦云浮浅后天老调直观，独辟见地冲破武门明禁弃旧明新挥洒先天神行本觉，力求沿袭先贤苏大爷、魏亭占先天神武细末染指太极、道、佛先天神行透隐。全书林林总总阐述先天"四两"神明触类旁通，喜寻乐见先天读之兴奋，异惑不悟先天读之乏味，先天修明贵在无瑕无疵完满一贯，最忌讳逐一漏万残缺不全，开卷细阅尽盖全详亲疏远近缘在于悟。先天内潜深邃语言文字难达透恰切吻，字注行间难免滞留生涩，倘若通阅阻尼疑窦莫开万勿硬用后天学识强行令化，唯须透过先天修炼点滴细潜融化修悟。书文概述先天修心炼神悟性之法，过滤素往修明虽浅尚足令施，卓识浅知奉献太极广众爱好开启先天细索，穿针引线悟真明慧增恃宏远。

【前作：《汪永泉授杨氏太极拳内劲核心的感悟》北京体
育大学出版社 2012 年 1 月第一版；《杨氏太极拳小架与技击》
人民体育出版社 2012 年 4 月第一版，（后半部拳架图文应邀
为师父所作，前边理论部分他笔编辑添加）。】

目　录

第一章 谈 人体太极

　　太极浓缩宇宙够细人体完同于地球。

　　宇宙多维纯阳无形潜没，三维纯阴有形明实，阴阳有无万物生命贯统。人体浓缩宇宙处居地球，无能透潜宇宙洪荒，亦无能透潜人本内真。**"天覆地载，万物悉备，莫贵于人。人以天地之气生，四时之法成，夫人生于地，悬命于天，天地合气，命之曰人。人能应四时者，天地为之父母；知万物者，谓之天子。天有阴阳，人有十二节；天有寒暑，人有虚实。能经天地阴阳之化者，不失四时；知十二节之理者，圣智不能欺也。能存八动之变，五胜更立，能达虚实之数者，独出独入，呿吟至微，秋毫在目"**。人体血肉之躯三维有形之阴；人体神性化潜多维无形之阳。天斧神工阴阳混成**"天地玄黄，宇宙洪荒。"**和合构筑人体心神先天精灵通慧太极唯一。

　　宇宙太极浑元一统，人体太极混元浓缩，内外有无相互通达，信息互递数字潜透无间，同根同源戚戚相连，生衍演化天人和合完伦。宇宙本存有、无两大动静基元，万物形成皆系太极阴阳有、无动静转化枢机。老子、佛陀均由自本心神先天阴阳动静修悟，中定慧通无中生有，深入宇宙神幻纵深，窥知内中玄妙莫测，成就经天纬地神明之先。实证：人类知之宇宙管中窥豹冰山一角，科学触角永远无法隧穿人体宇宙奥秘，唯有先天神明及心方能洞透宇宙玄洪。

　　宇宙浩瀚无垠聚集着星星点点无可量计有形之阴——星际，太阳系乃是宇宙中存有生命的一叶独舟，其内所有生命阴阳运化皆缘于纯阳内核——太阳，其中最具代表性的三个单体是：纯阳体太阳，纯阴体月球，阴阳同体地球。太阳是太阳系的元极，也是太极图所示阴鱼之阳目，这一阳极具有极强的量能聚合潜化场势，内核无时无刻产生骤变激化源源不断，辐射出来的能量托养着庞大家族，所有成员相互制约贪婪吮吸纯阳神能旋舞围绕不舍离去。宇宙中所有星系均为阴阳结构所筑，中心核定皆为一个巨大的纯阳恒星构成，以纯阳为核心的家族体系大小无计呈现宇宙万象多极无常，太极生命变化玄深。现行星系锁定纯阳、纯阴两种体构，宇宙中仅发现太阳系的地球阴阳同体并有生命存在，地球成为已知宇宙独特唯一，外层被实阴包裹得严严实实，最内层纯阳内核吞噬太阳强大聚势能量，转化为自本势能充盈孕育强健，将能量有条不紊释放给地表承载一切，催化地球生命繁华似锦万彩纷呈。月球是纯阴体，自身不能产生能量，受太阳、地球两大能量胁迫，被牢牢固定在环地轨道恪尽奉守。人聚合太阳、地球能量浓缩复制转化，成为地球生命万有中能修心悟道神通灵潜天骄唯一。

　　地球受益太阳、月球阴阳衡恃，动静势能充盈完满。地球内部岩浆形同太阳无形纯阳势能统占95%强，地幔外壳类同月球有形纯阴势能统有仅占5%弱，人体阴阳闭合无形、有形复制地球浓缩。

人体太极完合地球无二：

地球有土壤，人体有皮肉；

地球有草木，人体有毛发；

地球有365天日，人体有365要穴；

地球有12月份更迭，人体有12经络通转；

地球有24节气替令，人体有24椎脊贯串；

地球有春夏秋冬四季流更，人体有生老病死相更流转；

地球无形、有形阴阳衍化，人体先天、后天阴阳混作；

地球有液固能源封贮，人体有液固荣华润泽；

地球有江河奔涌灌通，人体有血脉周流疏透；

地球有金、木、水、火、土五行生克相控，人体有肺、肝、肾、心、脾五脏互动相应；

地球有风、寒、暑、湿、燥、火六淫之气分理能化，人体有大肠、胃、小肠、膀胱、胆、心包络六腑功用分解监理；

地球有地脉疏理气机，人体有经络贯通气血；

地球有潮汐与宇宙呼应，人体有呼吸与自然交通；

地球有冷、硬、脆岩石包裹，人体有冷、硬、脆骨骼中坚；

　　地球岩石层下有岩浆怂恿，人体骨骼内里有神髓充盈；

　　地球山脉蕴藏各种矿物源盛，人体骨髓蕴含各种干细胞贮营；

　　地球外裹大气层，人体外包光气圈；

　　地球有南北磁极，人体有心神极化；

　　地球动静转换殷实内壮，人体虚实转换潜隐内华；

　　地球有蕴、发、收、化、固、涌、变七种势能运化，（蕴藏、生发、收敛、化解、定固、涌动、裂变）人体有喜、怒、忧、思、悲、恐、惊七情动感酝酿；

　　地球纯阳内核量能潜涌，人体纯阳先天势能兴发；

　　地球向内温度、压力密度逐渐增大，人体向内先天功力密质逐级增强；

　　地球音、光、气宇宙通汇；人体神、气、精宇宙共融；

　　地球透、穿、固蕴含内储，人体灵、魂、魄沉潜内固；

　　地球有水、火、电、磁物化，人体有净、虚、无、定修化；

　　地球阴阳透潜宇宙致成一统，人体心神融通宇宙完达合一。

　　人骨骼如山，神髓如海；太极内真沉定深渊，固若川岳；定海神真中流砥柱，山川势能动静化注；岩浆裂变海定山摇势能潜发，太极先天定骨骼，动神源，搅动神髓翻江脱胎播海。髓海泥丸浓缩宇宙势能配给中心；大海敖渊地球宏宇势能集散贮营。大海潮汐起落乃为地球呼吸，肺气吐纳乃为人体后天呼吸，大脑意念脉动乃为心神先天呼吸。

　　地球是个开放的质量体，内部能量通过土质层气运灵化，释放出来形成地表势能，随时随刻与宇宙能量交融行汇。人同样也是个开放质量体，体内能量通过皮肉腠理气运通化，释放出来形成势能场，随时随刻与体外能量交融共汇。人体内部最大势能集贮泥丸，大量势能以特殊信息数字封存于不同的信息库。心是唯一能打开信息库的灵通钥匙，若要打开封固信息数字源必达先天心脑合一。信息转化势能必通过神之媒介，神乃是人体与宇宙信息汇融途径唯一，也是先天藏匿最深开发无尽唯一。盘古开天人始有知，就通过各种形式开拓破译神玄秘潜具细，进而产生出许许多多与地球天时地理同步修炼详述记载。道、佛修炼皆由唯心起步探索创建无上修明光灿文明，在生存环境，思维方式，沟通转化，构建出不同体系，使人有限生命得以升华隽永。

　　古老东方太极文化横跨史河几千年前茅世界文明，古朴太极图隧穿宇宙、人体运行融通天人一统和合自然。

　　太极图解宇宙阴阳深邃：一个天佑自然为阳；一个太极人体为阴。一个三维乃有，一个多维乃无，有、无独立互存够做圆满喻示宇宙完美无瑕。纯阳天佑自然（白色阳鱼）核心为阴极（阴目）喻示人纯阴之本；纯阴人本（黑色阴鱼）核心为阳极（阳目）喻示人纯阳之心。天佑自然、人体通过阴阳两个核心，信息共融交融互递，阴阳更迭转换，中枢织染起源泥丸（大脑）。泥丸，人体之髓海，乃是人体神、气、精无形统辖神龙潜匿之所。水五行之阴丰沛盈贮为海，海阴也；神龙藏匿髓海波涛纵横腾跃，髓海神龙潜没为阳。泥丸乃阴阳两性共融之窟。人体泥丸先天修炼之极，有如天平支点托起有形纯阴与无形纯阳，在不平衡中寻求恒动生变，进行阴阳交汇转化，其功强势在神，恰似定海神针主定乾坤，宇宙音、光、气与人体神、气、精熔铸此间交汇融完合一。

宇宙为阳、人体为阴，天人系统互感交汇一统融通太极合和相济完整，宇宙纯阳太虚聚化纯阴成极。宇宙阴极与人体阳极相合转化，人体由阳极通达周身扩展化作纯阴。人体宇宙运变同化本是自然定律，人体向外修炼顺应自然谓之为顺；纯阳透心生化窥察宇宙纵深端倪，反之向内探索元初谓之为逆。太极图用先天、后天明示宇宙、人体交融转化正反两条途径，由心及外锻炼增长体能力量，顺理后天之举；由形及内修持心定纯阳独本生化，逆反先天之道。人生追求物质、精神两作：常人顺应自然，以物质做精神，心向外注，以身体欲求搭建享受基础，筑就生活系统所有；贤达逆反常理，用物质化精神，心收敛向内注潜先天身体虚化构筑真我。常人追求生活后天精神享乐；贤达秘索先天内真神行潜没，一正一反境界相悖。

从宇宙、人体层面开释太极图。

宇宙所示：大自然阴阳和合构筑，阳鱼表示宇宙纯阳多维乃为无；阴鱼表示宇宙纯阴三维乃为有。白色多维镶有黑色明珠；黑色三维镶有白色明珠。黑白两珠潜化重叠合一统领阴阳两界，故阳鱼用黑珠标识阴；阴鱼用白珠标识阳。明珠乃为宇宙生命源头，有、无运变元初之极，太极阴阳转换中核。它既是宇宙多维核心，又为宇宙三维核心。宇宙多维自然运化无中生有，凝聚核化纯阴本极，极内缩聚敛进裂，分化锻出三维空间万彩纷呈，万有世界内核极化反转纯阳，柄辖虚无洪荒把控万物生死时限。无论多维、三维，所有一切均受这个极点统纳，它的阴阳两重性使大自然万有化归一统。

运化动态：外圆宇宙之太，太玄虚深邃呈现为无，混沌虚无充斥音、光、气无形数字信息纵贯其间，相互运化酿制极化，极化聚敛信息向中心凝聚，最终凝化成一个密度无限大，质量大到能承载整个宇宙的黑点（太极图阳鱼之黑目）；这个黑点即刻发生转化，由阴转化为阳，黑点转瞬呈为白（太极图阴鱼之阳目），完成超大能量聚集一瞬爆发始然，能量转化为物质，构成宇宙万物第二大有形体系，所以元阳为万物生发始源。无形体系凝聚中心黑点谓之极，有形体系生化中心白点谓为元；极、元是造就宇宙阴阳两大维系的核心，也是太极图核心所在，这两个主宰核心排斥、吸引作用下相互维持平衡重贴无隙，使宇宙万物和谐有序，全息自然运化无限。宇宙万物单机内部都以同一模式运化，绝无存有另外生命模式。太极抽象图形，演示宇宙神能衍化势潜。白色区域，表示宇宙纯阳虚无；黑色区域，表示宇宙纯阴系有。虚无是宇宙永恒模式，其内运载无中生有永恒不变。万物由虚无聚有，凝结筑成黑色极点，内部极化骤变虚无，空灵转化白色元初本源。盖此造就万有生发变化无穷，搭建起人类所知的三维盖有。太极谕示宇宙从无到有生发过程，其核心即是黑点与白点聚合极化元发。太极修炼极、元之根，即为老子"道生一"。此为宇宙内在运化本然，有形无形交汇枢纽，万物运化主宰中核，即是悟道、修佛智慧抒发根潜，也是开释宇宙、人体奥秘有效途径唯一。

人体所示：人体阴阳和合完满，阳鱼表示人体神、气、精纯阳华盖乃为无；阴鱼表示人体明实乃为有。白鱼黑色眼珠，黑鱼白色眼珠为重合极点，黑色极点，为人的后天遗传基因初始；白色极点，为人的先天数字信息起源，阴阳两个基因，开启人的生命行旅。人体初元乃为父母精子、卵子纯阴媾和蓄势待发，自然任何无能跨越"孤阴不生，独阳不长"铁定基线。遗传基因构筑一瞬载有宇宙信息纯阳音、光、气注入，数字信息与遗传基因阴阳交汇太极乃成，阴阳启动生命程序扬帆起航。人之形体万有皆由极点生发，先天胚胎从无到有，由小及大，及至顶破生门坠落后天，又一个独立完整太极鲜活伫立人间。

生命构筑：宇宙一切生命均由无形、有形互作浇铸所成。

人生命硬件由父母精卵交媾形成初始基元，凭此并不能运化出活体生命，因其有形纯阴缺失无形纯阳不能产生活态生命质本，只有阴阳和合才能激发生命程序完整。这就是为什么夫妻一生精卵结合若多只有个别生命蒂落瓜成。精卵媾和元初纯阳音、光、气负载宇宙全息数字信息瞬即激活生命程序固化后天时限，先天定数锁定生命程序不再更变，故有"人不可与命争"之说，此是针对后天凡俗而论，先天法维高领跨越通常尽可问命一二。先天元初锁定生辰天机密码绑固后天三维一切，天机元初父母都无能核准精确，他人更是盖没能知。故而民间众生都把临产剪脐带断先天踏进苦海当作生辰八字，殊不知此乃后天苦海航程开启伊始，完全无法开释先天元初数字信息生命密码。凡俗算命测字，皆以四柱后天推算命理，大相径庭事倍功半。神宇密码天机定数一瞬，无论后天如何掐算演练亦通透不了天祇神明，天地悬殊人为虚妄无成。人生寿命先天纯阳元初数字信息载定，先天密码镌刻骨头融于髓海泥丸构建骨相独特，故参透虚无根蒂高深者及骨、面相就能破译密码了知生寿命有。远古自始就知用生命元初纪年生辰，生命先天程序启动理念源自巫术修为高深者授意，但天机须臾常人无法确知精准故才称谓虚岁，民间惯常以虚岁当论人生先天凡诸，盖不以后天出生演论天机，因为后天出生杂有流产、催生、刨妇产诸多人为不确定性与天定神机大相径庭，如何能以此掐算宇宙神赐天命数字人生，神机先天铁定后天任何无能涂改。故后天生辰八字留作悼念别无更多意义，用此决断后天万有切实囫囵算命只能聊作自慰。人伦红尘生命韵律数字信息柄定，常人无能窥测天宇神机，只有修成正果方能窥秘先天寰宇天机。古来确有修炼先天大成窥得天机密码料事如神，凡此贤达皆明恃有度绝不会轻举肆为泄露天机。

　　生命由有形、无形够细完整，有、无质本不同。有形三维物质基因，构筑人体后天心身本有；无形多维精微元素，构筑人体先天心灵本有。神灵本属无形纯阳先天体系，灵为阳中之阴，归冥界鬼蜮；神为阳中之阳，归天界神宇。身形隶属有形纯阴后天体系，阴中之阴；心主欲念思维意识，阴中之阳，主宰身体行为举做。身体后天纯阴体系人共尽知，暂且不议。人体神灵纯阳：灵先天体系纯阴乃为地，无形多维藏匿躯体内深受神辖制，无能独立行作本常，转世轮回须由神明指令成行；神先天体系纯阳是为天，无形多维潜匿宇宙洪渊无穷无限，势态潜能特立独行。神是宇宙所有能势能量的无形操手，人生机变韵律亦非偶然，命运潜行皆由神明定数撮合无错分毫。神潜入生命敲响先天时钟，从此灵伴随生命历尽全程，神灵构筑无形完整，当生命形衰气绝，阴灵锁缚阴曹待机轮回，阴灵背离，独阳不生而神遁，回归宇宙一元复始，固永不灭。三维形体多维信息并驻合一，数字信息无处不在无容不包乃大，三维有形屈居限辖为小。处于三维无从感知多维，所处多维提挈三维轻而易举。三维所有定理、定律化入多维顿即化为乌有无复成立，三维实体所有均被多维吞噬净尽毫无。神灵人体先天无形多维，神乃为纯阳无形特有信息，灵是为纯阴无形负载转世烙痕。道、佛修持静心戒定回炉熔炼，重新再铸无形先天专本独特。世人享受现时美好、善良、真实，无人理会虚无纯善本真。一切现实绑架的美好享受时限界定，一旦时流境迁须臾化为泡影无存。生命时间载有美好享受伴随生命燃油耗尽化为齑粉，无中美善、本真数字信息永恒无尽，这就是道、佛修心至圣玄德真善本在。无形美、善、真明空道本自然，修心育德行戒，并非品德行为所戒，乃指心欲杂念本戒。剔除一切凡尘私欲还心田于清静，静心持守定出一方净土，心境清通化静为净，净心玄德明清方能显现神性道真，无形虚无鄯善包容万物所有，大善涵盖宇宙洪荒，非凡俗通常理悟。寰宇明德至善心达通慧，生灭超凡华美胜过万有现实一切，鄯善纯真隧透太虚，美轮美奂荣享无尽。

　　古人所作太极图启示两层意识：宇宙从先天无到后天有，物化通则顺应常理天成自然；人体由后天有返归先天无，潜移默化逆水行舟天定理成。太极梳理：宇宙纯阳聚合生极为阴，阴极转化阳极，阳极生发万物；万有浓缩人体修行，无形纯阳聚合为极，阳极转化阴极，阴极通达宇宙纯阳融合为一。

　　太极图释解内功修炼：天佑自然先天生化后天，由阳化极为阴，生成万物；心身后天内修返归先天，由阴化极为阳，形神虚化。大自然由无到有演化过程天理自然释放为"顺"，宇宙（纯阳）自然天佑应时通顺而修，侍养后天命体康健；人体从有归无修炼过程思维哲理收敛为"逆"，人体（纯阴）虚空收敛内逆归心，启动先天悟道潜秘。养生、修道一顺一逆人本天地通化，二者无可相提并论。故养生无能以言道，而修道确能兼容养生包罗万象。

人体先天内真天、地、人自然合一。多数人不谙先天无详天、地、人具体，一般理解为人体与自然天地相通，殊不知以此镂空形骸呼应于外，神置身外久驻迷离躯体够做虚空，内功以何打桩立基？修炼真功筑于体内虚无充盈而实有，形同地球运化自然，循经导络如江河网布气贯周身，气血运行内通五脏外感六淫。心、肝、脾、肺、肾五脏内通之气按火、木、土、金、水五行生克闭阖六淫滋养形体后天；倘若内通一旦紊乱闭阖失措风、寒、暑、湿、燥、火外感六淫之气趁势入侵潜伏腠理兴风作浪，久之正气不干酿成疾患。修炼先天内功屏蔽肉体形窟皮囊壁垒坚实，调动周身脏气运化五行主摄于心，持守静默五行化气归心一统，锁定泥丸神明心佐。泥丸天，五行地，心中人三者交融相济，天、地、人先天基础确固，无涉此境人为强射天地自然，极易引狼入室侵蚀正本先天。先天内功沉潜：人体气潜沉溺之地形若地球，五脏五行收敛体贮精华充盈后天人体之地；泥丸储藏宇宙信息数字混同，神龙潜匿盈髓之海为人体之天；心灵通天化地主宰五行中枢为人体之中，中即人体之人。天、地、人心神五行熔融内功淳朴至真合一，修持严谨法度无差，修明斩获须得明师真传有授。

天、地、人和合凝聚实华为丹。地球由金、木、水、火、土五行运化，催发万物繁衍生灭，人体由心、肝、脾、肺、肾五脏运化，生发身体新陈代谢，人体五脏运化同地球五行运化恰切吻合。修炼内功是把五脏化作五行运化，不是具体利用金、木、水、火、土五种元素的生克来运化，而是将五行化合为一凝结归中，虚无中枢心凝聚合成势，虚势无形无相难能把控唯心感应运化周详，先贤把内核极致一点喻为丹。丹实质就是先天感应虚无凝合化实之元极，由于修炼质本不同称谓所指亦各不一。糟糕的是不知出于何种缘故，把虚拟先天实化为后天具体，在天地间寻找蕴含五行的实物作为药材，用火熔炼成丹药服用；也有采心肾之气当铅汞，用水火之法施加心意修炼；还有弃周身完整纠结局部采气用意发功等等诸多练法偏离先天神明道旨。先天宗旨：先天乃道，道乃无，无乃神。修身行静须置守于无，形体无知无欲体内自然静空萌发潜移默化，炼精蓄气，炼气化神，炼神合虚，合虚还道后天返先天逆运法修，皆不是人为意有修炼而是静持法修自行动发，并非形实物有修炼所为。误谬错偏出于不明"炼""练"细究，"炼"指无形自然之锤炼；"练"指本身具体之实操。大多修行者都把"炼"当成"练"重锤实落贯施，变虚无为实有坠陷歧途。

宇宙由"有""无"两种基础元素构筑，人类科学认知范畴基于三维"有"，而对宇宙多维"无"捉襟见肘无实驻切。宇宙多维音、光、气是一种暗物质、暗能量数字信息潜在，也是人类科学根本无能探寻捕获的宇宙洪荒势潜，这种无形潜化实元，音以数字讯号强弱传递为质本；光以数字讯号亮度频谱为反应；气以数字讯号聚合分散为能势。音、光、气相互信息传递、能量转换是构筑宇宙一切动能之主宰。这种多维数字信息人类探测捕获不到，也就无法形容无法描述，其贮藏能量无穷无尽操柄无形宇宙一切"有""无"。人体、宇宙质本相同，也由"有""无"两大基元所构筑。人体本初之"有"乃由阴阳交媾精卵结合筑成三维萌动胎坐，媾合一瞬宇宙多维信息音、光、气嵌入激活生命先天胎动灵生，三维"有"多维"无"阴阳和合相济。多维信息转化人体：音转化为神，成为人体数字信息互感传递中坚；光转化为气，成为人体频谱能量反应媒介；气转化为精，成为人体物质聚散仓运能贮。由宇宙音、光、气转化的神、气、精是以信息数字贮存，构筑人体暗物质、暗能量无形多维先天。宇宙中有形物质约占5%弱，无形暗物质、暗能量音、光、气占95%强，人体有形三维、无形多维固本皆同。宇宙一切有形均受无形辖控，人体一切有形肌体生理亦由神、气、精无形主柄。神、气、精附着体内自成先天完整，神藏匿骨髓深渊鼓作心定而活；气隐遁血肉膈膜推助血动而行；精汇交神、气凝聚合拢相佐。宇宙音、光、气不可分割完合为一，人体神、气、精无形确在完合为一。众多理解精为两性交合有形精液，并以此发明修炼具体，这种后天修炼与先天毫无关系，铸成错误皆因有形、无形囹圄不清所致。神、气、精聚合为性明心纵贯，多维任何均无体受感知，一旦落成感受就会坠入后天化神奇为浊腐。神乃为气、精虚灵之帅，统领神、气、精驾驭无形，唯有用心感应虚灵合于先天，心性独本特立不改，此乃为人体先天元真，道之"天心"，佛之"无念如真"。其潜能无限极难切定：交汇神灵主宰人体后天生命；交感宇宙互通变化传递。父母后天遗传基因锁定男女，体质强弱，素养高低，学识才智三维技能本领悬殊，诸多差异色彩纷呈无同。宇宙先天多维信息注定内质玄青淳朴深邃单一并无男女性别，充盈体内与父母遗传基因泾渭分明秋毫无犯，天道公允不多不少均著"四两"毫微，就是老子、佛陀肉身当初"四两"也与凡俗分毫无差。宇宙音、光、气，人体神、气、精多维信息很难窥知，唯一尚能探知是通过修炼置身化无归返先天，用心灵感应获知神、气、精多维隐潜，手段仅此无它。人体心灵多维感应和心地三维感受质本相悖。感应和感受均为心电反应，感受所生的心电可测出三维频谱，而感应所生的心灵毫无迹象可查。

道、佛修炼人体神、气、精化著于心，由心灵感应对接宇宙音、光、气，捕获天人一体融通明慧。感应必须通过人体神、气、精修炼先天才能获取，凭空臆想绝无半点儿可能，常人很难修持以恒，心灵感应修悟之难，难于上青天。先天实乃，特立独行天缘才本，超凡内注神奇自然。道、佛法旨锁定修悟，踏碎虚空，沉寂大地，隧穿元初，心即宇宙，宇宙即心。

宇宙深邃浓缩无尽：星系为宇宙浓缩；太阳系为星系浓缩；地球为太阳系浓缩；人体为地球浓缩；泥丸为人体浓缩。泥丸小无尽宇宙大无限参同相戚，一小一大统合完一，人类打开自本泥丸数字信息软件宝库探索宇宙无尽奥秘。人类自有逻辑思维那天对宇宙奇思遐想始终未断，并通过各种方式尝试捕获实隐，一切努力确无明著显达。只有老子、佛陀锁定先天开悟自心，俘获感应隧穿多维全息数字讯号，为后世破解宇宙神秘开启通明豁达之门。

泥丸浓缩宇宙极其复杂，内部区域有形、无形划分细致仔密，每一细微保持与宇宙同一谐振频率与波长。人初坠后天，吞食三维物产，吐纳自然之气，学练技能本领，有识思维积蓄，陈杂繁琐封固泥丸闭阖先天。后天萌动魂魄思维，健体强身江山稳坐，先天潜隐尚留一线牵心悠丝。后天返先天修炼打开泥丸哪道屏蔽就开通宇宙哪界相应。泥丸封固信息明细分化，打开部位不同感应的信息也就不同，故先天修筑有成释解宇宙别生各异，一是反映自本斩获内特明独，二是透潜宇宙繁复深玄奥妙多变。

　　人是一部精密完整神奥的闭合体，包罗万象无所不尽其极，最高智慧也无能破解自潜神玄妙化，未解之迷伴随人类灭亡消没殆尽。泥丸收纳宇宙万有数字信息够做多维先天，人依赖神性先天生命特偏独灵。先天吐纳，后天脉动阴阳互感交流，人以后天脉动呼吸维持生命，一呼一吸为一息，一息脉动 4~5 次，无气息脉动形失体亡；泥丸先天则以脑念脉冲频率起落衍生能化贮养神通，掐断泥丸念起搏动脑死神亡。形体呼吸泥丸逐浪性命当然，修心复性神异玄化，持守重在于定，一旦静载真定体之呼吸，泥丸波动均可停摆，后天寻常体征偕同无二，神灵异化生命悖然不同。民间流传"天上一日，地上十年"此言非虚实乃先天子立特明，通理常态无能释解。凡是修炼小有造诣，大都有过站桩、打坐感觉一会儿，时光却过久长，当然这还不属生命停摆，不过是意念旁骛搁置。停摆究竟怎么回事？须从人体先天、后天两个系统来讲，人体泥丸先天多维心神系统，乃为宇宙数字信息凝注、运转、交递、通汇中枢；人体脏器后天三维生理系统，乃是供给生命动能源泉。实则，心在持久静守间驱除尘染欲念得以宁定，心定神凝先天、后天完整合一，心念注定维波无皱锁定净固，一切三维后天载入先天多维，形体生理不再受思维意念辖制，无形多维更不在思维意念之中，一切有知超越三维时空，空明怅惘唯真。屏蔽形体内外交换化入多维虚无，生命体征尚存，时限处做停摆，生理内在维持体常，体内循环完足自给。心神锁定无知，体感停摆何存，生理后天江河澎湃血流涓涓如坠南柯，如痴如梦恰似冬眠，内质翻然超乎天地上清致远，人在天地在，人无天地无。何为天地？天地并非三维意识时空，实乃人体阴阳虚实潜注：天者，先天多维心定凝聚核点，内注虚无空明玄妙；地者，后天三维形体万物明实，体势能举行化通常。人体阴阳：先天多维凝聚泥丸升腾在天；后天三维驻存形体停驻在地，天地质本悬差铸就天心一刻神行暂短，心地体载时流久长。人体万物实有本存皆在三维，一旦心注先天多维一切三维化为乌有，内定先天多维停驻一刻，外瞻后天三维驻久留长。多维内潜无解融化三维时空所有无存，只有先天修炼心定神虚化无真观达现，后天形窟载入虚空先天心神分立独明，生命体征净化屏蔽封存，神明独灵超越一切生命自然常理，返回方知"天上一日"多维先天须臾，"地上十年"三维后天流长。

多维先天由静定伊始，初为一刻由少而多，久而久之，多维、三维阴阳转换自如随心。心定立先天多维者天，心注于后天三维形体者地，"天上一日，地上十年"确切明真。多维无存时间只有变量，这种变量碾碎三维概念，锁定多维一点生命体症化为乌有，定化透潜无前无后时光凝固驻永。打坐多时多日，甚至数月不食不动，超越生命理贯通常盖皆若此。史来，多有大乘修炼守定静持如木雕泥塑日月无时，更有佛陀菩提树下，达摩面壁广为流传。常人心修静定，虽不能效显圣达持久明空，只要锁定先天不坏，便可三维、多维自然转换，时光流迹化潜无踪，神明不再是为神话而是变成切实。

宇宙由有形、无形两大体系，无形基元音、光、气充斥多维量计无限，这种元始数字信息超微、超细、极妙质态势能超常，不受三维、多维辖制，畅行无阻洞透无间，无由始、无终尽。音、光、气内在无间摩擦、碰撞无断激化超势能量异变造就三维基础万有物彩纷呈。质量权衡有形物质当量由音、光、气极化凝聚所成，宇宙所有均与极化相通戚合，极化乃宇宙元初本始。

宇宙构筑太极阴阳，阴为三维生命物质空间，人体血肉形窟熔铸其间。阳为多维虚无神道本然，人先天神性基元当列其中。

构成人体生命的两大基元：

	方式	治辖	属	归	本源	形态	质本	质地	存贮
先天基元	永恒	天界	神	性	宇宙	无迹	均同	四两	多维
后天基元	轮回	地府	灵	命	父母	遗传	差异	千斤	三维

地球万物生命阴阳构筑，阴阳两属：静物属阴有灵无神；动物阴阳具足神灵呼应。神主天赐赋予万物生灵一切肌肤精气、

魂魄维系。灵附着生命实本无形，神在而灵在，神离而灵失。神行内注激活人体生命无形复制宇宙互通粘贴；赐予动物略逊保留致成残缺，仅留那点儿灵与人互通，抹掉联通宇宙神完复制，神定天成人与动物大相径庭。植物、山石、建筑及一切生命静物浸透地脉灵气，铸就惟阴无阳。生命静物牢固把持地脉灵气得以盛壮蓬旺，人工建筑历经百年即为古建，内历弥久与地脉灵气衔接汲取大地根脉细微够做磐石牢稳坚固，建筑充盈地深灵气地表形物地质内深通成一统，生命凝固时久流长。倘若拆除重建或整体迁移，必将切断建筑物与地脉灵气连接断掉生命供给，变古老沧桑为空中楼阁，重建再好也不能弥补时空流光凝驻，更不能复燃物本衔接地脉灵气一体凝华永固，势将永远割断内在历史弥留数字信息截流沧桑，人类如此自毁自灭不疲。故古建筑只能修缮地表以上所有，绝不能触碰损坏根基，不然历史遗存诸多信息数字无从考证无复再燃。

　　盘古开天先天神灵固化自然，天成地球独特阴阳注潜，大地内潜灵气、水脉网络周布，民间始有观风水相术窥察势能潜隐，地球外在实质方位、水形、山势、地形地貌万态变化大量数字信息贮存丰厚，风行雨化寒暑交替时更变迁都融透灵气数字信息交感；地核内聚引发地盖蠕动布控水脉网络与灵气信息互换交融。风水绝非迷信，乃地本蕴藏网布的气脉和水脉之灵潜，也就是东方古老文明之龙脉。龙行脉潜灵气磁化量级、场效势能疏密、强弱凝聚分布，随天时地利交汇信息变化而境迁，潜隐灵气聚拢、疏散虽以千年动荡为计但无一地能永恒。水脉有形，科学探测就能了掌，气脉无形，只能凭借修炼先天有成感应细实。有形水脉、无形气脉信息凝结数字透潜，沿迷信方向追逐溯源拓展纵深，就能发见地深潜聚气化、贮容水脉数字信息灵透，增添地表建筑标识加以利用，不失为是开发地潜贮能自然外施的一种智慧。人泥丸神充盈强盛形体弱显灵微，动物灵体强健神明微弱，人神物灵大相径庭，故此动物感应地脉灵气运化异常敏透交融，而人漠然静处丝毫无察，地动山摇横祸飞至为时已晚。另，运用天干时令运转链接地理气脉灵动信息数字互递独特唯一，以此捕获信息恰时逢作可得事半功倍之佳效。故古老建筑遗留大量时光信息与现有数字信息交融互明，一旦夷为平地风水独灵化为齑粉变作废墟，金贵无价数字信息须臾滑落无痕。古建古风遗存信息遭毁先天数字隐没风水无再，原地翻花再建也不能纵使历久风水数字信息复原。山河地貌千疮百孔历尽万劫，验证人间神正、灵邪博弈无断，疯疯癫癫，循环往复。

持守后天心身修炼精满气完固盈，灵体裹挟魂、魄构建躯体无形之阴，神通统领气、精构筑心神无形之阳，心神恃潜先天势能强胜超然。唯有人能透潜灵体、神通游刃而修，而动物只能修炼灵体别无它选，人与动物智能悬差皆在泥丸。人深层哲理思维源于心神交汇，心灵神会敏慧创新万彩纷呈，动物因神的缺失也就不具备深层哲理思维，只能心与灵交汇够做有形体健迅猛敏捷异常，形化高敏能化玄妙令人倾倒无能效仿。人体生命神势能潜先天，既是太极修炼内本，又是技击通灵制胜之根，先天一击惊魂魄烈神威纯阳内壮。灵魂维系体内无形完整，灵在魂魄不散，倘若神牵体外，瞬即魂魄旁落盲失，灵不离体性命无碍。灵一旦出离体外，魂魄无力聚拢疏流失散，久之神灵不在性命消亡。这就是太极以神制敌技击之本，无敌先天勾魂取命易如探囊取物。神灵生命不离不弃伴彻始终，生命终竭神灵各归其所。元初阴阳：永恒纯阳无形本元不更不改完同，纯阳之神归道、佛多维仙乡，不增不减永恒无尽；轮回纯阴无形本存异时异变续断无同，纯阴之灵堕幽冥鬼、魔多维地府，烙痕凡俗待以轮回。

生命本始，宇宙先天无形数字信息与父母后天有形遗传基因勾兑，先天信息无垢不净均同，遗传基因好坏参差不同，铸就生命独特无能复制嫁接。宇宙大太极，人体小太极，大小撮合构成人体泥丸浓缩宇宙神行潜匿。宇宙音、光、气嵌入人体转化神、气、精藏匿大内化潜无形，统领周身号令后天一切。人体泥丸深邃潜没，远非医学解剖浅简明化。后天意识运用大脑举行，三维大脑占人体四十分之一，用氧量却是人体的四分之一，是人体神经指挥中心。先天感应调动泥丸修悟，多维泥丸无可计量，内存容量无尽，内详极微、极细，单基无以胜数，千丝万缕与宇宙衔接丝丝入扣，成为宇宙音、光、气与人体神、气、精互感交通信息数字中枢。虽然泥丸在生命元初造就完毕，但绝大部分神性被后天血肉屏蔽封固，后天智能开启微乎其微，要打开诸多屏蔽门户，只能通过后天返先天修真实现。太极真功与道、佛融为一家，同是开发神性先天无形之元。元始先天来自宇宙，回归宇宙，注潜泥丸化生神行，肉身化有为无，心定神明通启，告别轮回归真不灭。

宇宙三维有为大、多维无为小。人类观察太空无垠无际乃三维宇宙，而多维宇宙虚无凝化无窥丝毫。三维驻有包罗万象凝注多维小而无尽，道、佛先天感应至圣至纯注定元极万载中枢破化宇宙详真，阴阳动静万起机变颠覆一切固有思维，真实宇宙多维小无尽，三维无限大融注其内，令人无从明透释解。人类科学攻克无数不可能达成衡量对错思维固驻，未知未解盖以迷信打入冷宫鲜有人顾先贤文明顾此失彼。殊不知，正是科学把人类思维牢牢禁锢在三维空间，屏蔽多维无形领域拓展之门，而道、佛、太极恰恰是开启人类融通宇宙多维有效途径唯一。科学作为开拓三维有效手段一旦坠入多维一切无能成立，尽管研究无形多维内在未知时时借助科学刨析，脱离真本套俗用俗是为法成，出此无奈皆系先天无法公然显示。人类所在宇宙是无以计量多元中一元，有知范围极其狭小有限，仅占 5%；

而吞没宇宙95%无形高维多元毫无所知。就人体自身而言，可知有形物质5%弱，未知无形势能数字信息95%强。如果把自身健康长寿寄托在5%上，而把95%真金瑰宝作为迷信忽略无视其后毋庸质疑。人始元初父母遗传基因5%，其势弱小拓展界定有限；宇宙先天数字信息95%，其势量能强大拓展通达无限。现有科学无力开释宇宙真观，人若尚存一丝清醒，就应冲破固有搭乘迷信方舟跨越科学限领，坚定自我告别堪忧深入大内拓领，触摸先天窥探多维莫测玄深。利用现有科学能够观测的宇宙空间尚未发现与地球完全相同的球体，就是说可见宇宙内智能物种仅有人类。宇宙地球独特人体复制完合，故此人成为可见宇宙智能独灵唯一，根究外星人到底存在与否起码现时发现概率不大。

人作为宇宙神灵智能精慧，绝非进化谬误邪说能圆。人本神斧天工造物宇宙自然本真。人阴阳两性交媾顺成自然，纵欲、节欲都会给人类带来无形灾祸，物种繁衍始自天成，阴阳相济维系自然完满和合有序。克隆作为科学研究成果堪佳，绝不可善作物种复制，一味人为摧毁天道自然，必会加速人类驶向灭亡。人类科学研发必须尊重大自然内在规律，万万不可越界滥为反逆天道。大自然阴阳生克有序，万物和谐道誇，任何人为悖逆扰动都会打碎平衡，践踏完美触犯天条。人类科学研发唯须谨慎尊重自然守恒定律，切莫武断专横自以为是。人行为潜移默化很难标定好坏，转基因科学研发利用要明确法制框限，不能枉自滥用肆孽失控，宏本专利变作戕害民生厉煞，沒有权谋私利鼓荡不会铸成反人类行径肆无忌惮。老子开释明透擅改天本自然，必然导致奇灾横祸株连。人类最可怕的敌人是妄自尊大为所欲为，大自然超常洪势能量无穷，区区地球一物一事皆归自然不可妄加涂改，人类通理顺天修行自本势能久享共有。

　　宇宙苍穹无际太极终极一统神真，老子谓之一，佛说无二。人体、物种均为宇宙动态低频率谐振显驻，信息数字极化生命化有须臾，身前身后均处高频率振动永恒无尽。宇宙、人体、地球在神行运载有机整合紧密戚完，修悟道、佛均由实化虚，由有化无，踏破不生不灭无始无终虚空完限，超越时空探索宇宙真观达明。

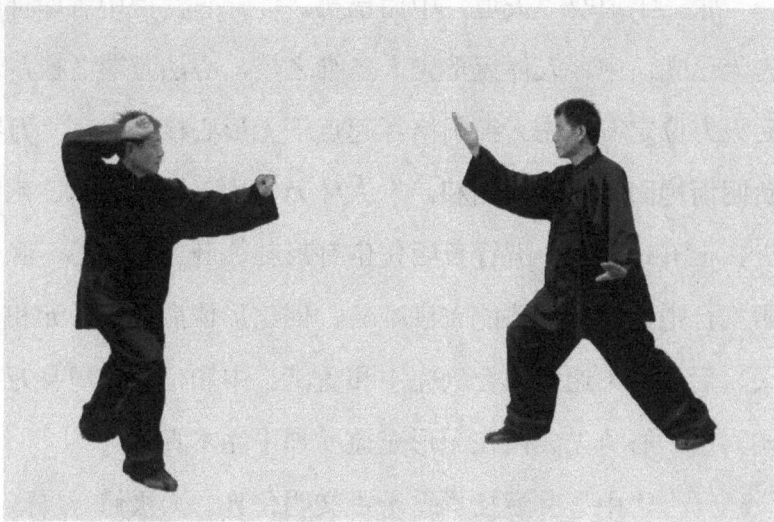

第二章 说 中和

中和人体太极神势先天明真。

中，形态意识空间方位思维坐标基准，没有它一切参照将失去依据，有形、无形皆依此定准别无它代。太极、道、佛所修先天无形之中，并非空间三维坐标轴定，乃宇宙、人体万物修为之核，人体先天修真练达之极，一切心法修为之根。无形先天中核辐射周万，隧穿宇宙、人体、万物和合固准，没有人体先天中和宇宙万物认知根本无从成立。无形先天乃宇宙万物之先，触感宇宙万物神灵基点，柄主人体无形心神中核。

张三丰道及**"夫道，中而已矣。"**，直言得中者即神明先天已立。中，人体无形先天多维之核，心法万端之极，远非后天方位定宰。先天纯阳修行起点于无形心核之中，**"万物负阴而抱阳，中气以为和。"**人体万物由五脏金、木、水、火、土五行执领，五行负阴化生有形肺、肝、肾、心、脾聚拢阴气合抱纯阳先天势能完满唯一，催化形体后天周通元和，先天、后天阴阳通化和合气完中和盈满。中和，人体周身万有化实为虚，心势先天内在无形充盈易理中完本真。

一个"中"字囊括华夏千古文明化真。太极修行屏蔽后天有形辨识之中，开启先天无形统贯之中，心即宇宙，宇宙即心。

何为宇宙？宇宙三维、多维阴阳两束，人类科学只能观测到宇宙三维纯阴有形具实一面，无能窥见宇宙多维纯阳无形无状莫深内领。人类所知三维宇宙空间一隅限小，地球只是浩瀚寰宇一粒毫微，人居地球细微置小几无能见。人来自宇宙洪荒归于宇宙洪荒，人体成为宇宙袖珍版本毫无二异，生命流光融通宇宙短瞬即逝。人体中核之心凝浓宇宙之中，生命两束：其阴顺向外张宇宙自然，追求三维现实有形后天物质文明；其阳逆向收敛认识本心，觅求多维本真无形先天格致神明。现实，人类物质财富极大充盈，科学迅猛发展，建树创新不断，文明触角张显人类欲望无休无尽。心张驰变，向外识知宇宙明在，向内收敛虚无化尽，外、内扭结紧密玄深，古老东方哲敏思维欲外必先及内，迈向宇宙起始剖析内心，内心开释明悟层界多少，就能破译宇宙多少莫明谜面。为什么这么说呢？例如：宇宙中心在哪儿？天又在何处？从科学角度说宇宙本没有中心，天也根本不存在。若用太极哲理开解极为简单明白无过，二者就在人体各心，无形心就为人体宇宙中心，也为生命依赖之天。此说宇宙中心岂不是多元无计！这种三维认知暂且搁置不论。宇宙本为三维、多维共贮，现有科学手段只能停驻三维无能染指多维，其势若何？人类无从窥知，科学更无能论证。心修先天认知自成宇宙之中，中心多极化，各成体系等同交汇，共处多维互不干扰，信息传递数字融通共享。须知，心系多维透性于先，元阳本初先天地而生，道、佛修行都是透过形体化归虚无，由虚无回归心性先天还一元复始之初，每个元始之初浑然多维寰宇同作，心灵感应明澈无形细微触染宏大无穷无尽。老子、佛陀心修之中各成多维之天，汇融宇宙数字信息和合与共。所以，人类未来科学延伸向外、向内纵深为一归著于心，挖掘本心深层纵潜揭开一切未解奥秘，从而获得人体宇宙通同共染。众生贪恋三维物质占有，招惹精神刺激追求物欲无尽。多维虚无层面介乎唯一无存共有，要分享、侵占、盗取他人内心成果绝无半点儿可能。这种贮存个体本心虚无境界，虽质量层次分有高低，但最平等、最公平，绝无侵扰吞并可能。迈进这个世界无须条件，只凭那点儿先天均等本始元初，谁能净心先天修悟，修多多得，修少少得，修悟到哪层就享受哪界洞天，一步一阶化境跌宕其乐无穷。

人生万有结系于心，天元修真盖无限领，能大能小能涨能缩，玄妙潜隐持定在中。人生行旅一旦起动颠簸在不平衡动态间循环往复，动态阴阳转换须臾产生中和基石静态平衡。中和是一种舒适自如灵动安和心势静态，也是后天人体载入先天的自然基础。细观中和内在人体天地合一，中在心为地，和在泥丸为天，实乃心脑相合心神一统。心为人举行意识之中，脑为人思维知识之核。先天心无形无状位居中央统领神、气、精、灵、魂、魄，主宰修行为五行之首，其华在净；先天神无形无状汇融髓海泥丸为修行总源，其华在定。后天呼吸通过口鼻进入肺部与大自然互通置换，维系五脏六腑功能，提供人体后天能量。先天呼吸通过脑波脉动与大自然信息交递，维系大脑思维功能，供给泥丸先天慧讯。人体阴阳有形、无形两种呼吸筑成生命必须，永无歇止绝无滞停。后天呼吸人所共知，先天呼吸少有人察。人沉瞌睡梦景连篇，思绪念涌波动不息乃为先天脉动，故所有睡眠都会沉浸梦乡，醒后不知有梦者皆因泥丸抹去记忆所然。其实，念动脉波乃是人体、宇宙神行数字信息沟通传递媒介，无形先天自然所须。有形心脏，无形念动心神交替轮动伴随生命始终。念动脉波既为无形多维呼吸，是否可沿着意念去修先天？不可！意念是人体先天与后天间一个天然屏障，也是先天修为途中难以逾越一道障碍。故此，修筑先天者多驻足于此无能再前。先天中和是一种高境界修心态势，也是道、佛阶梯步入神真唯一。

　　中和孕育东方文化求索无形纯阳独特，中和具有极大场势能量，效能范围内一切有形、无形都受其影响运化生变，并以它为核心形成**"万物负阴而抱阳，中气以为和。"**的完整易理中和势能体系。人体以纯阳先天心为中宰，地球以纯阳内核为中宰，太阳系以纯阳太阳为中宰，银河系以纯阳聚合黑洞为中宰。宇宙中存在着大大小小以纯阳内核为中心形成的体系，每个体系都由纯阳中核主宰无形多维行化，有形纯阴万物簇拥环抱，体系中一切阴阳动静能量场戚戚相济井然有序和合易理中通。

　　浩瀚宇宙本系多元，大一统中心并非一个。就地球而言，地球就是宇宙中心；就太阳而言，太阳就是宇宙中心；就太阳系而言，太阳系就是宇宙中心。对修行先天而言，修行先天就是修宇宙中核；修禅，禅心就是宇宙中核；凡先天成就者之心即宇宙之中。太阳系独善完特，太阳、月球、地球以太阳为核心够做环旋体系序和井然，易理天定通然。人受地球唯宠来说，太阳、月球、地球整体核心是地球，地球核心就是人体，人体核心是为心，心是修先天的中核。以此推演宇宙中心庞然无计，恰印证佛分身无数，人体多维无形先天即中，中即为佛之一，只有先天所成，中和完整分身才得显现。中乃指修行而言，本为通达人体先天、后天之中枢。人体天、地、人内涵合一无形隐潜：人体泥丸修行之天，乃神龙潜匿之所；人体五脏（心、肝、脾、肺、肾）修行之地，乃荣润后天形体生命旺盛之源；人体无形先天心修行之人，乃天地交融和合之核。泥丸以修静为本，剔除杂念虚无本真；五脏以和顺为本，松、散、通、空至上本佳；心以驻守为本，持恒锁定驻足净本。人体三本天、地、人行作三军贯勇，心为三军统帅，天地灵气和合凝注先天之中核。泥丸，髓海先天神潜居之渊；五脏，形体后天健壮关本；心，人体万物和合之中。人体天、地、人整合心、神、形和完先天一统。人体宇宙混元先天兀立，天地无以融通，道、佛无从立本旨行。先天一旦成立，人体宇宙天地相融共戚，大小乾坤易理中和，步入道、佛先天纵深。

《道德经》阐述宇宙万物繁衍运化无尽，破译人体先天应运内注潜化。人体气血应合日月阴阳运转周流神明行化，凝裹形体气血网布微末护佑其间。气血供给后天有形明畅周流复始；神行势能先天无形潜匿恒常壮有。故，医术后天珍疗祛病调理气血为根本；而修炼先天神行掌握势能为道宗。太极中和，宇宙源泉之有无，神明纲纪之动静，万物运化、调控、化生元初之机理，天道人本、宇宙清明净纯真性一统。

老子阐释先天："**有物昆成，先天地生。萧呵！寥呵！独立而不改，可以为天地母。吾未知其名，字之曰道，吾强为之名曰大。大曰逝，逝曰远，远曰反。道大，天大，地大，王亦大。国中有四大，而王居其一焉。人法地，地法天，天法道，道法自然。**"文解：体内有个浑成莫明之物，先于体有万物本始而生。萧肃无声！空寥无形！独立孑然而不更不变，可以视为体有万物先天之母。我不知其名究竟为何，且字其为真，我把其强盛态势名之为大。强盛势大却又消逝隐迹，消逝隐迹却又高远无际，高远无际却又反注其小。性大、神大、命大、心更大，身国体中存有这四大，而心为王居其第一。心法于体命而明存，体命法通神明而健硕，神法透性本而凝定，性法依本真而寰宇通明。（**道本性真，天本神明，地本体命，王本人心。**）

人体和合完满心、命、神、性四大元要，心乃主宰体、命、神、性之君。彻悟《道德经》四大哲有王、地、天、道，心为有形硬件、无形软件阴阳中枢；命为后天三维有形硬件；神、性均乃先天多维无形软件，四要合一乃为先天内真，内真通同宇宙本真和合一统。老子详尽论述人体无形纯阳先天易理中和本真，开释天人一统性、神、命、心内质本始：心伊始融解化注于命，命化于虚无透潜于神，神凝定融化于性，性化极融通宇宙自然本真，心定静恬容纳天、地、人大道自然收敛心凝注小本始元初。元神为宇宙慧通人性先天本真，神为人之天，心为人之地，天地阴阳和合附体成人。心神先天合一即为性之道，道是宇宙人体先天神性本真，心神先天凝注，其大无垠，反注极小，独立不改乃宇宙真性永恒。对于法修先天行者来说，三维万物本始名状皆呈现开放势态，真性多维绝不存在触探禁区死角，太极先天易理中和包罗万象贯通寰宇。

宇宙大无垠完整，中心为何无能可知，但中核必为无形纯阳潜秘，所有势能皆贮潜其内，动静运转变化由此而发无穷尽。宇宙包容了众多的体系，每个体系都为聚合浓缩小宇宙，而每个体系都存有自身无形纯阳中核：黑洞是否为星系中核，尚未可知，但星系中核为负载巨大势能无形纯阳是可以肯定的，太阳为太阳系的纯阳中核；地核为地球的纯阳中核；泥丸宫为人的纯阳中核。何为中？中为一个完整体系势能运化核心，驱动引发指挥核心，能量聚合核心。中和，即为一个完整体系的中心，又为一个完整体系的浓缩，同时亦是开发无形未知软件本核。宇宙一切有形、无形都是能量的一种载体，这种能量既不能再生，也不会消亡，永恒而不灭，但却可以转换，太极内功就是外在后天转换为内在先天，一种心法逆运至上纯高。

五气朝元，所说的元即是中，中也就是心，心又是先天多维无形凝合易理中。太极中和之外，万物皆为旁作虚妄，中和内本，空寥寥无形无状，一点感应势能悬若其中。人体无形多维中和主宰周身通和细顺柔化润泽自然合一，先天程序完满上佳当作。

老子揭示人体中和："视之而弗见，名之曰微。听之而弗闻，名之曰希。捪之而弗得，名之曰夷。三者不可至计，故混而为一。一者，其上不谬，其下不惚，寻寻呵！不可名也，复归於无物。是谓无状之状，无物之象，是谓沕望。随而不见其后，迎而不见其首。执今之道，以御今之有。以知古始，是谓道纪。"释解：视而不见，乃为无形。听而不闻，乃为无声。摸而不到，乃为无迹。三者均无实相可察，故而混为一统。一者，其上虚实不辨，其下含混不清，觅寻一再啊！还是不可名其状，只能复归于无极（什么都没有）。是因状之无形，相之无实，故此潜匿莫明。随其而不见尾端，迎其而不见初首。执当下之切真，以做当下之确有。以此知寻探觅元初本始，是以破译先天纲纪本真。

　　人体裹挟有形、无形阴阳之气，凡有迹象可查或有形态拘泥基础之气皆落后天；涵盖虚无而上运化无形，源自人体胎胞形成初当，宇宙多维数字信息潜化气成均为先天。真气随年龄渐增形体茁壮而锐减，法通自然而修炼，自后天虚无中得归返，扶正先天育得圆满。这种先天之气作用于后天之体，全然在无知无欲状态下潜行，不会触发心灵感同身受末潜丝毫。凡是能感受到的气哪怕毫微点滴皆陷后天，由此触发举行大相径庭先天。真气蕴藏体内与大自然互感交流天人一体偕同。阴阳之气，阳气与神交融贮存体内多维无形，阴气与血液融会筑成体内三维有形，有形与无形和合完整归宗本元，又叫元真，一切先天神功贮运其中。

　　太极修炼是在有形和无形之间相互转化获至元真，真气圆满"中"自然而生。初时练拳，都以后天形体中正为基础：百会到会阴的中垂线，或这一垂线上的某个点，如膻中与夹脊，神阙与命门交汇之中，此"中"乃为练形体拳的初始，是为调整后天形体规整所用，并非无形先天和合之中。先天元真一旦修成，后天形体垂线"中"使命自然告罄，进而被体内无形多维之"中"所取代，此虚"中"乃是先天神熔融潜匿之窟，也是太极养生、技击无形势能中核。其内空融融多维无形，形体无法感受任何，只能心灵神会捕获感应动变灵生。由空以始，空而生动，动而凝合，凝化灵变；不空则生僵滞，僵滞则失灵动，固然无从生变。形体空源自心空，心空守有而生定，心定则神安，神不动则体内无形多维恪尽其守，归返先天凝结于中，也就是归结于心，心神自然合鸣。所以，太极修行抱一守元，"元"就是人体初始来自宇宙玄妙莫测之音，归附人体划地为神，元初之神，"一"就是先天。只有心持守先天恒定，静定不偏不倚，粹然至善，纯一无杂，圆明洞彻而生灵，说有而不闻不见，说无而灵神隐现，其无方位，无始终，始于天地万物之先，成就天地万物之后，从无到有，从有化无，贯彻始终如一，是为人体性命本元之中。达此，神居中而不偏不倚，合心而不懈不散，开三维化境之端始，完多维无形之神明。中无形可大可小，神定中强固生威，神潜大内愈浓缩愈质密，定力就愈大，定力愈大功力愈深厚。中虽无形，可生有形，有形乃由心而定。元即是中，守中不能加注心意观窥，而是要把中虚空开来静守，只有在静中，神才可切断游离恍惚注定归宗，只有神居静定，心才能生慧，慧中产生虚灵，虚灵中定萌出一切匪夷所思，真正太极由此而成，八卦则沿袭太极哲理相数施展能化。民俗讹传异化多为颠倒，次序程式应是抱一守元，就是只有抱住先天空静唯一才能守定元初神明自然定化，千万不可调心用意布控。由此可知抱一才能守元，不知一在何方守得哪方元。太极之真定心抱神：性可由心化尽，命可及心而立；尽性立命，心身造化神宇幽冥浑然作统。

天、地、人归心一统为中。中扩展外无端，收敛内核极化无尽，一切先天多维无形抱拢极化其间，一切后天三维有形浸透极化其中。太极是由有形"中"开始修炼，有形修炼只是过程而非目的。由没有"中"渐至形成有形之"中"，再逐渐把有形"中"虚化于无，从而步入多维无形。久而久之明"中"确立，多维无处不在无时不燃，后天形体浑然潜没无存，相敌之机先天心地湛明，不用"中"而处处是"中"，周身一家处处刚实，神明洞彻了然。"中"即先天，修炼脱离心而中无存，太极修炼从桩过渡到架子，皆应由"中"切入，拳术化归太极，最终是要有心而无拳。所以形体拳术为找自身本我之手段，一切化无归心合先天"中"才是目的。探求太极只有内里"中和"显达，才能归途正本清源。

"太极原生无极中，混元一气感斯通。先天逆运随机变，万象包罗易理中。" 太极阴阳既济源自无极虚无明空凝聚化有而生，元神、元气、元精统合灵、魂、魄阴阳混元和合一气透感形体后天万通明发。先天逆运内化神行转换阴阳随机骤变，三维虚实、有无万象包罗注潜多维虚无易理中和明通。

《太极歌》简明概述先天修明之理，歌中的太极、先天各做何解？首尾衔接圆出：太极＝易理中。明悟太极歌透析先天修炼，程序顺理逆推法化所成。易理，乃无形多维纲常；中，乃心性先天内核；三维有形万象包罗凝注多维先天易理中核。先天感应与后天意受皆然相悖，形体修为逆运收敛归著于心，先天运化神机自然随心生变。元，指人体五脏、五行、五气朝元本始；混，指混同合一；混元一气，指五气朝元合性先天，感斯通为神通枢机内在感应。无极，三维有形无垠之大；太极，多维无形凝聚内潜极化；**无极者虚空乃大无限无垠**；**太极者质实乃小万太凝合之极**。先天修明通过人体后天逆运而行，无中生有渐至先天充盈明化。先天内真中和心神潜隐修明太极易理中核，易理即中华文明图腾神龙魂系，**"龙能大能小，能升能隐；大则兴云吐雾，小则隐介藏形；升则飞腾于宇宙之间，隐则潜伏于波涛之内。"**一切玄妙均融注先天一统心明中和。太极先天由"懂劲"而"阶及神明"，先天神明通达至显：**"提挈天地（人体），把握阴阳（心神），呼吸精气（先天），独立守神（纯阳），肌肉若一（完整）。"**提携人体心神先天纯阳独立，**"淳德全道，和于阴阳，调于四时，去世离俗，积精全神，游行天地之间，视听八达之外。"**形神完达合一。

《道德经》用社会通俗事理开释人体先天，目的是以行为逻辑打通先天修悟，法从人体宇宙自然。老子字涵深细扣锁通常：将人体比作国家，把本体万物单机比作万民百姓，把心当成君主等等。强调人体器物浑然一统庞大，须各部端好完健，恪尽职守恃其自然，排序运转无须妄加人为干预，任自行而营储，法自然而精佳。顺理天成身体不受风、寒、暑、湿、燥、火侵袭，内在一片和合井然有序，国体上下心君令主，民和物丰神安体宁，喜、怒、忧、思、悲、恐、惊息风势静涓涓细流明心善化。从思维到实施，从思想到体制，从本需到必须，从各本到集中，从内外两分到和合自理，各个单机张驰有序自由，自下而上注小成大和谐一统，内里先天通和自然心势强大，心潜形神和合完美为一。

　　七情六欲乃是灵、魂、魄驾驭玩偶使然，贪欲是为人性首恶，正可谓无人不贪。贪欲随心有度和修养境界成正比，向内向外，或大或小，成就人品根质优劣。悟道修佛先天，贪欲逆运向内修持本我之真，毫无牵扯身外任何，舒适宁和周安瑞锦，不会影响他人丝毫不适，造就一片净土和谐安顺。心欲权财谋利之徒，暴敛私贪心张向外，巧取豪夺贪多务得恶无节制，利欲由小集大丧失底线，勾心斗角狐疑猜忌，明争暗斗相互绞杀不择手段，人面兽心黑恶猖獗横行享乐畸形怪纵，七情六欲绑架人性贪欲萧墙戡乱无休。人自有形呱呱坠地落入后天灵、魂、魄操柄恃张，寻找奶头打开贪欲第一天成之门，轮回基因就此开锣尽显鬼蜮迷障。道、佛开释先天锁固人性贪欲，掉转回头抓住先天一脉反逆修法，开启天宇神授不生不灭，不垢不净，不增不减"四两"信息同驻，受想行实感同自然克己向内无涉及他，贪求欲望无地性潜，神柄刚正施行法从大善无疆。毋庸置疑，道家、佛家先天文化哲理清平育化和谐。反之，实用主义后天行乐思潮纷乱杂瘴，先天、后天文明相悖异化夺心，人性博弈优劣明净显化。

道、佛神明源自宇宙冲破人体鸣放人性宇宙圆通自然，净化思想跨越史河文明彪炳独领风骚，甘醇响彻千载广布盛传。本为先天异彩道、佛思想文化打破形体后天牢笼制锁，沿流后继浸染凡尘俗污，应合社会施化教义束缚解放篡改精本华明，变开化先天人文思想灵丹解药，成纠缠后天文化心神制拷枷锁，表象虚尽善尽美，行则实彻头彻尾奴化，宗本旨化劣行渐远。中华文明根旨源自老子道家阴阳哲理，这种文化在未形成教化前，极大地推动文化思潮百家争鸣弘扬沸上，同期涌现出各领风骚的一批思想文化大家，将中华文明史推上鼎盛春秋之巅。后当秦王霸业专横一统，惨遭专制拦腰斩断，锦绣前程垂虹落幕。后专制独权施暴，酷法刑伐百姓，罢黜百家独尊儒术邪恶伪善构建两千多年集权王化思想江山牢固，时今鼓荡肆孽戕害万众愚智低弱无能惊醒自拔。神祇文明同化民生潜质自然绽放，独性专有自由释化，平近共享中和大同，倘若悖逆天道肆行，天灾奇祸横沸滋孽。

　　人类文明走向：一、心拓展向外触染有形后天世界，探索三维宇宙空间推进物质科学文明，改变生活质量提升人文社会安适舒泰；二、心探寻向内觅求无形先天神领，窥察心性多维秘潜富庶精神累化，心智境迁修明提劲心神注潜感触化境幽明。历史明鉴：人类探索社会文明规制政通人和，权谋放荡尘沙过眼，独专权柄政治喧嚣，各种思潮博弈激化，利益伐谋淹没广众文明实惠，正本邪恶成败昭彰。人类社会存在一天政治裹挟绑架一天，时尚彩衣翻新新瓶旧酒戡乱，酿就冲突武力升级，人类推进社会发展，霸横专制权力怪柄泛滥颠覆法律、法规、律条规范细柄通则社会文明锦绣，卑躬奴化动荡不宁诟病重染，摧残文明祸殃根基循环往复。现今各种思想思潮学说立足后天无驻先天，千古道、佛教化蒙尘搭建权财私利温床悖逆枉行，无人根究寻源神祇宏利纳福人间。人生三维后天神宇定数天成，一切生命指数无能自主，唯有先天法驻才有可能自悟修明。人类文明内向先天破解生命自然高深莫测；向外后天偷换质本陆离中和涂鸦。

　　人体中和，中即心，心即中，本我、真我阴阳和合既济一统。心本我、真我阴阳两分，中分阴阳明实、虚无。本我中沉落后天三维无能构筑阴阳相合，真我中运筹先天多维必然筑就阴阳既济为一。常人认知的中乃为自我三维意识实实在在的后天本心之中，先天多维本真之中视此中为虚妄，先天、后天虚实两中戚戚通和达融宇宙一统中和。先天感应多维寂寥之中心能修真定化，融通宇宙无形易理中和，《道德经》开释易理中和神明，**"天下之物生于有，有生于无。道生一，一生二，二生三，三生万物。万物负阴而抱阳，中气以为和。"** 人体万物生于有，有又源于无。道乃虚空明真元初母先无极神化，无中生有化极，名道生一；极化先天、后天阴阳两分，为一生二；阴阳既济激化元初媾合萌发新生，乃二生三；人体万物阴阳运化够做元初单基元本更新，万物所有皆由阴阳和合新够所成，故三生万物。人体万物纯阴有形合抱心神先天纯阳，无形中势灵气盈满通和周顺。

另解：人体先天元初母先无极神性明空无中化有生心极为道生一，心极化先天、后天生阴阳为一生二，先天、后天凝合极化心生感知体外物成为二生三，心外感知万象大千世界为三生万物。

人是宇宙万物中唯一有思维意识的神灵载体。人的意识思维源于心，起于念，生成于心神阴阳动静博弈须臾，智慧灵感通同万物统定中和。贮藏肉本质实之心乃形体万物太极内核；神藏匿人体大内通达周身渗透毛发毫末乃万化势变定准玄明。作为先天降龙伏虎无形掌柄之心"中和"实乃中华神传文化根基。无极虚无神明；有生太极先天阴阳；细化中和先天神、气、精、灵、魂、魄；虚无致有化极六合乾元和合一统。心神形化潜匿之中即华夏神龙古老，先天无极、太极、中和融注万民骨血澎湃，神龙图腾极化隽永。

　　人体太极天、地、人先天"中和"东方文明神华精粹，道、佛先天易理神明旨化。"**情动于中，而形于言。**"动始于心情发于中，形化势能当生于言。"**日月光华，且复旦兮。**"源于中而发于中，中承载宇宙人体先天、后天：纯阳先天多维神、气、精、灵、魂、魄数字信息无形六合乾元；纯阴后天三维上、下、左、右、前、后立体有形六合乾坤。太极修炼包罗后天三维无限大凝注先天多维无尽小易理中通，先天"中和"宇宙、人体万物庞然通和一统，神功先天本真"**合则照心湛然，天地万类，无物能瞒；开则神气鼓荡，六和之际，无坚不摧。**"修炼不到人体先天小"中"（泥丸、心、五脏浑然为一），绝无能透潜宇宙人体多维大"中"（天、地、人合和一统）。

　　"中和"神传文化雄华盖久铭心，然！万物归宗先天心神文明一统，万世万象人间福祉光灿华美日月同辉。

　　太极先天"中和"浑元图：

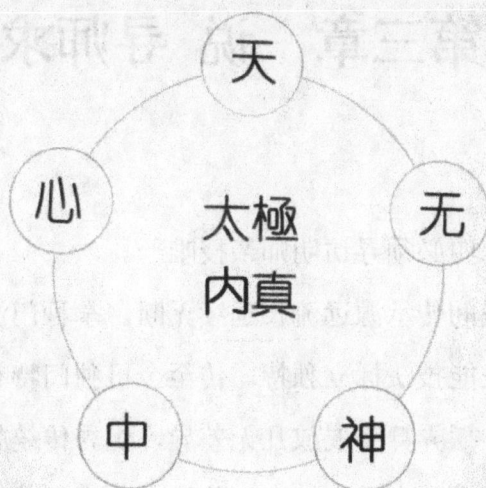

天＝水；心＝火；中＝土；神＝金；无＝木。五行环绕太极易理中和。

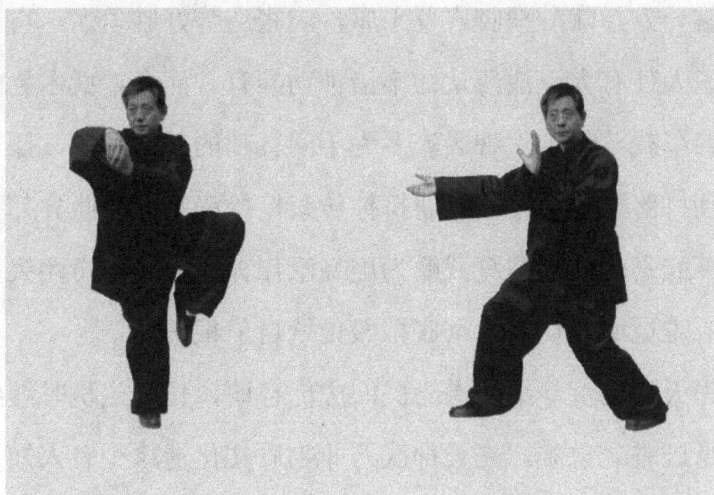

第三章　说 寻师求艺

先天修明必须寻访明师亲授唯一。

武术民间传承源远流长延续无断，拳种门派繁多无能计详，各门皆以技能技法标立独特。传至今日独门特有渐消仅存技巧难度追逐，摆弄舞姿展放几无差异，优秀传统版本残缺衰响。历来各门武术首当重强技击，传承大计唯上唯当，后因红尘权财纷争倾轧险恶，生存环境窘迫维艰致成分化：上乘神武真功隐藏匿迹鲜为人知，市态炎凉人心叵测，沉隐市井避祸招摇，甘守清纯谨慎化行，神明细潜暗流耸动；下乘武功通常雄霸武林显赫一方，陶醉拳脚广罗平庸，虚张造势好胜争蛮，自命不凡无识人外有人，浅薄认知不谙神功异有。而今，武术界的专家学者车载斗量，大牌名流多为不明真功的外家浑流，操论理谋私利抖落狭僻，浮扬平庸挤掉传统精粹尚高，鼓吹异邦搏击排斥神武真功，神明真武贬为虚妄沦作评书演义猎奇贻笑，神武匿迹难觅明实切有，彻底摧毁传统自信根基。

先天神功沉静细流潜隐民间虎虎存萌，传承生机时继维艰，寻根觅迹难之愈难。先天神武乃非物质文化遗珍少有人知，学而有成极为罕见，稍有建树均会抛弃名利深悟修明独树一帜，决不可能为吞财越货名流站台，更不会沽名钓誉独逞能强。先天神功传授不同形体一般，既基于形体又不拘泥形体丝毫，阴阳微隙毫厘极难持柄。教、学分立难得参同透戚，唯须手把手感触切详。悟性极高者亦须师徒心口传授，经心历久旷达契合明真。真功传授精细慎之又慎，识才发见察微入细揣摩人详，知心见地虔诚教化费力耗心非一时暂短能得明效。机缘可遇不可求，若获德才兼备能承大业的后生，神功绝艺一脉生机后续有望，看似寻常实则超绝。

民间传艺佳留：师父收养徒弟；徒弟奉养师父。首先，师父收养徒弟在家，半个徒弟半个儿子相濡以沫，边干活边教授武艺，边教文化知识间接熏陶做人，这叫"师父养徒弟"。其次，官宦世家、商贾富有、大户人家请师父到家奉作上宾，将自家儿子合盘托付师父授艺管教，静眼旁观不加任何干涉，任凭调教望子成龙，这叫"徒弟养师父"。根究武学真传两面：拳术外在形体运化；武功内在心法变通。形体运化方面贵在"观师魔影"；心法变通方面贵在"心灵感应"。武术形体运化为立初级规矩，练得再纯熟花哨，也上升不到武功上乘层面；武真以心法变通为基石，心生内立化潜无形，语言无能表述清彻，形体无从表达细明，潜移默化心生感应方能察悟一二。以前，不明事理的人多认为把徒弟带在身边是要徒弟照料师父日常，俗滥揣度怎能明悟良师苦心，日常琐碎生活物化浸透拳理点滴，贯注徒弟内心促发未然生变，时日渐久师父闲谈碎语轻描淡写徒弟捕捉灵感既快又深，无意间内心深处扎下心法变通坚实根基。殊不知，心法变通无形多维，语言交流身体接触难能通透明白。师徒心深互溶积淀慧潜，时间换空间，一朝撞出心灵火花，师父内在讯号之强吞盖徒弟信息之弱，静默中剔除芥蒂强化徒弟通灵明慧轰然一片先天净土沃壤托出。最高的心法是在自然舒适无形无欲施化衍变，非语言文字能达通顺，强者覆盖弱者法成自然，两种模式最理想最易通透，能与真正的高人接触，就是最好的学习机缘，世间能得此机缘者并不多。那些一心只想从师父身上得点儿外在功夫，听一耳朵看一眼偷得只言片语一法半方儿，不问究竟扭头回去蛮下功夫，蜻蜓点水鬼诈心机看似聪明，到头来盲人瞎马终落平庸。神功口传身授尚难心法一二，哪存有"偷"一说，"杨禄禅偷拳"实为不懂武真的好事者胡诌乱造所为。凡是能偷的东西定是不值钱的外在浅薄，偷点儿浮皮潦草又当如何？前辈绝顶武功高手心法通达融慧，哪一个不是久经明师调教，才豁然显通自成一家。杨禄禅陈家沟学拳，董海川龙虎山学艺，皆得明师心法点化最高，再捏合自本独成一家，身后二百多年武林无出其右。

　　家族功夫"传儿不传徒"秀优，动辄拿第几代传人说事，家族固有和真才实学乃两码事根本不能划等号。现实中但得掌有先天真本出于本性第一必是传给儿子，然后才会考虑弟子，此乃人性心理使然。人间万事天道公允，非物质文化遗产万众共有人皆同享，家传绝艺不可能一家把持长久独享独专，家传喧嚣实为虚妄。父传子承隔代版本天成差异，所以儿子不能完本复制老子，父尽心传子用功竭力内质实效大打折扣，自古子承父业能超胜前辈的介乎寥寥，儿不如父者常乎平平。多因儿子不肖，不以父长为己好，尽心尽力致成逆反，父指东儿偏向西毫不珍惜父亲一片苦心，望子成龙封固心头化作无奈。故，历代家传真艺多仅一代，二代功夫即会大大缩水，子不如父理道家常，用心良苦把持再严，也无法挽救隔代衰减，不出三代必然荡然无存。传承大业非能独家垄断，盛筵再好终必有散，家传再好难免断档，太极先天神功不能一家专利，沽名钓誉难逃欺世盗名。天道不以人的意志转移，传承世家本不存在，斗转星移万物流转，江山尚无家族铁定，何况非物质无形奇珍。先天本有深掘武功人皆可能，垄断家传一代详真，二代衰减，三代伪劣天定自然。可见，标榜传人有多不靠谱，虚名浪迹遗留笑柄，无独厚重后人评注。

　　人体后天、先天两束：后天有形东西看得见，摸得着，体感知受明显，学来相对容易；先天无形神、气、精看不见，摸不着，毫无体感任何，学来相当不易。有形东西通过接触、交流就可韵味其中，虽不能完全复制，想掌握其中妙道并不太难。无形东西就不那么简单，口传身授难得要领，终归心法多重反复修至上乘才有可能领悟一二。心法上乘，乃是心神先天无形内化感应遂生，其内化潜洞察明透，语言难以切详细微。习拳练武求功当有内、外分别，先天、后天质潜相悖绝然不同。仅为锻炼身体强健后天，就学看得见，摸得着的外家功夫；倘若欲求先天固有本真，就修炼看不见摸不着的内家功夫。寻师不能轻而易举，首先明白要学什么，结合内、外索求给自己定个位，再去找绝对能胜任的老师。大凡真功必醉心后育高徒，得遇可教相授事必躬亲。

寻师事常：从未接触过武术或涉足不深，急待提高；对武功理解存有诸多误区，想深造无从入手；根本不懂武术，毫无好坏识辨能力；有缘得见明师如临深渊，浮皮表面不谙深浅。寻师鉴察切忌武断，静心驻足细密观察，透过表象触及纵深。寻师求真绝非儿戏，慎行细慢切勿速成，如果不具判定水平，那就别瞎耽误功夫儿，趁早儿求助高明引荐。真功自兴偶露流光毫无花哨绚丽外展，怎能钩住过往行诸驻足留目，凝心细品必是行家里手。常人只恋快捷好在人前显摆，并不在乎质量品位，简、明、快浮浅盲从哄然，殊不知好坏从不以从众多寡论注。聚众教拳是如戏水，水浅人多热闹喧嚣，水花飞溅招摇作势，市井广众有几求真沉潜？广成：水浅平和静止，嬉戏玩耍轻松舒适娱乐从心；水深无风三尺浪，脚落无实身浮悠荡，无力心潜内定稍有不坚必被抛出圈外。文化沉淀瑰宝大浪淘沙得者皆为风浪磨砺久之坚实。

前贤良言后人铭心，前辈神功奇异无能复制，其因不明先天根旨形体囫囵仿效。要知道，神功点滴皆非凭空臆造，皆内在先天点点刚实基础沉淀，功夫失离基础细节必成浮华水货。现时急功近利放弃功夫扎实基础，只要认为哪种功夫好，就瞄着前贤所述囫囵玩命；还有既无基础又不明功夫深邃，豪胆为师歪理邪说妄自残缺。现今理论深邃行家里道难寻，格斗台面更难见到得心应手扎实真功。习武和读书一样，一步一个脚印逐级凿实，不能小学、中学、大学囫囵跳跃，不具备相应功夫基础，就无法理解相应层次根质本真。所以，真功必须耐心细访明师亲授，基础扎实牢固才能逐级而后。那些只捡好听的说，专挑容易的教，三天两早上让你练出的东西定是豆腐渣。另外，谨防功夫小成授人避重就轻，永不点透那点儿真功实本，让你云里雾里一辈子终无所成。其因：一是老师自身还没有明悟透彻，本就说不出个所以然；二是老师内在明晰，自取其乐纯粹拿徒弟开涮。不问青红皂白盲目投师，不知寻师求艺自己瞎攮，此皆胡乱为枉作。

但凡传承后继明真老师必诚厚宽待每一来求，首看大节细观小节经心人品。人品一是心志大节，做事准则通常；二是学拳目，武德行操本质天成。太极先天内真紧系心根，无形深秘极难弦触，传授旨在凝心触及旁多本无小事，既耗精力又费心血绝非轻易。真功传授在于两心质固，无坚固则不凝合，不凝合则游离无定自无先天可言，师徒倾心合力才能授受一统。太极定基非豪言空壮，乃由功行细潜锁定，一切皆从细小毫微入手。生活琐细最能显现天成心质，明师寻求可塑揣度察人切细，寻觅之难有如大海捞针，有缘发见必会悄无声息单独授柄，避讳俗常口蜜是非饶舌，真功传授心法先天高筑，教人慎之又慎不会轻易随便。责成大义乐施真言，高低层次节制输多输少有序，绝不口无遮拦肆意滥为，传授底线只许说真不能言假。乃因，心法修真清纯质朴，神河狭径心口合一，口不对心层次陡然沉落。传授先天持柄有度，缄口默言无犯大忌，口出必真神明通鉴。大多求知理解不到这层，皆好猜忌揣度师授是真是假，自恃横向谁多谁少高低论强，唯独忘了自衡悬于哪线。现实广众愚昧居多明悟切少，先天神功后继传承令人着实无从左右。

拳艺无在形体强盛而在心神完合，无形修为既要勤于思维更要善于思维，思维乃无形纯阳之动，静又为动之根始。其何？思维停驻不动，思维停摆为静，一念注定不散，后念不生乃为真静，真静可达真知觉开。太极先天纯粹艺术高端，内潜纵深玄妙无穷。拳艺愈高沉潜愈深，通解开悟逐次递增；反之，无能洞穿浮力沉潜，功夫自然水面浮皮。初学者大多心怀忐忑，望能透知师父功夫，殊不知大凡明师均渊博厚重，凡俗碌碌岂能一眼洞透明穿。功夫点滴贵在积累，艺术高端唯须细化，有幸得临传授理应敦厚敏诚，遵循师言修心开智珠联璧合默契切当。凡是一眼穿透一见喜欢多是后天虚华水货，绝非先天修明精佳。世间奇珍倍加珍惜，不因庞众鲜知而自轻，以待后载有识而播扬。

先天传授慎重关密，徒弟了解师父须三年，师父了解徒弟亦须三年。先天秘授非等儿戏选择当要：首看人品；二看天资质本。始从广教无类众皆接纳做起，发掘须从细微观察学生举作行常，从中发见聪慧担当可塑之才，时久弥坚雕琢细磨一要教人做良善正品；二要授法能承载先天。无经三年老师很难窥出学生心志内向，也无法验证学生是否具备承载先天之能。学生访察明师要凭心力，有缘得见明师虚心领悟不可武断蛮行，须待二三年沉心静细领略初倪。没有三年，学生根本无从了解老师功夫内在，更不会触及先天授法反常异端。先天毫微绝非一日促就，无几十年沉积明透哪能教人，先天底蕴五味沉凝，焉能轻而易举透穿。师徒两心历久融合绝难短时轻易，无经时日拷贝背离而去实乃绝大利好。一是节省老师资源不消再耗心力；二是避免旷日持久老师徒劳无益。那些朝三暮四心无着落，耐不住寂寞经不起时光捶敲，蜻蜓点水走马观花轻浮躁动者，最终只能落得聪明反被聪明误。智慧有缘肯定诚心敬师虚心受领应得尽得。

先天体内纯阳无形任何纯阴无能感受触知，心灵感应无中生有手段唯一。人体精华不过一点儿先天内在而已，武术真功神能潜化凝注其中。传授先天既费力又不讨好，悟性差的根本无能领会内本，得有传授不知先天内究，却留恋后天掺沙行作不舍，囹圄愚钝搅拌不开，反而迁怒老师不教，妄图以埋怨换开悟。先天不偏不倚透悬极难掌柄，故此前辈潜隐讳默轻易不露。凭借先天那点玩艺儿，董海川创立八卦掌；杨禄禅威名"杨无敌"，二人上乘神武技击神通一般无二。先天武功上乘高端修炼之难超乎异常，市井俗常习武多徘徊后天派生万千练法谬误淤积，悖逆先天标以独特分别门派，先天只有唯一无分它二。诸多武术拳艺簇拥后天，认祖归宗擎旗扬帆，先天钝化神功远没，虽也有好坏之分，但无论如何都跳不出后天形体武功下乘之圈。神功大成董海川、杨禄禅、李洛能先天神艺绝然，后继流传至今无能束领先前神功。

先天传授心法唯一，语言、动作、表情乏溃沦陷后天。师徒两心极难通敏慧融，捅不破先天屏障传授只能驻留后天。心法传授不同及它，只可一对一纵向衔接不可能横联串广，更不能同音共鸣群作。教授后天形体东西完全可以面对广众同声共享，整体交流感受互通共济提升，既可言语表述又可形体示范，更可复印看得见摸得着的体感心明。倘若先天心法传授照方抓药采用后天模式，生熟一锅百味杂陈，最终一个也学不出来。乃何？人本基元一是父母遗传基因；二是宇宙神明信息。父母遗传肉体生命后天纯阴之本，宇宙信息心神灵性先天纯阳之源。

人体后天无从感触先天灵性，唯有先天心法方可开悟初倪。先天心法传递两心捏合完整封闭，才能相融互通感同合并。超越阴阳两心之外为三，三是为万，万心无能一本先天归元，终落万宗后天兴叹。故而，先天心法师徒两心互感交流，此外盖没能及。宇宙先天音、光、气元素注入人体转化神、气、精纯阳信息，生命纯阳等同毫厘不差，一旦触染遗传纯阴基因瞬即化成绝版独特无可复制。老师面对徒弟千差万别先天传授只能单一触联，有多少徒弟就会生成多少心法链接，仅此师徒二心才能达成先天共享。面对诸多各色特性传授，心法独特芥蒂仔密，横向彼此无能借鉴。谨记！受教同一明师心法研修，同门相互不要胡乱串通心法，误人尚且不论，关键可能废了自己。传授先天绝非容易，境界层次阶梯分明，自本层次皆在修炼，横相链接串应，低了造成愚钝停滞，高了造成揠苗助长，惯性累积坏就埋怨保守不教更是荒谬。心法秘籍独专特有非独木能支，古往大成无一不是师徒二心无隙对接单传成就。太极先天神功不易速成，传授徐进不能一股脑儿兜尽，填鸭灌输阶次囫囵后患难收，有序而教分层而学极为重要。史鉴，父子相传难以为继，师徒传承更似大海捞针。所以，先天传授一经发现可授之才，必不吝耗血倾心相授，余生若能带出个把后继承勇，足以慰籍地下历往先贤厚重。

师父养徒弟，徒弟养师父，皆得天独厚最佳。每天除了睡觉大部分时间师徒都能在一起，点点滴滴无状无形心融神合感同身受。弟子耳濡目染师行细举，无形聚合凝注脑际感触在心，日积月累潜移默化催化内在修为内布潜升。心法捏合透映思维意识旁及一点无形集成和合完美，沉淀夯实基础交融平台。师父传授先天旨在徒弟方方面面心法汇细，如果徒弟避讳闪躲也无需强索，心法交汇停驻哪层就融通到哪层，天缘定数承载人强理作难成提统。无论如何师生起由绝对是始初学生追求老师，真到青出于蓝胜于蓝时反而是老师刻刻惦记挂念学生，期望后成理所当然。

心法传授从有形过渡无形，由硬件步入软件，事倍功半艰难曲折。就教学而言老师与学生差距悬殊，老师结合拳理讲些内在专一，学生到底能理解多少亦未可知，最简单直接就是照方抓药，也就是老师怎么教就怎么练无需理解，更无需揣摩内在法通，不在同一层面绞合势必造成囫囵混淆，唯须是抛开自己依样画葫芦。但亦须讲究点儿心法技巧，那就是尽可能多看少动功夫用在"观"上，看得合眼静默老师鲜活演练影子脑际明旋，沉缓萦绕时久引发自动，模仿一招一式效施。"观"不单单用眼更主要是用心，是要心与观融合通洽，只有这样才能形迹幡然无心而用心，内心感悟"观师魔影"发酵形成自我程序独特。欲明效显著就应尽可能师徒多接触，反观那些有缘得领明师赐教，自恃聪明"蜻蜓点水""杂货淘宝"苟且作祟。

"蜻蜓点水"出自鸡鸣狗盗偷窃之心，听在耳里触在心上，心觉获有立就不凡，机贼心满溜之大吉，草成过客无缘识见庐山真面。"杂货淘宝"是说见老师轻易平常，珍视自身胜过及它，每当面师就像进了杂货店随心无类，囫囵吞枣不求甚明，回去品咂一番不问究竟忘了再来。除此诡道更有忘恩负义之徒，吃奶成人忘了爹娘，抛去做人根本坐享得真之美。要知，历来真功背后重载艰辛曲折得之不易，哪有不择人品倾囊任由之理。真功后继传承唯须谨慎，不经三年五载近距离接触细透彻察怎能等闲儿戏轻举过急。还有，那些只能听赞赏夸奖听不得半点儿批评指正的虚伪货料，老师必不多纠缠免得沾染霉秽，先天真本"差之毫厘"较真儿还不成呢，何尝虚荣浮华"谬之千里"肯定不可救药。再者，大凡真品佳珍皆非轻易法透通彻，就是和盘托出也得有渗透融解过程，不能沉心揣摩细微就别想找到门槛儿，那些工于心计患得患失谋私利己之徒，心狭量小无能容大之辈，心机诡诈即便有缘先天失之交臂是为必然。先天修为坎坷，太聪明学不了，太傻也拿不走，只有天本正心慧根植成之人方能学而有成。什么是太聪明？善于动脑举一反三，不踏踏实实领悟师授，而是随时即刻掺加自本思维融化，按着自己体悟去修。这种聪明不是很好吗？分析好坏角度不同，若习练后天形体之功行此确系不错，堪作良才美施雕琢。然先天、后天悖逆迥异不可囫囵，只有先天成立才能举一反三，先天未竟思维浅薄强施心力够做后天，没吃过梨子偏要胡思乱想，由此而及先天能不变味儿？乱象后天聪明反被聪明误。什么又是太傻？做事愚钝执拗对老师所教一是一，二是二，下功夫本分从不打折扣。这种执着不也很好么？对于初级形体基础之功就该这么做，基础打好后就会逐渐由外及内由有向无转化，到这会儿悟性差的很难转得了这个弯儿迈过这道坎儿，皆因练就后天历久凝固，身体尾大不掉无法剔净。聪明的是练得少巧于心计多，攻心挖掘诀窍、绝招；太傻的是练得多用心动脑少，始终迈不过转换通变这道坎儿。最终聪明、太傻殊归同路无缘先天。

乃悟：书面文字交流不如语言；语言交流又不如神会；神会交流更不如手把手听问先天明触。书面文字规避不掉公示性，而背后私下面授机宜传授归宗。习武是心理与形体一门完整艺术，仅凭文字、语言是远远不够的，必须通过师生长久接触手把手教练结合，使心理感触形体感受凝融为一，内外形神和合完整拳艺才有可能逐级递升。"观师魔影"是通过接触细心观察实现师徒心达一统，心灵同步感应互通大内先天心法独成。有缘常伴师父身边难能可贵，无能常近厮守亦须尽量缩小距离，用接触换时间赢得空间积累。透悟师父内在切实不易，历久达至师父同期层次心底切感油生，师父神形幡然脑际动化无形生发明悟，先天神会"观师魔影"通达完美。

"观师魔影"分层修悟，第一层面"感觉"是"看在眼里"停驻形体注重模仿，关键是老师而不是自己做到有形无心。如写毛笔字、绘画讲究笔法和顺娴熟停驻技巧；第二层面"思索"是"观在心上"及透内里注重心悟，关键有心而无形。形体有形化无形，内里无中生有感悟契合，只有上到心法层面才真正登临艺术殿堂。心法先天纯正心无神应，揣摩心详陷落后天意念机械，人为心意僵滞无以宁定激活先天。正确应须开放、空洞、无意、无受识，宁心静潜心形置换完融，魔影清晰逼真穿透明空，久而久之心形重合归正，从无形无心到明净心著，从无到有完化境程序悟化，心全然是死的，又是虚空的，形体动作自由舒展圆活灵动，此即"心死神活"真观。至此，"观师魔影"程序翻过模仿不复存在，从外家功法过度到内家功法，从形体到心法由外及内，本我使命完成福临真我，当下又一鲜活独灵潜驻。

心法，隧穿宇宙万有领行艺术高旨，万心融会贯通不存在"隔行如隔山"，在此列举齐白石当年琐细透析内本：一次外行，晚间下榻馆舍仰卧在床，辗转反侧毫无睡意，忽见顶棚光亮处趴着一只苍蝇，凝神贯注仔密细观，定目久驻丝无转侧，渐至窗外发白方晓天已放亮，无意间静默留连一宿，详尽细索心法凝注端生。齐白石画技精湛工笔写实细腻逼真，写意泼墨挥洒超凡神异，功在通常心法缜密细小累实。拳之心法亦同，有缘得见明师亲示，切不得轻慢可有可无。须知，看多少遍视频也不如眼见真实一遍，视频可慢，可快，可分解，看似便捷详实而丢掉的恰是明实透感。心灵感应无形先天第一，影像无能提供心法切感势能。有缘相近尽量不要错过，多感真切凝聚刻骨铭心，心注法成充盈享受终生。

　　普罗俗众皆以三维切有当作唯一，忽略多维无形尽善尽美。先天修炼孑然相反，视三维有形虚妄多维无形明真，人体无形纯阳神、气、精融注道、佛先天追溯宇宙神本元真，纯阳内真修炼绝秘不宜，广众很难嗅到先天本初。练形体后天易，修无形先天难，其一、神、气、精藏匿无形毫无具体可言通常被视作玄学，疑窦莫明自无化解，很难通明透化；其二、有缘接触先天一二，后天思维意识绑缚形体囹圄固有，打不开形体枷锁无法透析先天；其三、师徒互通多近两心难成一统，心法阻尼够做芥蒂，无法开启先天通化；其四、得受提携欣喜若狂，好高骛远不知奋进，梦寐讨求"真言"填补心迹苍白，妄想付以低廉获取高昂回报；其五、顺风顺水轻抵先天门下，只差阴阳转换一锤子，穷尽阴阳不能置换，最终拦在门外无缘先天。还有，接受真心授化，不按所授亦步亦趋修化，而是胡乱前所改弦更张，背离先天愈行愈远，锁住顽疾不省反倒嗔怨于师。凡诸此类，即便明师尽心兜售多半坠为豆腐功，后续一代不如一代，无奈忌谈功夫只好聊作养生。真功修炼不易，后继良才难求，后继传承能留先天一丝绝不带走真本一毫，学武求真全在先天悟性，前贤坦荡面对众多不肖神功流化万般无奈。

先天内里深邃玄妙透达后天拓潜技能荟萃。人体先天、后天犹如陡峭山崖，先天巅峰顶立，后天谷底徘徊。崖壁光滑琉璃无能驻留，修炼不在先天必在后天无隙中间。无明师牵领传带势难站上先天，普遍认为后天功夫强盛自能转入先天，这种谬误认知皆系不谙先天索然。先天、后天修炼体系方式方法迥然不同，不能囫囵混淆通作。后天功夫通过接触三天两早上即可略见端倪，练上三年五载即可功夫上身。先天功夫大相径庭一时一事短暂难觅端倪，没有耐性别想沾一点儿边。后天返先天脱胎换骨衍化，只有明师明透后续再索。先天修炼离了师父提携拉拽再强能力只会徘徊后天，无师自通纯系笑话。艺在自身功夫亦须自己练，从师学艺也不必全盘复制照搬，凭借所学自累找出脚下独特。明师不过是你修行路上可以借力的拐棍儿，使你少栽跟头少走瞎道儿。如果学生悖逆师训私奔岔道，行路不同拐棍儿会不翼而飞，别说借力实乃与先天无缘。到处找拐棍儿，胡乱借力愈多悖逆师父愈远。当师者不是总讲融会贯通吗？对，那要有先提条件，只有把师父所教吃透纯化才具备融会贯通能力。还没品到真味儿又加新染，囫囵大杂烩哪个也别想探出清晰明澈。很可能徒弟天生潜质高于师父，但无论如何不沿师父拐杖艰辛跋涉，试图另辟蹊径肯定拐杖不在手中，偏离师道远差先天事成必然。太极先天修为各特独一彼此无能互借效仿，只有师父能帮弟子找到自身独特信步先天。

过去有缘得明师传授的不在少数，近乎全未竞理想，不是师父不教亦非自身不知进取，均为后天形体沉坠强拗摆脱不掉所致。师父再精心也不可能面面俱到，投就高门扳倒后天大器先天寥寥无几。另则，先天修砺初见端倪小试牛耳炉火纯青尚需经久锤炼，无形铸成师徒隔代多在三十年以上，代沟加大心法链接著难。通常形体外家十年铸就一代，来得容易传得随意，纯真内家神功无经多年潜悟修明难有小成，得之不易传授更难。

师生、师徒有别，师生停驻授业层面，师徒授业基础上加父子之情。师徒如父子，父子若师徒，内质根系紧连表述苍白。师徒是师生提高密领，一言一行一举一动耳濡目染胜过语言万千，心法醍醐灌顶触类旁通。师生变师徒无隙增添敬畏之心，尊师听训计从不打折扣，心理思维偕同一致，揣测化尽无须再言，步步通透点点明澈，青于蓝而胜蓝料在情理中。如此父子岂不更是先天独厚？不然，父亲不能定夺儿子天资质本，代沟障碍透骨及髓多成逆反，父教儿习改弦更张大相径庭，先天勾连受阻嗔怨叹惜无力回天。父子也好，师徒也罢，无非是心灵贴切感应隧通。父子血脉和合一统难度理应小，师徒天各一方难度理应大，往往事当其反，父子过密反而形成心理抵触构成屏障，师徒过疏反而心相互融抵近纵深，变沟通不易为顺畅无间。师徒如父子绝非空洞，父亲一般不会盯着儿子缺点，更多是关注儿子优点，儿子大多相反，自觉不自觉地找父亲不是，这一特征会在师徒过密显著发酵多成阻尼尴尬。父亲望子成龙都是百分之百，儿子眼高手低多是劣作通常。一日为师终身为父，师徒父子之爱相不对等，前辈胜过晚辈自然，渴望后学成材心血浇灌严律苛刻，父训子严不为过，子不听训为不孝，徒弟辜负师爱反目蛇蝎之心鬼祟妄图。真正明师内深明切，不会盯着徒弟优点特长赞不绝口，更会注意徒弟先天内修短缺明以严厉，并针对后天具体疗施弥补缺陷完实，期望后成唯一。师父一介平常并非圣贤，不可能面面亮俱光鲜，一朝疏忽难免培育瑕疵，无论如何先天唯真眼里不揉沙子，明底线亮规矩贵在较真儿，对不知规矩不懂教诲我行我素不配先天的学生趁早罢手，那些心机诡诈者越下心培育落埋怨越深，姑息迁就放纵枉作终无事成师之过也。

师父有师父的人生修为，徒弟有徒弟的人生思境，各成独特自然不能完合复制，但并不妨碍徒弟汲取精髓提进升华，超越前辈完全可能，以往真功传授多是一代不如一代，超过师父概率极低，根究何在值得后学静虑深思。先天神真心法基点起于两心频率谐振重合，日常待事接物两心不在同一基点，差距参杂其间很难擦出感应火花。先天无形灵生萌动闪疾即失，灵感打闪认针两心抓拍合印交融，失其须待下一萌动再来。真正明师内均一厚秘藏，欲求先天秘潜必先读懂师行内本，读到哪层自然明白师授相应。心法传继上下两落：得先天者必敬师如父感恩交心，沉浸赤诚虚怀若谷，极望找出不足弥补缺失，心志收敛内华神明；落后天者求师藏匿偷窃苟且之心，心欲彭满好自为大，耿介厌恶指点不足，一味人前显贵不知廉耻自明。先天学之不易全在老师不折不扣倾心相授，徒弟谨奉是令勤勉奋行。神真传之更难竭尽贵在心法，心法内细纠葛纵横方方面面，面授机宜必先打开心结纽扣扫清阻障，这就是为什么师父要了解徒弟诸多细潜之根本，否则心法无能扎根纵深必成南辕北辙。尽管如此，真能全懂老师的徒弟难觅一二，师徒、父子无交心过命赤诚难隧穿默契，过往先贤奋力一生传授先天带不出个把好徒弟皆在于此。徒弟敬师尽业刻骨铭心，莫忘点滴恩惠授艺辛苦，每步小成皆先天传授心法独特完美，纯阳洞天万彩纷呈完全取决质化修明，天理定数不差分毫。

真功传授深远择徒选材唯一，耗费心知期盼小成缜密培根若能出落大任继承实当不易。倘择人不慎先天流于心机叵测谋私己有肆行胡为，百年努力结成贻害留后悔之莫及。太极先天聚焦传承，人生时限不过百年，时人5～15岁本为记忆最强黄金期，现今黄金年段消费于学堂，一刀切教学扼杀爱好专长择选自由，特殊技能失去根基宏利无才可育，耽误初教育人早期选材大好良机。教育单本灌输机巧名利输出眼高手低劣质，特能行业半路拦截选拔耽搁人才后续。教育本应重在行业发展形式自由多化，机械闭锁淹没艺术人才起步损失惨重无可挽回。太极国粹绝品上佳，先天神功"十年不出门"绝非虚言，那些练点儿后天拳脚功夫就大言不惭，阳春白雪沦作下里巴人囹圄荒谬。先天神真难之亦难，倘若"十年出类拔萃"可谓绝顶天才。明师向来广传无类，慎重收徒宁少勿滥，杜绝错选育成死秧，更怕误出邪恶遗患后世。先天与生俱来人均等同皆可开花结果丰硕旺茂，精心细选有德之才方可传艺，待有小成再行入室确保文化瑰宝后续明永。中华武术若要扬眉世界搏击擂台，须寻觅民间先天神功潜隐，关起门埋头从少儿起步，争取青壮年雕琢成才，不出先天人才屏蔽韬光养晦待以大成再展宏图。经济在发展，社会在进步，历史在轮回，旧有模式不应一概否定，形式灵活多样施化行章，不在下力多大而在社会中坚凿定不改，传统文化洗心革面推动整体文明后劲轰然。

　　时下，各种专事养生健身拳师网布遍及，想学拳再容易不过，闭着眼都能抓到个老师。门内有训："习拳一定要有门，投师寻路找真传。入门引路须口授，一朝得道不是难。"真要遁入先天武门必须有明师牵领，觅求倾心赐教实之太难，若无奇缘纯就为梦。寻师学艺注定天缘，无头瞎撞难能一见，贤通引荐必不可少。光想学点儿后天武艺通常，随意择师无可厚非，倘若一心先天不问究竟，随便找个无具先天口若悬河大师，招摇传统兜售后天，开启的必是豆腐渣工程。讨求先天非同儿戏，不能贪图名气大小，授徒多少，名门威望，立论著书诸般，更不能好做虚荣喜常。所以，必须寻到具有先天切实能力的人，如自身无能鉴别那就多听听周翻舆论，慎重求助先天深透，避免盲人瞎马无缘先天。

先天纯阳内劲无中生有，化潜无形浑然不知用时即有，此非后天心意操柄实乃先天神明不用而用，唯明师心明实就透领。"方向不明找明师，进路不明找宾朋"太极先天内真人皆共有，非一人一家独享，同门弟子分别研讨共勉，交流互递优劣各异，以己短衡量他人之长，忌讳己长制量他人之短，排查比对自讨缺失，排解不清请教师详，疏通郁结承壮师门，既不可力劲后天置成阻碍，又不能轻拿形体当功夫堕陷平庸。

时今，名家谋私逐利肆无忌惮灭尽廉耻，明师淡漠名利刻心传承文明恢弘质朴厚重，传承千丝万缕无形牵勾高低**贵**贱善恶两悖，先天信息贯穿万物万事流转自然，"万物皆由定数运载"天定本真。

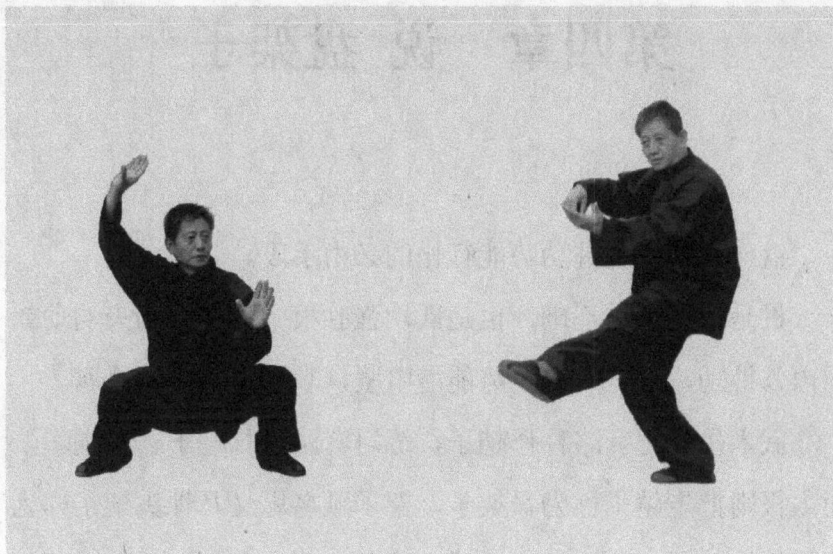

第四章　说 盘架子

　　盘架子是拓展桩功势能行化的必由手段。

　　桩是拳术坚实基础，也是武功强胜根本。拳术功夫响动就需内修桩功，功夫失离桩势能潜中坚，拳术必为形体豆腐。

　　武术传统把套路称作趟子，练习套路叫打趟子、走趟拳，而太极则把走趟子称为盘架子。架子顾名思义乃骨头架子亦为形体结构，而形体结构又是功夫基础载体。各种技艺由无形到有形，均须从结构起始，写字要从楷书间架结构练起；绘画须从素描投影形态下笔；习武须由桩形体势开山。人体大厦乃由骨骼支撑，没有骨骼人体形骸即刻坠地成做一堆肉。盖房也是一个道理，远古先人搭建茅舍先用树枝绑好棚架，架子牢稳坚固再缚上茅草。老式盖房也都先上木工梁柱木体架构搭好，再砌砖垒墙撑起泥土堂舍避风挡雨够做完整，现代大厦也要靠钢筋骨架支撑够做整体壁垒坚实。房屋、建筑中实架构完整，人体骨骼中坚有形、无形凝合固整，架子乃为形体坚实完整柱石，即是武术形本硬件基础，又是技击软件必备高墙，所有武功均源自形桩体架，故习武求真历来轻形体而重架子。太极把练拳谓之为盘架子，桩架、定势谓之为功夫，一则：建筑钢梁结构当先；盖房木梁框架先上；武功骨架骷髅中坚必先；二则：人体骨骼神髓干细胞无形玄潜，供给先天神势能化，神功技击当显。盘架子精要，静止为架子基本，动转为走盘基础，和合转换为桩功心神定势。太极架子非肉本囹圄，乃心定神髓骷髅赤裸，丝毫不与后天血肉形窟合流。

各行各业技艺超绝玩出奇特不凡，民间惯常把怀有这种技能的人称为把势。京剧中以形体武做见长的称为武把子，把子功底源自武术架势扎实刚健，形体动作干练豁达，技艺纯透形体柔韧健美，演艺中不时来个定格亮相，展现身段壮美亮功底架子英武定染艺术高翻。武术架子若想盘出上乘功夫艺术高超，形动体美丝毫无助功夫提劲，动静始末正通技击中和，有形、无形心神凝聚，形本、态势一体完合，技击潜没无形高深。桩功是衡量拳术功夫唯一，无桩功的拳术不管练得多漂亮充其量花瓶摆设装饰。

现时武术抽掉技击精髓专重舞台竞技表演单一，高难形体动作就合视觉观赏，利欲熏心改变武功质本毁掉传统根基。武术开发人体有形、无形潜能，增强体质内势能化，非为浮华鉴赏更非扬洒乞怜眼球青睐，实为自卫防身功能潜真。真功内潜毫无虚华外表常人既看不出更不会懂，广众既看好又喜欢的必是大路水货浮华。早先，各门传授技击货真戒律严明，可用艺换钱聊以生计，不许大庭广众撂地卖艺，这是什么概念？就是真功不能表演。因为功夫一旦落到表演层面必沾染后天尘污堕落变质，根本背离技击失去动武之能，传统文明精粹后继无再。当下武术风靡程式化，规模化，系统化，颠翻了列祖前贤文化高瞻远瞩，摧毁了正宗传统文明深邃内本。

架子静为桩，动为盘，动静转换合一就为变换之桩。盘架子不是要体健形美，而是要动静无形势能化潜，由动换静恒定凝合久驻。无势的架子就是一个死架子，不成势的动就为妄动，盘架子无极化势不丢不顶，静处如柱潜势定化，点线贯串行云流水，每点注定即为架子亦为桩，一趟架子可任由多个势组合而成，亦可单势贯串始终。"虽动尤静"盘架子动换变化，定势圆和不丢不顶。"虽静尤动"架子得机得势完满圆整，定势贯串顺畅自然。盘架子一是打造骨骼充盈有形圆整，二是贯注桩功无形潜势劲完。骨骼是人体功夫柱石，桩为拳术之魂，无势充盈的桩架子就如剔掉骨头颓萎赘肉，既无能虚灵顶贯，又无能构筑完整。盘架子全在一个整字上，这个整即周身一家。只有达到周身一家，才会有内外合一。而真正内外合一后，周身所有才能循规蹈矩归结先天。只有拿住先天盘出的架子，才能谓为太极。那些抽掉筋骨博眼球的拳术无论练得多柔顺致美也脱不掉花架子外衣，经不得风雨丝毫仅供大众观赏娱乐。技击神桩早就跳出人们视线，传统精粹淡作闲话笑谈。

桩功精湛内潜深细，练法分作：**静功**（站桩、打坐）；**动功**（盘架、走趟）。效能别注：**养生桩、功夫桩**。功夫潜

注：**后天形体桩、先天势能桩。**

武术功夫修炼机理天地悬差，天者心神无形先天；地者心身有形后天。桩各式各样无分内外不同，修炼不是先天，即是后天。所以不管桩功修的是静还是动，求的是养生，还是功夫，只要把周身所有落实化有之心和形体上就是修后天，捆绑形体后天内在力量的桩铸就为死桩。而能将人体周身有形、无形界定分明，有形化无形归纳于心，后天体之无存，心动体量势能后天转换先天，唯先天得机得势蓄发灵动才为活桩。

武术桩和架子门类纷杂，修筑功法更是不胜枚举，囊括无非几种：

养生桩实为健身桩，在静中用意念调节气息疏导内里，作用调节疏通脉络，初衷通过调养内里实现健身目的。这种功法沿习渐深大多归类于气功导引术。**形体桩**也谓**后天桩**，是用意念调动躯体势能，用臆想生成形体潜能贯通，使意和形相通够做完整，由意念之有归落形体之有，铸就阴中之阴，促发躯体形成强健刚硬之力，注重修炼后天体系形刚体健内外圜囵，刻意迫使心形阴阳混同，多把自身站得内外僵滞混成双重，一旦动手仅凭后天形体力能，用肉本形做调动力量、速度、技巧潜能。导致后天形体刚硬凝顽，封闭先天无形灵动，是成死桩。**势能桩**也谓**先天桩**，虚化后天形体心定元阳感触先天明真，剔除形体感受定静化无，无中生有虚无定化，由阴转阳独立先天势能透达强劲太极乃成。人体有形、无形先天主宰后天夯实心神内在修明，阴阳相济和合两分先天平准灵动，故为活桩。先天桩、后天桩；活桩、死桩，详察细柄明辨在先行当后作。

　　许多人站桩不知先天，更无死、活概念，一味瞎练盲目下功夫，甚至以不动为死，动为活体认通常。殊不知桩功死、活是对人体有形、无形阴阳质本而言，非形体动、静判若简单，体内阴阳囫囵含混旁人触摸亦觉有力，这种通贯后天力量僵硬失其灵动鲜活，乃非技击上乘之能。太极神功真本先天纯阳独占分明神、气、精归元一统，后天逆运先天心神自然通汇阴阳相济。当执先天无需用强处处机抒自如圆活，内在洞透神彻内外他人无从窥潜，一旦神明透及他人猝然惊魂莫破败北，此本太极神功。凡是纠缠形体后天注有，身体内杂强弱、大小固差，无论多厉害注定不会产生大离格先天变数。凡用身体搭建的皆为**形体桩**；修炼神、气、精无形基础，既介乎形体又不缠绵，若即若离凭由自然，心定纯阳内在虚灵空净，独处圆活势能化潜，才谓**势能桩**。显然，死、活皆由元始修明切入，先天、后天乃由桩功化潜锁定。　·

　　人体桩功阴阳分注：

　　后天混合桩：死桩（落到形体的桩）、静桩（养生桩）。

　　先天纯阳桩：活桩（落定心成的桩）、定桩（神桩）。

　　盘架子也分两种。桩架子（站桩）静止不动，拳架子（趟路）动态运行。静止、动态潜行目的皆在净定。定是活的基石，一切无定之动均为妄动，妄动是产生僵滞的直接诱因。先定、后活本是功夫修筑程序，盘架子内无桩定势载就不会沾染真功，无心定神潜再好拳脚程度框定花拳秀腿，别指望技击高攀。功夫程序先易后难，先练站桩然后再盘架子，因不动更易感觉潜在若定，盘架子动态很难持恒锁定。早前门里授徒极为堪重，不具备一定桩功基础绝不给说架子。总之，一切功夫皆出于定，以定做习功前导是硬道理绝不能小觑。不能不说，固定不动站形体架子桩，极易绑定劲、形混同站成死架子。这种架子铸就完整别人也很难推动，不动尚可完整，但一动圆整即失陷落茫然，所以这种完整凝注被称为死劲。桩不只简简单单固定形体不动，重要建构先天中和内势，也就是在后天形体中寻找先天神、气、精的自然定化。虽然形体看似是个死架子，但内里先天态势盈活，这种锁定先天之桩，可谓活桩。盘架子是在动中用先天把一个个死点贯串激活，再把各点贯穿成活线，感应活态空然抹去形体痕迹，心神牢牢绑定无形无状先天态势，恃守恒定驾驭神真。太极与拳术捏合求得是身形、手势，架子做主体叫身形，势能为派用叫手势。站桩、盘架子练的全是主体，也就是身形。身形有先、后天之说，手势无先、后天之分。身形站定先天，手势自然是先天；身形绑定后天，手势只能陷落后天。先天无形多维、后天有形三维，通达了悟于此心底自然彻明。"手无定向非乱动，身无形式不是停"。先天定无形，太极动无手。盘架子若一味锁固有形执着身形、手势，那就永远别想摸到先天。凡是站桩、盘架子能把定先天就为活；相反缠绵后天即为死。盘架子衡定先天激活易理中和，锁定乾坤形无形意无意，万变尽染神明步乘上真。

　　既然架子锁定先天盘得就不是拳而是桩，不管是哪种架子，只要是盘太极架子，须由无极桩起势，先天虚无根蒂立本，离开无极动静变势沉郁后天框定架子无缘先天。无桩不成拳，欲求功夫必先夯实桩功基荷，无极先天神功元初母先，亦为架子先天盘踞基石。桩功框定：养生桩做基础盘的必是养生架子；死桩做基础盘的必是死架子；活桩做基础盘的自是活架子；先天桩做基础盘的自是神功架子。桩、架子动静一统，内在目标定就基础层次围限，内静框定外动，丝毫不会偏差二致。桩功潜势夯定功夫实本，千万莫把名称定为功夫枉自囹圄，盲目用功百分之百陷落莫明无能自拔。站桩都应从养生起始，无极桩既是养生基础又是最佳先天桩。对习武者来说，此桩站得好坏直接干系未来武功好坏。无极桩极为简单：双臂自然下垂，双脚肩宽直立，周身自然舒适，心无旁骛静静默守，周身放空旁若无存。唯有两点当为必要：心定静；体全无。看似极其简单，但能确立先天基石实属不易。

　　各种拳的路数、招式都由技击衍化而来，沿流时今多已失掉技击内涵停驻形体外在，花拳绣腿铺天盖地无一染指技击高端。大多数人武术概念混淆，学架子不问功夫究竟，相信"拳打万遍神理自现"不论好歹囫囵玩命，虽未沾真功边儿却成就自恃不凡，心理缺失把架子吹得神乎其神，拿单式动作逐一捆绑形体教条固化，迷魂初学步陷歧途。既然功夫在桩不在拳，那么盘架子就必先确定桩功练法，同一架子不同时期不同目的桩功修法略有不同，应随时随境灵活调整变换法修，功法修筑日久变生新法，生生无尽变通恒定。哪有一种功法送就终生道理，那些终生死守一个桩一套架子内里一成不变会怎样？其结果只能在原地盘桓功夫不前，就是练出点儿东西，也不会与技击搭钩，更不可能与真字沾边儿。

　　杨氏太极拳流传下来大、中、小三套形态完全不同的架子。先前，我《感悟》成稿后为师父出书课题立项顺应章成，随后师门成立出书小组推翻原有书稿另起炉灶，围绕师父所传杨家三套拳架，达成大架子养生，中架子内功，小架子技击偏知拙见。我受托编著《杨式太极拳小架与技击》拳架、体用技击部分，已于 2012 年出版发行。此书一招一式程式化描述，实为初级层面读本，当作锻炼身体参照兴许有所派场，若论技击实用价值介乎于零，照此通本宣科无能触及先天。

　　不管传授架子还是路数都要从桩初始，杨家传统也是先教桩后授架子，并按低、中、高三层次来传授，首先注重形体功夫，要求形体动作与动手规矩相合，做到形体完整一致，即合动武规矩又达养生明效。此为拳术基础阶段，基础打得坚实才有可能步入太极高圣殿堂。太极分三步修筑：能熟练掌握感应自身阴阳谓之"着熟"；确切纯阳与形体剥离，阴阳两分相济明晰谓之"懂劲"；至此先天确立易理中太极乃成，内在先天由大化小，由有化无，入化境乃为"阶及神明"。达此方可触及"四两拨千斤"神明通化，太极神功三步曲"着熟""懂劲""阶及神明"，每步都不是一个简单的台阶，不可能一脚刚刚踏上，另一脚就迈向更高。从台阶的初端到末端还有很长路需要走，心地纯净驻足平台夯实牢稳方有可能迈上另一更高。每个神功台阶都是个硕大的功夫平台，都要把这层功底基石夯实踏牢，功底不扎实会一辈子驻足于此无缘更上。太极神功所处无形多维，既无依托又无把手全凭心底感应领悟多维莫明，若无明师一手提牵引指，仅凭尽心自本豪壮奋满，绝无拿捏把控点滴毫厘。功夫究竟架子细微皆归练法，不得明师亲授多好的架子都会沦为花拳绣腿。杨家所传的这三套架子非形体动作拳法单一，亦非是按简单、复杂、难度排序，无论哪套架子都是遵循先天修筑一种功法。显见，误把杨家留下大、中、小三套架子当作高、中、低修炼纯系先天概念囹圄，故诸多修炼陷落养生、内功、技击后天机械万丛。当下，习拳广众不谙先天误导太极施从简化布扬，变精华为通俗，化神奇作平庸。

　　盘架子为什么要慢？许多人怎么学就怎么练，囫囵通作不究内里，还有认为慢能出细活，耗也能耗出功夫，所以就越练越慢。其实，盘架子并非为慢而慢，也不是越慢越好。盘架子重点取决于二：外注形；内明心。首先要化解开绑缚形体的僵着力，化实为虚放开被形体绑架的心，僵滞笨拙自会一点点销声匿迹，外挂无痕内潜著明。"用意不用力"达到周身松静通顺，静谧质朴纯净适然，达此基础方有心灵潜悟，盘架子形体东西皆无紧要，最最关键心灵感应恪守。架子是什么？是拳术。拳术最高核本是什么？是太极。何谓太极？太极阴阳也，太极心之阳；拳术体之阴。拳术凝结形体实有沉浸后天，自然无能通贯太极，故拳术练得再好，只能谓之拳，不能谓之太极。"在神不在气"渐从形体中脱拔而出。虽然练达高端方可言气，可制令形体纯心意气，但心意隶属受想行识后天常索，意动气调诱使形体产生异样变化，气形相裹挟持肉体沦陷纯阴，故此有悖太极先天修炼。神为人体无形纯阳，心灵感应神本使然，先天感应、后天意识绝然不同，感应心之阳，意识心之阴。心定持先天神载一统，既无形又无气，心神先天使令方为太极。练太极拳都会讲阴阳相济，但真正能明透的无几，多是把相济理解成平衡，阴阳混成乃常人之常态，硬生生把这种常态人为平衡悖逆天成当作上佳。首先通过功行化潜阴阳分开，达到阴阳独立泾渭分明，才能切实感应形体背后系无乃有，此便为

"没有便是有"。没有什么？没有了后天形体，无形先天唯独确有，先天、后天独具其一无可兼二，罢黜后天独潜先天阴阳分庭抗礼，先天唯令后天形体依附和合相济。倘若后天心浊地实阴阳含混一潭无能独立相分，先天屏蔽无从触发阴阳相济。人体神、气、精无形先天势能唯独"入化"达临太极纯阳神功，先决必备"分劲"阴阳相济。先天纯阳初倪均在站桩、打坐修炼中显露，一旦持静定固确凿才能后逐增持。开始时不动尚可，稍动即会立失迷离难觅其宗，动态稳定不变才可执有言用，遂后方能盘架子复制移植。心神感化过程漫长，稍有不慎形体意会流注先天毁于一旦，谨慎无形潜化慢慢抓拍稍纵即逝感应积累，得心应手化转自如行真。

　　太极阴阳生化动静术数，宇宙万有恒动缺失阴阳静态平衡生命不会萌发。宇宙星系动态恒永，地球绕太阳奔波忙碌，人贴附地表丝毫感觉不到它在动，大地静定稳固环境清宁安舒生衍繁华有序。盘架子形体有如地球动态平稳有序，心就如依托地球生存的人，心定神安而不知人动体旋。所以，盘架子心不可随形浮动，而要静若停摆毫发无动，静定内潜噤若寒蝉，力达心、形相离两分，化实为虚心静萌动步入盘架子"不丢不顶"佳真。许多人把"不丢不顶"放到形体品尝动作，即使心意不顶形体却在僵持蛮力，自然心形沉落后天。心神何能切恰本真？盘架子不在快慢，关键在于盘架子能否锁定先天静持不改，内里缺失先天盘的再慢也别想沾染真功毫厘。前辈传授架子常口缠："慢！还找不着呢，快了什么都不是。"显然针对先天而言，但多被误解成形体后天。盘架子慢虽不是目的，但必须由慢伊始，直到确立先天固有，一旦架子锁定先天，形体化有为无，架子无复存在，拳势快慢通化自然，一举一动无可而无不可，此乃为"不练方为炼"。任何形体之功无须再练，内里先天无时无刻不在萌动，形体布后望尘莫及。

"用意不用力，在神不在气，没有便是有，不练方为炼"。层次境界亦有先天、后天之分。"用意不用力"后天形体之功，用意运化形体动作，不用力让形体内在意气外在肌肉在动中松弛不挂丝毫血气之力，亦即通常所讲的松开。"在神不在气"先天、后天过渡之功，神气人体无形之中，在神锁定无形纯阳，定中化解有形载入无形，不在气要防止动转须臾窜出感觉意化，避免后天拽回形体丝毫，气贯肌肤感受陷落眼、耳、鼻、舌、身、意后天，难能出淤泥而不染。"没有便是有"先天导入之功，修炼一旦由形体后天步入先天，一切形体感受抹去旧时痕迹，"没有"感觉不到后天形体尚存，"便是有"感应体内忽隐忽现说不清的确有，此即先天生化本真。"不练方为炼"先天神功，达此层界形体后天一切皆无，神能潜势定变异乎斐然，再练形体之功已经毫无意义。"方为炼"纯阳先天本立神出鬼没，大内心神先天自恃完满定化，霸居心底后天灵魂鬼魅撒手隐遁消迹，周身万有无时不刻恩泽荣康不练胜过练，先天得机得势上乘神武盖没能及。

杨家盘架子讲究"上下含于内，往返在其中。飘浮求奥妙，混元易理通"。盘架子不是为慢而慢，而是要在慢中去找"上下含于内，往返在其中"内在中定，这个中定非为形体有形之定，而是无形"飘浮求奥妙，混元易理通"神定。混元乃为先天、后天混合一统归宗元初母先，易理则当是先天之根，二者实乃为一，其质虚无多维无形无象全体透空，内显微毫中透无柄可握，慢都未可能捕获一二，快就毋庸再论。可以断言，一切快中斩获均注形体外家之功，熟能生巧丝毫不会搭勾太极神内。武功内劲，形体本有是为外，心注明有方为内，内外修炼明晰当切。由此看来盘架子并不在快慢，而在自内武略神功界定。时下习武大都没能解脱形体"双重"制困，故《太极论》用"每见数年纯功不能运化者"提示明领，架子本为研修功夫所筑，要盘出动换逆化中定。广众通常大多纠缠形体动作难度，招式华丽漂亮擅改传统面目皆非，实战技击再难雄放太极神定武真。

桩是架子功夫基础，架子直接体现桩先天、后天质本。假如站得是先天桩，盘得必是先天架子；站得后天桩，盘得必是后天架子。盘架子初始皆是练形体，也就都为外家拳法，只有无极桩功化定，盘架子无极主定形体渐潜化无，虚无化有入定先天，方此盘架子驶入内家功法，外家后天导入内家先天要经较长时艰过程。人体先天、后天功夫层界相悖，无形拳势形同一个完整鸡蛋，蛋黄悬浮完好，内核势同太极。先天体势如同生鸡蛋，外动内随，外不动内静潜灵动外不张显，内外阴阳独处无扰，灵潜频率无隙密结谐振波及灵动圆活完融。后天体势就如熟鸡蛋，内外凝固板结致死，阴阳不分囫囵僵滞，虽为完整却失其灵动。盘架子要求不丢不顶，绵绵不断，节节贯串，一气呵成，皆对内在先天所言。"不丢"是感应体内蛋黄浑成完整确在，"不顶"是不使圆形偏扁，免遭蛋黄内势流失完整；"绵绵不断"指先天似有似无若即若离；"节节贯串"指每节拳势皆由先天贯串横纵；"一气呵成"指定持先天贯彻始终。盘架子无极起势到合太极终末，先天行作完整若即若离，不丢不顶，贯串始终，一气使然筑成一势。太极先天；拳术后天，二者并合注成太极拳，内家者筑就太极先天自形不坏；外家者拳术自恃后天倚重体能。拳不过是形体技法血肉曲张，千万不可把其当作功夫唯一，先天神、气、精凝合太极势能人本万注。早前，列祖先贤经典论述人体先天，皆被后人误读形体喜作通常，搅拌后天思维意识一招一式形体揣摩消化，亦步亦趋变自然和美为劣作常般，内外熟透僵滞机械替代灵活潜动，初始程序序化错乱一旦临敌轻重缓急指令无从应手，应急仅有王八拳酣畅淋漓。

只练桩功不练架子可否？可！细究拳架子非可有可无。桩功是在静中化解形强体盛，虚无生有先天始萌。盘架子是在动中形体化无，先天指令夯实技击武定凝实。阴阳相济先天、后天相得益彰得机得势技击大成。倘若动静两功缺失一面，即使练出所谓功夫，一经动手总会感觉缺点儿什么，形神兼领随心应手不达完备。因动武瞬即内在技击缺失指向，打闪认针无的放矢动陷迷离，成败须臾万有难圆。欲求技击精华"手无定向身无形，身手既济自然灵。"架子盘肯定胜过不盘，盘就盘出名堂，盘出先天所驻。

拳架子并不是功夫唯一，亦无好坏之分，更不属某种功夫独恃专有。不论什么架子融注哪种练法就出哪种功夫不会偏差。盘哪趟架子不重要，关键锁定功夫功法潜在，故修真练功择师为上。桩、拳架子都还在人体有形阶段，上乘神功全在人体无形层面，盘架子初始阶段重在周身通畅和顺完整，一动则无有不动，一静则无有不静，周身盖合修武贮能。一旦先天立定拳架子寿终正寝，盘架子程序指令终端，一切有形化潜无形，趋势能显即有若无。太极神功先天指令后天背依顺应，动武瞬即势能强悍和满。盘架子神功神拳先天本真，架子就是个神桩柱子，神龙先天盘柱戏耍上下飞舞。桩功先天修炼心死神活定势恰有似无，感应显豁神明隧穿。拳术功夫载体，桩功功夫根基，架子无先天桩功就为无源之水，无本之木，岂能指望盘出功夫。

故先前授拳尤重桩功，传授架子慎之又慎，待机成熟思之再三，唯恐心浮气燥偏爱形体动作浓厚，旁骛桩功单一枯燥疏于努力难经耐久舍本求末背离正道。太极先天基础修明简直，迷惘曲差横生终陷一纸枉空。

先天四大功法：站、行、坐、卧，运作程序由定入静，由静化动，站桩乃静功之根基，静功基础坚固方能修炼动功盘架子；静动两功合一再打坐修禅，近可事半功倍；卧功神明高旨望尘莫及无能论述，天下能眠卧而修先天者绝非凡人。站、行、坐、卧功行修筑指令先天，切勿喜逐后天对号入座，常人想入非非瞎马飘飘飞梦。

时代节奏加快，人心浮华无根。拳术翘首弄姿彩耀幼稚热衷浮夸，拳架子功夫失离先天根本，乃至透及健身无能完满，悖逆技击沦作垃圾自是当然。再之，看书自学无师自通，观赏视频照猫画虎，诸般儿戏布陈广漫，文明精粹流逝，传统神功断崖，前所未见。

史来，心法传授缄口忌言先天，学有小成明师才会捅破窗纸点透内真，功夫不到人品不佳绝不肯轻易拨开这层薄纱。无桩功基础的架子必为虚妄，盘架子绝非动物敏捷、有力、形变浅薄诸多，太极神行潜匿灵根秘匝泥丸中坚，习武众广能知先天者寥寥，炼就杰出几近绝迹。道、佛先天本宗虔诚广众知行柄作渺茫，末法江河日下无力扭转诸乱。太极先天锻就东方文化精微细化深邃博大。

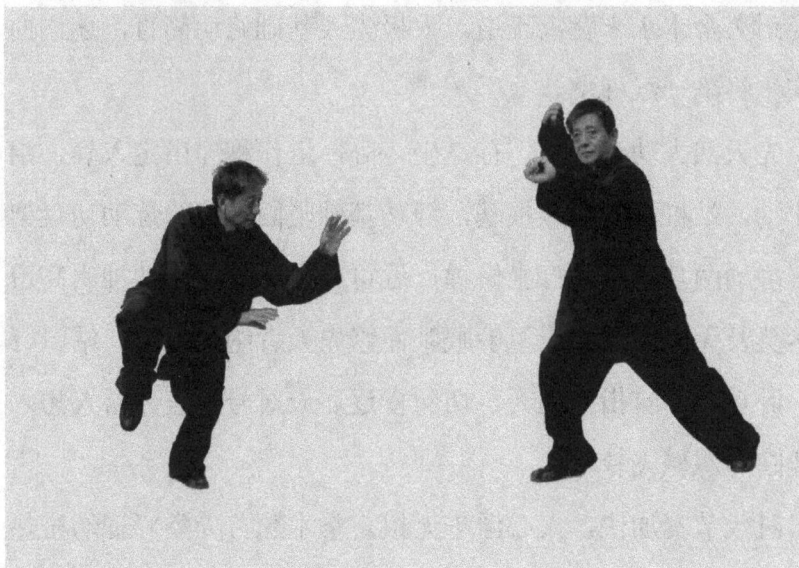

第五章　说 武功

武功是衡定实战技击能力的基础。

谈起武术，许多人立刻联想到功夫。什么是武术？什么是功夫？很少有人深究内潜，一般印象：功夫＝武术，功夫就是武术，武术就是功夫。剖析：武，角斗格杀；术，方法手段。显然，武术是研究实战能力打斗方法的手段。各行各业技能艺术高超皆可谓为功夫。如，各种竞技体育、拳击、戏剧表演、杂技、杂耍、武把子、摔跤、格斗、雕刻、绘画、书法、特种手艺等等，艺术水准高维建领均为功夫。故此，功夫并不等同武术，武术＝武功＋术数，武功实指相武技击能力水平；术数乃是能力技巧法施贯通。如果用功夫通盖武术，无形中剔掉了武术技击根本必然偏向舞彩技巧倾斜。武功潜能两分：先天神功；后天武备。武术先天神功寻究无形技击上乘高端，心神无形先天能化法从；形体后天功夫寻求有形路数、招法下乘武备，心身有形后天本能术化。武功乃由先天神势之真，后天形体之能，上下两层累叠相加锁固，功夫、武功内潜涵盖不同概念不可囫囵。现今广众武术每况愈下，皆因失离先天内涵潜真，虽形体后天技巧施化未落不堪一击，但背离先天根基确已无力抗衡世界搏击，上乘武功内外神形一统遁迹消声。

现下，传统武术沉浸力量、速度、技巧后天施化，擒拿、散打诸般凭借形体繁就高低，个别虽尚存击打之能，但采能端落平阳已是无奈。那些三月半年功夫奋昂爆裂必属低劣，速成与平庸伴同孪生严成正比，易练易学化就花拳绣腿温柔卧榻。后天拳脚亦非一无是处，贯有心形意通兼容并作内气通达形本上佳，其难度亦须三年五载磨成一二，无师牵领很难染指明通。武术历来上下高低两分：越低劣越向复杂化发展，愈高端愈向简明化升华。其因：低劣无序无能归整，仅以复杂变数收获观赏，重头喝彩遮盖低伪；技击越简明越便捷就越好用，越能打越忌讳繁琐复杂误事。先天技击神奇吞盖后天凡常通索大相径庭。

武术角斗、博杀制胜内涵自武而始及术所成。现今武术表演、健身、技击分门别类囫囵混作。撂置表演、健身不论，只就技击现状而论，习武的人都认为武术能技击，而不习武的人大都视武术技击为浮夸虚妄，上乘神武真功框限于评书演义大话凭栏，因确无实证而驻留苍白。今天武术技击滑落为豆腐渣已成共识，坠陷于此非一时暂短，历来武术门派纷呈练法众多，各门清规戒律屏蔽介乎宗教，关起门来并不是怕传授外流，而是画地为牢拢住弟子信以为真，形体拳脚招式、力量繁复多变，不问真假孤芳自赏独木称林，排斥他外固步自封技艺枯萎，口大心空无力探究先天武真神功精湛玄妙。

　　武术内家、外家，心、形两束：心为基石心法术数先天细化神行为内家；体为基准形法技术后天施行能化为外家。武功先天、后天，心、神两分：心法贯注意气形成功夫气场能量为后天；心法贯注神行注就功夫神势潜能为先天。武术旁注广分内家、外家，界定先天、后天，只有内家功法达至心法先天神势潜行游刃者才为太极。如何界定先天、后天？极简单，凡是凝聚血肉形体气力的皆为后天，这类功夫通透形体明显，聪明人完全可以仿照偷学获有。先天极其复杂，形体无丝毫迹象痕留，感悟难度超乎一切寻常所知，无师自撰绝无可能。即便得明师不吝赐教和盘托授，恐怕一时半会儿难得明切一二。现今先天修炼几近绝迹，市井所见皆为后天形体锻炼，少数专本技击亦皆停驻外家。近代武林奉太极、八卦、形意为上三门内家功夫，众广门徒谬误囵囵擅用外家练法顶替内家功法，并不问功夫内详潜秘，哪怕刚学几天就敢大言不惭，光耀列祖前贤粉饰自身肤浅。先天内家会元神功，修炼明透及内难之亦难，别说是刚刚接触武术，就是练一辈子的老武术家也未必能透底内真。根质差异：内家先天大内之心调用灵、神会元无形所驱；外家后天形体之心调动意、气收发有形所筑。一切贮存形体皮肉腠理功夫均落后天；一切潜匿骨骼髓海势能变化皆系先天。许多人错误认为只要练体内就是内家功夫，内家、外家真本完全不是这个概念，要谈清楚就必须透悟内劲。何为内劲？内劲是脱离形体本有的一种先天势能，超越眼、耳、鼻、舌、身、意、受想行识凡俗索常。所有纠结受想行识混浊形体的劲，都属形体后天气力本注，这种劲练到多纯妙也不能谓之为内劲。内外乃由心所定，心注极化阴阳两分，纯阳先天聚敛心神使令无形谓为内劲；纯阴后天凝聚本身气力随形调用谓为体劲。凡形体劲力所凝均为外家，形体无存纯有先天内核凝定才为内家。太极、八卦、形意创拳当初，皆以修炼先天内劲为宗本唯一，以先天鉴别内家功夫早无人知。而今，修炼上三门庞众无数，大都以外家练法错当内家炫耀，真正修炼先天的难能一见。内家功夫由有化无构筑无形虚空神势，先天无形感应心会神通，常人常索尽没能知。外家功夫把持固有构筑有形强化体能，调用后天心意锻造体感强盛，凡常体认畅然广受。神本上为天，体实下为地，独立悬殊。盘架子、站桩、打坐皆为功夫的一种形式，修炼潜注：散乱之心向内收敛，定静荡尽后天杂念纯净无痕，造就一片净土心田温馨，唤起真性抒发太极神明绽放。

所有武术由形体外在起步，后天功夫练到一定程度大多停驻无能再上，欲恃再高唯须归返先天，练就后天强劲平添障碍，清障上路须有高人指点迷津。武林门派丛立为什么单单把八卦、形意、太极奉做上三门，缘于清末晚年武林同期出现杨禄禅、董海川、李洛能神武空前绝后，虽三人所练拳种不同，但内在均归宗先天上乘会元神功。太极独占先天元阳心神聚敛极化神行；形意心、神、气、精、性五行诚一心注先天神行潜莫；八卦乾、坎、艮、震、巽、离、坤、兑，万法阴阳纵贯先天神行易理。心神贯透先天、后天两分，修炼后天夯实形体本有；修炼先天注潜心神合济。拳术叫卖传统传授内家、外家概念混淆僵化，初学入门视作内家自命不凡，后天误作先天荒谬，平添用力打建平庸。殊不知，人体先天、后天阴阳本就，一切武功融注其间，拳本无类亦无高低贵贱之分，更不存在优劣好坏之差。各门武术开山立宗必具技击之能，否则无能面对角斗格杀立足武林，各门武技遗存难能珍贵不可小觑，竭诚发掘传统精要当为必然。所有武术都是从后天形体练起，达至高领必然步入心法层面，心法高端神功技击最高境界，史来迈进神功殿堂寥寥无几。内家武功乃外家武功升级版本，并非上三门独柄专利，返先天门槛就在所有后天修炼脚下，内家功法抛开身体化入虚无看不见，摸不着，先天净透无形无相感应纯阳一点儿，仅凭自悟一味瞎练无及毫微必为荒唐，因此没有几人能迈过此坎。现在凡是习武的人大都知有内家、外家之分，皆以门派别注，并没有人相信神功内在潜有，更没有人知道先天神武高超究竟。尤其当前那些自恃功夫不凡的大师贪名夺利无顾及它，哪有闲暇关注先天神功潜没，盲从浅知停驻形体外家留恋忘进。无论何种拳术练到心法层面，再上必然驶入神功势领，启动内家功夫先天修炼，驾驭神行从心所欲通及神明。

　　武术高端心神束流内、外，修炼向内万本收敛神凝先天，心外万物旁作虚妄，神明刚正先天内纯。法修向外万有兴发心注后天，心内欲意翻滚坚实，心意体实后天外注。上乘功夫心法唯一，先天、后天相隔极近而远"差之毫厘，谬之千里"，凭借自身很难定柄其间，就是绝顶聪明没有明师引领也难冲破阻断踏入先天。历代有多少迷恋功夫的武痴耗尽终生之力徘徊后天，包括大家、名家那个不是终老无缘先天而去。内家功夫无形无相透骨神髓绝非常人等闲，先天神势高深莫测一旦步入愈向上愈孤单独影相吊不胜寒，面对莫明无端惶恐缄口忌言谨慎善行。愈是浮浅愈是狂妄动辄用内家拔高，肯定不知先天有"脱胎换骨谈何容易"之说，"脱胎"是脱去父母所赐后天血肉形躯，"换骨"是有形骨骼髓海置换无形神龙潜没，均是把有形物质转化为无形隶本，脱胎换骨实本有形化无形，后天返先天，脱胎乃为方法，换骨切是目的。盘古至今，练武求真的人多如牛毛，后天步入先天凤毛麟角，可想修真能有多难。

　　人体与宇宙自然吻合戚同，宇宙三维有形物质只占<5%，而多维无形暗物质、暗能量、未知秘潜却>95%；人体亦同，三维有形躯体只占<5%，而多维无形神、气、精诸多未知潜匿却>95%。实质修炼先天所感应的内真极小细微，对比庞大躯体可谓微小可怜，但内在透发势能极其强大，远远超乎物质形态所产生的势能。二者相比：神、气、精无形先天性本势能>

95%；而身体血肉之躯有形后天体能＜5%。太极内真无形净、虚、无、定，有如大自然水、火、电、磁四种物理现象，同由无形势能凝注而生，表象相似质潜截然不同，如果非要用三维常理来解析，那么内功净、虚、无、定全然是内里先天生化的一种静定虚无特殊态势，完全不是意识驱使无形反应。大自然物理现象可通过相应手段测定质量等级掌握规律加以利用；而人体神、气、精凝成势能净、虚、无、定展现出的水、火、电、磁量能场势难用现有科学测定。人与宇宙戚同，三维空间有形物质自然构成人体物质明实具有；人体多维势能无形修炼注潜神性势能潜匿虚化。故，身体感受、感觉皆处有形后天；心生感应乃潜化于无形先天。心神质本元根在"炼"不在"练"，练形体后天是同绳绑身躯，绳子绑得越紧固身体就越结实越不怕磕碰，可以练就一身戳不进撼不动僵尸硬肉。这种硬武功也有内外之分，内功可运气壮筋骨，如单掌开石，油锤贯顶，脚断木桩等等诸如此类。后天体用，先天神能，看起来后天功夫无比强硬，一朝碰上先天神功瞬即坍塌不堪一击。

　　当下，外家功夫统贯武术强身肉本，付以肌体损伤换取血肉搏击，心机偏置形散神失，临场心神两分难合一统无施发挥。太极先天接轨道、佛神宗，内在有序裨益激增无人能晓，技击卓然神异盖没能及。先天神功技击锁定活体灵性，从来不与死物较劲，灵魂生命均为太极披靡所向。后天武功大不然，无论活人、死物皆为较力斗劲目标，尤好与死物争强斗狠逞能，临阵实战瞬即降格大幅缩水。太极神功交手须臾神明钳制他人神慧，令敌丧魂落魄失离自我，此皆先天"四两拨千斤""英雄所向无敌"。

宇宙固有信息、势能、物质三种形式，人体质本神、气、精三阳能驻，神明信息，气张势能，精沉静注，潜匿多维无形。人体信息势能反应迅即毫无过程，内在转换潜移默化极致微妙匪夷。转换一瞬源自无形转化过程复杂多变，内变有如滴水细微汇注成河。元神那点儿先天信息自宇宙而入，后经转化构成元气、元精共事先天，滋养后天构建生命运化元初。

人体三维有形、多维无形共注融通，后天三维有形映透先天多维无形中，一切善恶良莠赤裸完暴荡尽隐私。后天三维物质肉本阴实阻断开化物解，穿墙过户必成荒诞。三维实有化入多维虚无痕迹丝乌，物质明实转化信息势能神行无阻奇异幡然。心神多维内外性浸，一旦先天驾驭神性能化裹挟人体有形化无形，穿墙过户神行潜没略作超然，令常人后天莫明化玄，通常魔术不在其列。形体后天、无形先天勾心紧密，心意链接形体乃为后天；心神契合无形乃注先天。神为无，体为有，一旦心神链接先天通化，有无之间就可随意转换，三维、多维通同转化易如反掌。先天大内心与形脱开独立两分，丝毫心意智潜都会污染先天净纯。心神、心意当定慎微噤若寒蝉，千锤百炼荡尽实有化无，虚无呈相明真随心所欲，锁定神行能化绝顶。

　　谈起武术必然涉及到武功，说到武功就会勾出太极拳，太极拳又把推手当作武功唯一，自然而然推手被广大拥趸视为武功最高。根究起缘，当年杨禄禅进京授拳谋生，最初接触多为王公贝勒、名人学士、资财商贾、文人墨客、有钱有势权贵名流，一朝武功展露惊愕周友宾朋，引来诸多寻问求教，神功绝艺何能等闲轻易传授，纨绔闲杂恰如学龄顽童，如何应对煞费苦心。授拳盘架子开始灌输点儿外在形体动作要领，表面文章培养兴趣烘染。久之，懒散者不屑一招一式呆板规制，有心者欲讨神功秘技速成高超绝领。面对凡俗平庸心急火燎，根本不可能抖落先天家底，反复思虑揣摩再三，端出单手、双手、大捋打轮融进招式技法演成推手，在一团和气中平添变化，既增添无穷趣味又玩出胜负。招引上流社会大加推崇陶醉其中乐此不疲，后经代代相继逐步落定为今天的太极拳推手。杨家神功底蕴深厚略一毫微足够世人迷蒙颠倒，玩得忘乎所以自然当就神功奇真。杨家灵机注潜先天无人再顾，从此神功隐匿深藏众无所知。至今，广众拳痴把杨家儿戏小技视为珍宝，沉迷执中奉作高深欲罢不能，铸成以推手应实战低级幼稚。再而盘架子逐一逐点凝注机械，兴趣盎然回味低迷，一时激起众多名流津津乐道迷离。太极拳播及布开再经推手派别加染，约定俗成画牢为实彻底陷落杨家游戏怪圈。盘架子形作体操整齐划一尚觉不够，加上音乐翻作喧嚣激沸，千人伍列以壮招摇。今之武术尚武精神束之高阁，剔除神功精粹画影徒劳，传统文化文明精华覆水难收。

杨家传授太极七步功法：

上下相随：

腰为拳术形体主宰，一般练拳上是上，下是下，彼此不说话不贯通，注成半截拳。上动下潜，下动上随，通常被误解成上下手脚一齐动，囫囵含混主次不分。腰乃形体上下中枢，上下相随本由中枢柄掌，有形体动完整顺合为第一步。

内外相合：

神气聚敛，周身任何不能随动作流散形体之外，聚拢体内丝毫无外泄，融通内里充盈实满，内实外虚，刚柔相濡以沫，混同合一达成一统。无形气势相合圆满为第二步。

内外相合上下相随：

身形、气势，有形、无形相辅相成通同浑成，一动而无不动，一静而无不静，上下、内外合铸唯一。无形、有形融通一统为第三步，行当至此完成后天形体修炼。

拆架子：

架子是由单势组成，每个单势均为一个桩。拆架子就是要把架子拆成势桩，任何架势均可单独来练。拆架子并非那么简单，整套架子也成，单个架势也好，都应是个内外相合上下相随的桩，失去这一基点，架子无论盘得多好看注定什么都不是。拆架子终极目的是练"掤架子""捋架子""挤架子"…，其内深含两层意思：一是把架子拆解没了；二是转换成纯正掤、捋、挤等诸多内劲。架子纯属形体有形范畴，内劲纯净无形心神内真。架子化解有形熔铸桩功势能无形，达此形体架子已无意义，神功内劲技击势能唯一。

拆手：

架子有两种盘法：后天架子、先天架子，均由身形、手势从施。后天盘法：由手领出拳势，但手要空，也就是没有手。先天盘法：由心主定内在神势，手无定向非乱动，有无动潜听任自然。拆手，是盘架子内功一个修炼层面，拆，目的就是化开形体僵注，释然解放腾出手来，架子内劲放任自然，纯正内劲周身无形完整出手而势凝。用手不是手，不用手自有，得机得势没有便是有，技击心神势潜迅疾披靡令人匪夷。

分劲、入化：

先天修炼三个层次。

前三为一组，练就形骸万有整化完合；四、五为一组，拆解有形融注无形；六、七为一组，独守先天纯阳步入神明。拆手、拆架子尚有后天混成留驻，拆解是要阴阳两分，偏倾一方专注修炼导入先天。分劲是方刚及触先天为懂劲；入化乃为阶及神明，已然进驻王宗岳太极先天神真内本。

分劲"偏沉则随"乃是纯正阴阳相济，与前三步的内外相合本质不同。前者为形体后天有形、无形阴阳内外双重；后者是后天、先天阴阳内外孑立独明，内在先天，外本后天阴阳既济一统。分劲乃先天修筑第一基石，先天立基身形架子，手势形式具实无存。由此逆向推理，无立地先天一切尚在后天，推手是用手而有手，锁定后天力量、速度、招法久而久之心力僵滞自是必然，技击瞬即神荡九霄那还有心法上佳。阴阳不分哪有相济，未及先天哪有神功绽蕾，神功无根透潜哪能成就英雄所向无敌。

大多拳种阴阳囫囵传授混淆，促令后学不知先天固索，错把后天角力当作功夫唯一，终老驻留下乘平庸断然无缘上乘神武。直到王宗岳《太极论》拓本披露，探求武真方知"着熟""懂劲""阶及神明"三步先天法修，习武广众囫囵丈二不着边际。从现行刊发杨家收藏老谱一角，略可窥知杨家太极先天初倪。

《太极分文武三成解》"盖言道者，非自修身，无由得也，然又分为三乘之修法。乘者成也，上乘即大成也，下乘即小成也，中乘即诚之者成也。法分三修，成功一也。文修于内，武修于外，体育内也，武事外也。其修法内外表里，成功集大成，即上乘也。由体育之文而得武事之武，或由武事之武而得体育之文，即中乘也。然独知体育，不入武事，而成者，或专武事不为体育而成者，即小成也。"其论太极修炼所分上乘、中乘、下乘三种。文修于内育养身体，武修于外技击武功。文本修心神育养其身，心神乃为先天之基核。内外兼修集成相济，乃为上乘；技击武功，育养身体二者获其一，乃为中乘；独知育养身体不晓武功，或修武而身体不得育养，皆为小乘。

《太极文武解》"文者，内理也，武者，外数也。有外数无文理，必为血气之勇，失于本来面目，欺敌必败。尔有文理，无外数，徒思安静之学，未知用的采战，差微，则亡耳。自用于人，文武二字之解，岂可不解哉。"太极，文乃心神内在；武乃形体外用。有外无内者血气之勇，遇敌必败；有内无外者徒有静思敏学，遇敌交战不明就里，差失毫厘，须臾溃亡。习武岂能不谙文武内深。

《太极体用解》"理为精气神之体，精气神为身之体，身为心之用，劲力为身之用。心身有一定之主宰者，理也，精气神有一定之上宰者，意诚也。诚者，天道诚之者，人道，俱不外意念须臾之间。要知天人同体之理，自得日月流行之气，其气意之流行，精神自隐微乎理矣。夫而后言乃武乃文，乃圣乃神则得。若特以武事论之于心，身用之于劲力，仍归于道之本，也故不得独以末技云尔。"易理中乃神气精之本，神气精为身体之本，身体受心神锁制，劲力势能为身体所用。心身主宰一定间，易理；神气精主宰定化，神定；神定乃为神性先天，人诚道法，不外乎心神定瞬须臾。天人和合易理中行通身气贯周流，心神潜势内隐微乎动发，而后才能言武论文，大成乃神明至圣。若特以武事用心调制，专注形体贯以劲力，虽仍归于体性之本，但不能独得其真乃为末技逞强呀。

可见，杨家功夫本以先天为主宰，绝非身体后天所拼凑，先天内真恰似王宗岳太极神功论述复制妙合。

《太极论》由着熟而渐悟懂劲，由懂劲而阶及神明。先天内真："着熟"感应确立；"懂劲"柄掌阴阳；"阶及神明"神能化势。三步贯透心神慧通太极乃成。

着熟：

通过身体定静融化一切后天无欲无知，感应无中生有隐隐有物着落，感应内在脱离形体若即若离丝毫确有，柄恃感应心定恒守娴熟于心。

懂劲：

先天感应明切在心，形体后天趋之旁骛，阴阳画地为牢独立分张，先天、后天界定清晰相得益彰，了然驾驭易如翻掌。

阶及神明：

后天、先天阴阳互无侵扰，心神既济为一，阴阳和合心及感通，应转须臾神行化定，神明台阶匍匐伏于脚下，逐级攀升元初母先明真。

道家"先天元会"太极"先天内真"通同法化：守静、定合、观通、入化、归真五步。

守静：

人体无形心神、有形躯体阴阳浑成，欲修元阳守静起步，扼制妄念荡除纷扰锁定静初，无需千篇一律，随遇而安定心自夺。

会元真功由守伊始静默持守无肉体，无气血，无思虑，无意受，一念注定留久驻长，无形无状恒静质朴纯真，清理纷杂无章空出处女净地，人体后天归返婴儿本始元初。

定合

静默持守无动，心朴淳净恒久生变，拂去心浊尘染毫微，干干净净无丝毫意识潴留，静定极化无中生有，锁定体内一切有形、无形自然净置规整有序。纵贯周身势能合定为一，无须再合无须凝聚，定力收敛势能愈渐愈强，心外一切合成一统，周身内外一点会元阴阳既济合一。

观通：

静定先天慧生真观，观非为通常练功三维身体所视所现，乃心注无形感应多维神明惟空。阴阳既济心无旁骛，一介感应屏蔽眼、耳、鼻、舌、身、意、受想行识法相诸般，内释本然无形无状运化自然，内外和合一统先天通透神明通慧。

观通是感应人体阴阳具本所存，阴阳交混纷扰不清谓之混，阴阳孓然分定既济合一谓之通。

入化：

先天定合周身万物化归乌有，会元内真无形无象全体透空，宇宙万物纳归宗应先天，体内无形运变应物自如，大内先天极化虚无核凝，神气精、灵魂魄先天阴阳天地和合凝心一统，感通豁达转换须臾，陆地神游超越凡俗。

归真：

脱掉形骸束缚，罢黜轮回痛楚，完结生命一切化有为乌，先天会元心神归真，纯阳荣归宇宙无上初元，跻身佛国仙乡升华隽永。

杨家太极先天修炼；王宗岳论述先天神功；道、佛探采先天中进，皆根蒂归宗元初母先。杨家功夫由后天起始修炼逐步过渡先天；王宗岳和道、佛修炼则直由先天切入。杨家功法上下相随，内外相合，上下相随内外相合，三步是要形体完合动武行规蹈距；拆架子，拆手，是后天有形化度先天无形，与王宗岳著论着熟，道家守静，同为上乘神功端始。分劲是为方刚步入先天，与王宗岳懂劲，道家定合、观通，同属上乘神功修为中进。入化才是真正步入先天神功，与王宗岳神明，道家入化，皆达上乘神功无上。三种功法最终归于一统，继而一切有形化归无形，先天融通道、佛本真不生不灭永驻。

史来只有老子、佛陀登临神明至高无尚，庞众广计尾追其后修行路程尚远终需努力。先天修炼围绕有、无运行化变，"后天注有，先天化无"程序衍化步步禅机，循环往复精进不疲，"无中生有"万物润泽渗透通化根本阴阳。每人心门天生挂着一把先天通匙，不修先天茫然无知，先天修立方始察悟，一旦心门洞开灵通程序启动窥见神明往圣。

先天修筑程序：

由守伊始，守定入静；由静潜无，无中化净；净再返无，无中聚凝无极始然；融凝无极化潜自然，无生内观；内观归极，极化通生；通生化潜，化潜变运；变运返无，虚无化境；化境复无，无转归真，完先天修炼大成。

空即神，心空虚无神和凝聚，空凝化定神势驱张，太极先天神功势染。

武术力量集中，速度反应，技巧纯熟，形体技能后天寻常，太极版本先天由武术后天蜕变而来，各种拳技练就形体后天一切化作虚无，自始萌发化潜受领先天。这种蜕变并非出于形体之松，心意之静，乃内在神根置换脱颖而出，这也是太极能成为技击精华精粹之基核。武术本身就是一门打人的艺术，很少有人韵味其中觅求内真，先天内真不单是武功中流砥柱，还是人体无形拓潜纵深。

谈起武功必牵出真功，真功神机莫测无敌质潜，根究本始通悟道、佛先天本真才会踏入人体神灵无形界领。人们先天、后天概念囵囵武术含混不清，习拳不识先天、后天无诸大碍，而恃武不辨先天、后天就为武盲。功夫层次界定分明，内修先天高明，外筑后天拙劣，肉本强实耗时费力无缘先天。一般人好把形体动作复杂多变，难度超常视为神功，更有武痴笃持大能胜小，强可欺弱，专好抱着死物（树木、石头、沙袋、重物等等）角力癫狂，击碎器物示以强盛，增长蛮力平添豪威。强硬功夫争鸣展强溅起平庸咂舌鼓噪，沉落后天无能染指先天上佳。真正神功向不予死物纠缠，其内神明细潜无人知透，相敌自身"四两"钳制他人"千斤"，闪瞬陷敌于形无所依，心无所适，神无所从呆滞木然，原本实力猝然旁落瞬即坍塌，唯有拱手缴械盖没能它。真涵，先天神功化潜无形独往独来随心欲令行张，英雄所向无敌皆先天易理中纯阳凝注。

先天内真当从人体宇宙细微谈起：宇宙万物皆由有、无阴阳孕育而生，多维无形浸透三维有形无奇不有，无处不在。人体小宇宙亦同，人一切有知构建于三维有形，而对多维无形注潜一无所知。人体具构：生命主体95%多维无形，生命附属5%三维有形。人们苦苦追求力量、速度、技巧，武功停驻5%后天本我，再强异也跳不出三维后天，更不可能有超意识发挥。

太极剥离后天固有通化先天，驻足95%先天真我，心神先天虚化超意识升华，先天技击随心所欲端华无上。一切后天交手格斗，相武技击，推手较量，技巧精纯凡诸武功皆为先天末技。先天多维无形柄掌三维有形精微细末，死生搏杀变转万化易如反掌，技击披靡艺术纯粹，众广形体后天望尘莫及。

武术功夫内家、外家其根在劲，先天劲为内家，后天劲为外家。武术曾经辉煌时今无缘世界搏击高台，根在先天内功内劲丢失殆尽，仅凭外家功夫混成武常，根本无力抗衡世界搏击。当今传统武术凝注力量、速度、技巧体用大张宣扬，只知"三分功夫七分力量，没力量怎行？""不用力怎能打人？"荒谬贯以习常，心智浅薄徘徊劲力陷落平庸。无知注使内劲先天置若罔闻，提劲武功须借道、佛先天宏博推倒壁垒顽疾，改变思维敞亮传统先天给养武功一线生机。

武术向有童子功之说，人们通常把持有武功未婚者称作童子功，这种囫囵认知极为荒谬。童子确指尚未成婚，童子功既与成婚有关，却又不能简单归就，内细详实尤须辨彻分明。童子功先决条件是具备先天神功，无具先天内劲者不能当列童子功，既使后天具有真正技击之能，亦不能列入其围。细端：怀有先天超凡武功未婚者或先天神功铸就后与婚者（婚是指沾染女色），唯此铁定确凿当是童子功，二者之外盖没能属。那些丝毫先天不沾恃强后天外在之能，即使一生未染女色也毫不适配童子功称谓，加冕老处男头衔再恰当不过，不能拿童子功般作儿戏张冠李戴，更不可蔑视廉耻自恃为豪。只要是以童子之身炼就先天神功，其后行色犬马若何，丝毫不影响童子功正统堂皇。

武功能化两注：介质无形先天、有形后天；修法唯心、唯物；实本向内、向外。三维物质生活知常实有，一切思维由心向外广成科学衡量现实真假唯物大众共识。有史以来，武术一直沿袭这则通令发展，民间功夫大多固封形体实有，没有几个人能跳出这个圈子明悟神奇。道、佛历经几千年之所以成就辉煌，皆因思维唯心至上隧穿宇宙，唯心乃是宇宙赐与人类三维走入多维的通灵门户。习武众广纠缠唯物后天有形思维徘徊下乘，追求武功力量、速度、技巧聚焦明实体有背离先天。动物在捕食、打斗瞬间展示力量、速度、技巧近乎完美，人习武大都借鉴动物形体动作变化许许多多，竭尽所能非但不能与动物拉近差距，更无能实现跨越超然。人与动物相比超长潜在灵、神界面，动物灵性只局限后天形体，人灵性却脱离形体熔铸先天神性一统。

太极、道、佛先天浸透多维无形易理中然，开释先天多维心、神、气、精、灵、魂、魄七大元质定潜修明纵贯深邃。何为灵？灵为心界无形多维先天层面纯阴感应。唯心先天感应驱动周身灵通圆活自然硬而不僵神正刚柄；唯物后天心意沉落周身气淤形体僵滞邪魔贯纵。地球所载静体生命皆虚灵聚气而生，灵气充盈生物自然鲜活。灵静物体与动物有着本质的不同，灵静物体无神故静止不动，动物则是灵、神戚戚动静咸宜。大凡动物均在神功技击制辖范畴内，而植物、静物则不在神功技击掌料之中。当年，苟同浅薄质疑太极："不知亦能击人否？"杨禄禅慨然正色："太极铸拳唯有铁石人不击，凡是血肉之躯，无不可当。"其理：拳一旦贯以太极先天就为神拳，用的是神，打的是神，无神死物自然不在把玩戏耍之列，凡是神灵类属当陷击打之列。太极纳有形化无形先天育养后天，生命通灵顺畅内壮蓬勃。何为魂魄？魂魄为心界无形多维先天层面纯阴灵枢，在心神统领下护佑形肌万物行止细作规整有序。一旦心神不当位牵扯魂魄离散，立即万本失节行无序列完合。大凡降龙伏虎非神力所为，皆神机先天"四两拨千斤"，后天武功再高亦无能等话。神为人体无形先天最高，神会灵通，灵通气贯，气足精盈，先天明立后天形强体壮。龙腾有雨源于神；虎跃生风起于灵；先天势潜能化驱张。常人悟道、修佛化潜先天，甩不掉后天割不断俗尾，修道成佛纯为梦呓。太极采先天无形利后天有形，心潜灵动神化皈依，心灵神势潜能静合，心能神定动静万状莫明当发。心神合一、心性合一隶属先天，修为不到必无从谈及。心神合一道、佛之初乘；心性合一道、佛中乘；神性合一道、佛上乘本真。

　　太极心法包罗万象易理中和，各行各业太极明通必能突破俗腐化注神奇。常人不谙太极先天神旨，误把练拳轻慢、舒展、优美当作高雅；甚有把做事推诿，不着边际，心机窃巧，手段翻新诸般说成打太极，更有自恃聪明发想异端拿不着边际的舞扇，拍子粘球，技巧游戏诸般当太极炫耀。简化改弦更张伴音慢舞陶醉，既够不成拳又搭接不上武术，充其量娱乐健身而已，硬性绑架太极误作弥彰，诸端乱象滋生伪劣浮浅无知。

　　外家功夫磨合形体外在阴阳，达至上乘心形合一。心为阳，形为阴，处后天武功，虽可展示技击，但真到动手还须借助力量，速度，技巧本能，提升功夫自然离不开沙袋、木桩实物假想够敌，增强自本胆气豪壮。内家功夫修炼心明内在阴阳，达至上乘心神合一。心为阴，神为阳，先天独领纯阳心穿技击最高，动手闪瞬生死明断，惊悚胆裂魂魄消散难觅生死，后天无从理解先天内妙，这就是为什么先天神功少有人信之根本。

　　当前纯正内家先天武功消音匿迹难觅其宗，诸多武术广采外家练法专恃拳脚力量，传统囫囵后天通作自欺欺人。中华武术源远流长艰难曲折，回溯民国初年新文化运动崛起，各领域传统文化受到从未有过的强烈冲击，中医、武术首当其祸，几乎被西学浪潮连根撅起。思潮沿续发酵凡是传统无论好坏一盖遭否，开洋学掘祖坟大行其注，传统精华精粹迅疾浸没消声。洋为中用本应锦上添花，却变成精华糟粕囫囵遭踏，西方淹没东方，洋务压倒传统偏颇极端，盲目崇洋导致中华传统全面沦丧。五十年代大力推行全民健身，传统精粹改弦更张平庸简化成操，太极拳漫话韵律广布大地翩舞，抽筋剔骨武术真髓丝丝荡尽。沉寂到八十年代洞开国门融入世界百业待哺伺机骚动，一时间携剑挎刀招摇过市引发武术繁茂，传统点点精华惨遭淹没无迹无声，形体操练贯注力量加快传统武功整体向豆腐渣沉落。走出国门亮相世界方才发见中华武术已远远落伍世界搏击，武术界立有当勇跳出，用西洋击打术对豆腐渣实施手术，改造出西洋拳脚式武术散打，经过西式短期操驯，先与豆腐渣试手较量，一朝对垒轻而易举获得完胜。武学大佬根本不知武术还有先天神功，见状立马懵懂晕圈大喜过望，顿生一梦以散打振兴中华武术，遂着手向国内外输导推广。于是，这种偏倾缺失短平快武术堂而皇之亮相各式舞台，吸引一批又一批盲从后生陶醉不疲。诚然，散打采用西洋训练方式立足于打，特点简洁明快速成，极符合短期诉求小有成效。另外现行传统武术皆专注形体巧施用力，沉醉一招一式攻防你来我往，纠缠死套子固步自封，玩玩还可以，动起手来还真抵不过散打，临场派用确实逊色一筹。拳术上乘修炼先天技击基础内劲，如果只为养生或规整行为操练，只可通为术，不可言及武。再者完全立足身体劲力的后天功夫与太极先天并不沾边。令人不解的是练了一辈子竟然都不明白，还认为外力加招法就能打，一旦交起手来哪见招式招法，要么凭力胡抢，要不就等着挨打，难怪有些习练传统武术多年反而心急切切改学散打。要知道，传统武术形体之功亦非就是挨打，过去各门派武术都有绝妙，不乏风靡一时形体之功高手，而今武术境陷没落，皆因名师大家自身武功颓废不堪。虽当下散打风靡显赫，但不能因此而丢失武术先天明真，真正传统武功精粹潜隐民间并未根绝，传统文化大幅度缩水致使真功隐忍潜匿无缘凸显，神武本真后继传承举步维艰命悬一线。太极乃为中华武术技击最高精华，怎能般若儿戏等闲无类，沦落直今乃因师资、传承、教学、推手谬误循环往复，延续至今颓势沉淀仍在发酵。

拳术内劲松、散、通、空修炼须在同一框架内和合完整，不能割裂单独逐一。绝大多数把松、散、通、空完整拆分四步教授，贯注精力以松当基础，结果愈松愈散完整流失疏化势无，内无核凝陷落顽空，练成酥软豆腐不堪一击。

武功基础根在整上，人体后天有形肉本量能聚拢上、下、左、右、前、后六合乾坤力整，够做后天有形之整；人体先天无形心性势能收敛神、气、精、灵、魂、魄六合乾元势完。几乎所有人都把整理解为形体整，功夫落在手脚同起同落动作划一上，殊不知这只是初级武功必须，演示操练尚可一观，绝无可能步上技击高端。武功内劲先天无形之整根基神形和合一势，并非形体动中练就，纯为心灵感悟静透彻穿。形体动，内劲定，动定完势合一，内化态势极难规整无明师调教未经数载纯净神凝无能明就，先内劲，后神形，神形动静内潜实难一统。内劲不丢不顶，不丢先天心神和合之整，不顶后天心意和合之整，神不丢意自不顶，二者皆出于心，正即"差之毫厘，谬之千里"恃武切当明悟。许多人生成内劲却不能动，一动即散难聚难收，其因：一是只具备后天体定而不具先天神定；二是神形纠缠不清无能偏倾注沉。无论先天、后天武功其根在定：定不住动则必丢；无定随动即散，没有定做基础无从谈及武功二字。劲两分：后天外劲，先天内劲。劲凝滞心意依附形体后天纯阴之物，囫囵混成尚未触真乃武功中乘；劲独霸心神抛离形体先天纯阳当立，既济和统清净纯真神武上乘。

拳术有先天、后天之别，武功有内、外之分。各门派拳术本无分高低上下，唯有功法不同，行之高端先天唯一，心法修明：心收敛向内化注无形归返元初为先天内家功法逆修；心扩展向外熔铸形体实本为后天外家功法顺炼。武功围绕神形角逐先天、后天修为人体阴阳错落争锋，内家先天心法修炼心神注透无形质潜神性本真，民间向把这种神武视作神功；外家后天心法探求心身注潜有形质性形本意气，民间常把这种武功称为真功。境界分下、中、上乘：下乘练的是形体阴实具本，先天、后天阴阳混统；中乘修炼形体后天实有向先天虚无过渡转化，先天、后天阴阳独立两分；上乘修的形体后天实有化无为虚，先天崛立万物旁作唯我独尊，诸事万化物随心转融通道、佛宇宙同永。

武功上乘、下乘本真：上乘先天纯阳神武真功；下乘后天纯阴平常武功。后天功夫又分上、中、下三个档次，心行法令气化意合，意气形合力整，主宰于心者后天上乘武功；技法纯熟，身形顺通，形致力合，注重于形者后天中乘武艺；心身混浊，形在力本不分，体松轻盈心畅舞抒，专注健康者后天下乘武操。形本后天上乘、中乘功夫还有技击可言，下乘绝无技击丝毫留驻。武林遍布寻常皆为后天下乘，那些大师、宗师自命不凡者无一例外，中乘武功已经很难见到，上乘武功当列佼佼稀缺，先天神功已是盖没能见。

太极人体后天、先天阴阳也，体内后天纠缠未根除消净太极先天无地立根。太极人体先天无形之本有；拳术人体后天有形之本能。故，太极是太极，拳术是拳术，二者不能混为一谈，硬性贯注后天返先天太极当之无愧。史间，能拳术转化太极者尤为特殊，眼下能谓太极者极为罕见。现下学会一招半式拳脚标榜太极，动辄继承门派封就大师、宗师，先天何以筑基毫无所知，以力量、速度、技巧绣拳脚，行后天功力欲贯鳌头近乎痴人说梦。武术当色外行统领内行，半拉子武术专家学者放胆怪圈品头论足武功，围栏拳术、散打出露世界博击二三流台面徘徊，其根自本内功短缺功夫停驻形体后天质本。今倾国武术上演后天太极拳技，丢失心神先天太极沉落拳术，变武功精华为形实僵滞。太极武术技击高端纯系心神先天博弈，失离先天无搏击可言，遗失先天资本哪来非物质文化申遗胆气豪壮。

王宗岳《太极论》系为先天神功技击立论，非专为一种拳术立碑。武术千宗万法源于技击，逐成衍化后天返先天，不论哪个拳种修至先天必然筑就神功。历来先天内真鲜有人知，太极声名震响缘于杨禄禅、董海川神功展露，又加王宗岳立论宣染，但后效诸学错把内功外施本末倒置，乃至神功远没无当再显。历往各门各派均涌现过技击高手繁荣丰富武术博深，传统武术树冠庞大覆盖广蔓扎根民间沃土，技击精华根透花繁叶茂，末世发展除难就易剔除技击上佳，派生健体、养生、治病偏颇诸多，技击根基颓萎枯竭。现，太极神功淹没形俗体用多元围栏中，后天修心养性，身健强体，谋私窃利，诸行盖欲弥彰，武术满目疮痍无力先天。今，武术名家忌言回避武功，大言不惭宏论养生，把不能技击当作修养清高，假、大、空虚伪强劲，力挽颓势须重手掐断利欲熏张。殊不知，中华武术第一作用是防身自卫，由不挨打而兴盛，由武功绝伦而昌明。多年来，武术凭白抽掉传统技击专事表演，宣扬不为打人扼杀明华精粹，畜养低劣兜售豆腐渣，不辨真伪囫囵广作，陈腐淤积泛滥广溢，扳枉矫正曲折艰辛。武术社团广布漫延不把先天技击当明深厚，神功难能凸显何言中华传统武振雄兴。

"太极十年不出门"是在强调先天内真修炼之难，而非泛指广罗大众太极拳耍，更非指三天两早晨练出的瘫糟豆腐渣。太极真功必得明师悉心亲授，师徒达识共认方得一二，尽心竭力十年才可能出落第成，即便如此还是一辈子练不出来的居多，历往修出先天真功者凤毛麟角。所有拳术都由后天血肉起始修炼，待到形体合动武行规应须点化先天，行当若无明师伸手再行努力亦作枉然。太极先天心神内化会元涵盖万物万象通同运变，十年若成实乃天才。明师心明透彻淡出世事不求显赫潜遁隐没极少传人。

倘若没有杨禄禅神功尖露，武林能有几人知道河南有个陈家沟；假如无有董海川神武逐鹿，武林门派怎能平地冒出个八卦掌。是故"拳在拳外"神功善境穿透后天拳脚强健，碾碎生活柔质形常，大内先天修心置换，功行身外窥私短长，心神尽收扬长补短，渐恃丰满明心净化，后天柔体似水，先天内势如钢，用与不用处若常般，一动一默刚柔质潜束发恒远。太极法明，拳术可有可无，修于常理潜于内在，立足宇宙宏观真本发掘人体微观势能潜末，豁达修明当切当然。

武，人体有形功用无形本真。人体万物明实凝注功用硬件之阴；人体心神实有化无本真软件之阳。其实，功、真都是一种量级势能，功本能量源自后天血气之力，受形体束缚牵制，故为形运能作硬件；真本势能源于先天无形神潜，不受形体任何束约，故乃心神化势软件。倘若捆缚手脚浑身动弹不得，后天形体功能无力施展，先天真本势能却可畅然。功、真绝然相悖不可混为一谈，真本先天神功无形异常，不可加冕后天有形伦常，误把后天当先天不伦不类。武功界定哲理分明，先天软件心神真本通慧神武玄真。

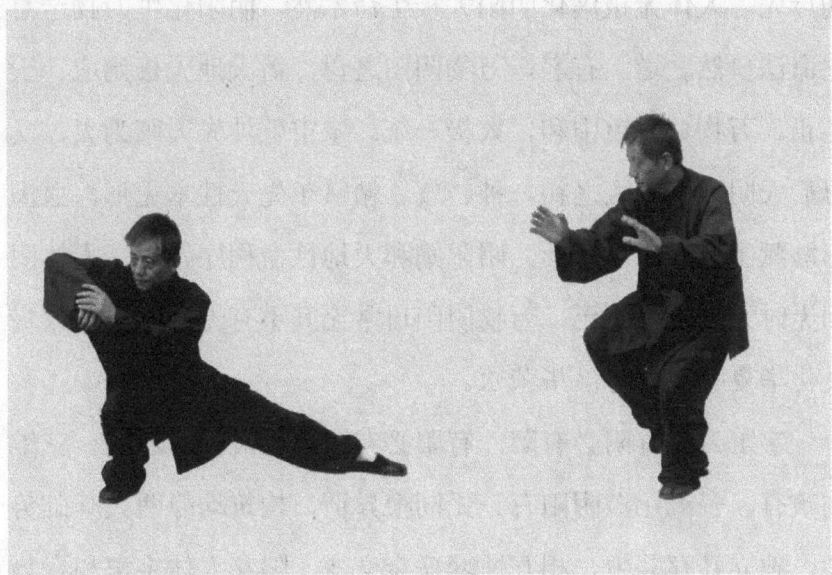

第六章 论 阴阳

阴阳宇宙生命万有元根。

宇宙万物有形、无形阴阳注潜，一切源起无极浑沌虚无元初母先。人体无极虚化阴阳太极生命本然，阴阳化生万物全息生命法自然之道。有名，万物阴阳之母，盖天地无极始成。天地正，万物育，道中和，太极一统。宇宙乾坤先天阳为大，父母后天阴为小。人之初，神、气、精赋予先天性本无形，血肉形骸赋予后天命体有形，阴阳媾和天地性命程序始元。人体阴阳无时无刻争鸣不已，万物阴阳日常无其不有无间不在，太极文化华夏文明万有昌华荣永。

宇宙万物有阴必有阳，有阳必有阴，周流化复通明。三维构筑有，多维化潜阴阳有、无同根异谓，构筑动静两大基础势能，独立互存共生，相互博弈盛衰交变，隧穿人体宇宙和合势行运化通明隽永。阴阳潜势失衡乃万物内在行常，失衡造就生命内在动势能化；阴阳平衡内定静死生新，一切生命皆由阴阳动静平衡一瞬而生，即谓"二生三"。宇宙万物生命纯阳动势能化贮养，纯阴静定平衡萌生，一动一静交感互生无休无尽，阴阳平衡打闪瞬疾互换失衡对冲涨落通成，天地自然易理中明。

人体、宇宙均由三维、多维阴阳两束构筑完整，人乃为万物生灵之首，生命潜定心神交化，心静体有万化代谢更新，神定运载万本动化鲜活，神明无形多维叱咤能化潜性。道虚无，佛圆通，修炼化有为无后天返先天，三维化入多维程序指令非宗教信仰驯化皈依，而是剪除意识思维臆想，灭杀后天实相虚妄残留。老子、佛陀参透虚无通观宇宙多维纯阳秘潜证果玄妙通化，引领世人合应宇宙本真明悟先天破化自心阴阳法修潜入多维。"阴阳者，天地之道也，万物之纲纪，变化之父母，生杀之本始，神明之府也，可不通乎！"在天为宇宙，在地为人体，天地主宰皆系无形多维。万物出于无始自有，自然衍化动静机变法生，生老病死阴阳神明府作，倘无阴阳寰宇万物无基立足。

远古人类劳作体认明辨阴阳，最初通过观察日、月、星辰昼夜交替运行变化，用黑白两色标识有、无，用绳结、点线来计数，从差异变化中寻求运变规律，远在文字形成之前，人们已经能用阴阳推演大自然运化规律。真正成就人类文明的非为通常实践出真知，恰恰相反的是先于有知而后实践验证，一切全赖于远古圣哲先天修炼大内心神感应缜密构思逻辑成型，其后伴随生活劳作观察周边一切，渐而印证人与自然通同与共长存，宇宙万物运转变化皆系阴阳有、无两大基元构筑，包罗万象融会其中势达完满。人类初始文明建立于人体奥秘，生殖攸关生死成为第一追问，具象符号先于文字应运而生，一画开天：

阳爻"—"表示男性阳物；阴爻"– –"表示女性阴物，以此对应万物化复分简，破译阴阳变易通常，远古符号文化雏形日逐渐愈丰满文字伴随而生，天地阴阳古朴哲理对立统一高度融合。河图、洛书出现印证最初阴阳标注点线变化，黑、白奇偶组合方位维列，推演大自然变化运行程序，由朔望月推演五运六气天文数理，六十甲子周期运算宇宙天文、人生节旅。繁复运算多变，进而阴阳排列组合生就八卦，阴阳三爻标识一组二进变换，推演日、月、地五星二十八宿运行规律，预测天体自然变异，阴阳理论体系逐渐规整完满，建立"天垂象，见吉凶，圣人象之"天人一统盖伦，从而构成古代天文历法相术学科。将社会活动意识思维，诸多观念详细划分，行化同类易理合并，窥察变通轨迹诸异，创建天体道本人事主辅理念系统架构，成就华夏文明天人和合基线。

太极阴阳文化凝注血脉深入骨髓，贯透万物万事彻实，一处一阴阳，处处皆阴阳，生活通常繁多巨细洒脱自然不胜枚举。显赫当然莫过餐筷，两根筷子一般无二结伴成双，太极和合阴阳分箸，下箸静止不动为阴，上箸舞弄拨动为阳，阴阳动静衔物分张，一动一静交递互转，功用及心巧施灵便。瓶中取物；夹缝穿行；沸汤拣食；火中取栗诸般能化轻盈尽巧，阴阳五行掌指通化运变，心神染指翻转自如。阴阳法贯：阴本手握三分之一术用；阳本势开三分之二法施。术用、法施得当，潜行运载兼佳。筷子挥洒，五行运化，阴阳五行精纯易化，此乃古人阴阳智慧明达完美尽巧。

　　围棋上古游戏精华，天圆极化棋子浓缩小巧阴阳致局，大地方成棋盘控制延展格局势张，虚无纵贯无常，法化易理中通。棋盘十九条黑线垂直上下纵横天地相交，为何十九线？十数来自河图，地三维后天计数偶数端双，九数来自洛书，天多维虚无先天定数奇数端末，十九乃为天地阴阳和合术数。黑线相交乃地行之路，太极之阴意喻宇宙三维之有；方格空白喻潜天宇空间，太极之阳意喻宇宙多维之无；黑线交会嵌有九个黑点星罗分布，代表华夏九州关隘要塞；天元居中，统领天下通明治柄；阴阳对垒太极动静博弈极化，黑白抢地夺势行棋推演宇宙虚实有、无失衡程序，此消彼长循环转换变化无穷。宇宙恒常动态不平衡，瞬即平衡静止无定，故坐定帷幄双方只有胜负无存和局，棋局势张腾动恒常。人先天修行势同棋局，天元修筑化行之心，格方化作宇宙有、无易变割制无垠。棋子棋盘势成天地圆方，投子行棋中定行化无疆无域，中心一点拓展生死搏杀，此长彼消虚无势能失衡极化，势无大小转化求变，妙手对恃牵动一点而波及全局。黑色点线（有形思维）生化三维阴阳万千，皆在白色方格（无形易变）多维运筹掌控之中。人本思维程序三维固有难胜计算机集成程序，而计算机集成程序又难胜过人体泥丸多维神潜玄机。阴阳格局虚无转化内定，数字程序演化定宰无穷无尽，凸显古圣先贤太极聪慧高明尚远。

中华远古文明质潜浸透语言文字，汉语词组、成语、文辞修法，阴阳元素贯注结构明真。随意摘选略见一斑："宇宙""有无""真气""智慧""精神""思想""文化""天地""载体""日常生活""相分相合""司空见惯""恬淡虚无"等等诸类字多义索不胜枚举，两字搭配一般多为阴阳组合。列举"恬淡虚无"释分："恬淡"者"恬"内心名状乃阳，"淡"外在实感乃阴；又"恬淡"心有为实乃阴，"虚无"神无虚化乃阳。盖所一切语言思维文词认知皆从阴阳伊始渐至节律规范终落章成，史来文献词语阴阳平仄跌宕起伏错落有致朗朗上口文辞运化精彩纷呈，纵贯华夏文山辞海经典名著高山仰止博大精深。

宇宙阴阳基础素元：三维有形，多维无形，二元相拥合抱永作，阴中阳，阳中阴，势能交合遍布宇宙运化充斥。人体生命太极构筑，先天前索，后天具实能为动静、虚实法自阴阳。人本先天来自宇宙信息基因贮存于心，人本后天源自父母遗传转世基因贮存于体，两基因混元凝合为一开启生命行旅，个体生命融凝胎内先天主养后天育成，其状如太极图太阳少阴。出母体断脐带后天接替先天主令当养，先天谢幕潜藏隐匿，其状如太极图少阳太阴。不管是母胎先天还是剪脐带落后天，人体皆为血肉囵囵阴阳混成之实体，很难发现修炼混元能量虚体。

生命受胎瞬即至终咽气命竭，形作后天太极完整之图。母胎十月主体先天乃为太极图纯阳半边为天；出生百年主体后天乃为太极图纯阴半边为地。母胎中先天十月等同出生后天百年，悬差即显"天居一日，地载十年"。纯阳势能昂奋极为强盛，短暂十月形质由一点基元至达完美，阴拢聚阳合抱体命和合完整，由小至大渐强百年而竭，阴阳极化鼓荡变通。

阴阳互为独立，互为其根，互生相克，互动永恒，阴阳动势内化平衡须臾生新，万物铁定天然。宇宙、人体通同自然，先天、后天阴阳独立，先天源自宇宙音、光、气全息讯号激活精、卵媾和阴实转化神、气、精纯阳神性无形，潜势能化构建生命机能健全完善。后天源自父母生命基因遗传开启纯阴心性程序，有形后天万有萌发蠕动构筑生命基础形在和合旺盛。纯阳先天、纯阴后天独立互存各成体系，阴阳恪尽职守互不侵扰，阳动为万生母源；阴静为生命根基。无阴就无阳，无阳必无阴，阴阳互依互动独存共舞，动静博弈强弱失衡变异无常，玄幻动转虚化无穷。宇宙、人体阴阳相克动态衔恒，阴阳恒动中节闪瞬平衡，每一亮闪万物生命家族平添一个初新。阴阳人体万物生发本始独鸣合奏完美。

人体纯阳先天无形、纯阴后天有形生命维系，互根互生戚戚与共，时本常识知其一不知其二，典型例子莫过中西医之争，历经百多年未能夺定。中医始于上古阴阳之术，调用先天感应后天，知无形察有形逆潜行张，人为术数改善切实法效祛病。流经史河颠簸渐成一套完整先天感应文明系统，修炼先天通透无形医术近达完善，先天程度决定行医施准，传继超乎常理难之亦难，文字高端记载又被玄虚乌化，陷落历史底谷窘迫历久难收。传统中医采用阴阳五行理论辨证施治，单靠后天学识无能通透施疗神效，要借先天修炼感召无形化潜诠释有形机理，抓住阴阳瞬息机变对症法施，语言文字无能透达内穿精准，全靠先天修为明达医术高染。中医医术揢准高明不能脚踏前辈成果直接，而必须要从源头起步，由感知先天修炼伊始。自古医道、武事先天和合一统，医术通透先天上工治未病乃为神医；武功浸透太极先天是为神武。市井俗武、庸医持柄有形沉落后天广布通常，医家下工治已病平庸行做；武者下乘功沦武技行操。人体生命强健气血旺盛周流通畅，血因气走，气因血行，阴阳和合拥融为一。中医针灸通透法施，针刺气络行经要穴激活无形气机，打通血流滞塞拥堵有形症结，躯体形肌阴阳互感，疏通气血，交通内外，清净腠理，行表治本复旺强盛。现行针灸均步趋经络辨穴主施，绝难见子午流注寻经走势感通先天明达疗施，差异：一个医术专注后天形体阴阳本在行施；另则感应先天化潜形体子午流注端化细末行施。再说药物治疗，中医药剂君、臣、佐、使配伍挖掘药性质潜；西医科学提取药物质本切细施用。如果中西药性药理用法合璧兼施，利用西医科学手段提炼药物精华制成汤、粉状药物基元，按药性、药理分门别类条理明注，依据中医君、臣、佐、使机理配成汤、丸、散、膏、丹辨症施治，形成一套科学完整药物体系。中医先天虚无辨症落实到西医后天施治术疗重锤响效，必然提升人类医疗文明进程。但应强调中西药物机理存有根本不同之处：西医只关注药物化学分子细致程化；中医细化每味药产地生态环境地理位置时化自然诸多具本，采天地交够时机，药材整体部位分解应合天地人自化疗效反应据实逐一，诸多内本相当复杂融注其间发掘无尽，乃至无能透达陷落玄学而遭遗弃。

当今中西医治疗体系阴阳两悖，中医旨在先天神、气、精无形辨症施治，擅专调理阴阳正本清源；西医注重后天形体明实确切施治，擅长抓住形体病灶开刀切骨剔除。西医有形物理化学难透中医无形内化自然疗施，中西文化各异阴阳分束殊途同归，和合互补行当共济，不应阴阳残缺单腿纷争，医学提升重在人体自然科学纵深完善，中西文明和合一统医学站领前瞻。

人体阴阳质潜：无形神、气、精、灵、魂、魄够做虚无纯阳多维六合乾元；有形肉体形骸物本够做实有纯阴三维六合乾坤。人体阴阳够做生命通同宇宙完合一统，本我三维形体六合乾坤纯阴系统，五脏、六腑、气络、血脉、筋骨、皮肉腠理、四肢百骸体有化注，看得见摸得着，后天心意感受明觉；真我多维心神六合乾元纯阳系统，神、气、精、灵、魂、魄心性本注，看不见摸不着，先天感应透彻明微。人常本我后天顿刻无离真我先天监察呵护，后天明空无知先天着落，何使后天明空转化先天修行势能？道、佛劝诫凡俗恒持信守心定，转换虚实无中生有锁定极化，知行曲折历久弥坚，恃恒定守通达彼岸先天。体认虚实本真面镜而立，镜外明实体有就为本我，镜里透映虚影就为真我。细心悟化：实有身体五味杂陈样样俱全，虚无幻影无关痛痒无所释然五蕴皆空。太极虚实修炼要把身体面面切实剥离弃净，全然转换镜中幻影虚空，举之以假换得修炼明切之真，心神自然虚化指令划一，纵贯遣使干干净净无丝毫血肉尘染，哪怕丝毫感觉瞬即划破先天势能顿失完整。大都修炼者只知后天无识先天，框定形体辨识阴阳虚实，上为阳，下为阴；背为阳，腹为阴；左为阳，右为阴诸如此类锁固阴实纷扰，全不顾忌人体有形、无形完整背离先天无缘太极上乘法修。虚实转换阴阳相济基础，虚是真我虚无，实是本我实有，驻守人体一端无能贯通盖领。镜里镜外虚实相悖，感受镜外实有本我极易平常，体验镜中虚无真我难之亦难。如何捕捉？全凭心灵感应无中生有证化。何能证生？守恒定静凝聚生极，极内明化潜隐注有，当用意识锁住毫厘乌有，心灵隐隐感应切生时隐时现，若即若离真我隐显。镜中形虚化影本无势能，心神感应阴阳转换虚实两分和合相济，真我势能行当完满明实。

拳术功夫载体习练不离阴阳，实中有虚，虚中有实。体能功夫技巧、力量、速度够做以成，三维当有数据可察可测；虚无功夫无形无象无任何明实可察，虚无凝化五蕴皆空多维毫无相应数据可窥。先天、后天势能悬殊天地权衡，后天潜能延展形实自然；先天神势骤然心明能化。一旦先天、后天交手对话，先天铸就英雄所向无敌，后天绝无丝毫还手之能。太极神功先天纯阳脱胎换骨之变，仅凭臆想无能拓生达现，后天习武形体血肉丝毫划破先天痕著，时间越长烙印越深。步先天剔除形体后天，形体功夫上身容易再想丢掉极其难，疾首化疗难彻清净。形体尤如顽石横断先天之路，不彻底清掉辛辛苦苦练就的形体功夫，休想心净归宗先天元初。先天神功一步一个台阶，只有修心内合逐阶而上，没谁能一步实现跨越。武术修炼阴阳之术，拳术皆由身体后天习练，剔除后天筋骨皮肉腠理血气方刚，拔先天心神魂魄，心性转化神性本旨明当。天下习武庞众广罗没几人能把后天辛苦清荡明净，形体功夫越强越难丢尽，后天强势反视先天虚妄，即便有求真之心多无力叩启道、佛心灵宇宙宏博。

太极，太者，宇宙洪荒无垠虚空，后天形体躯壳三维有形物质万有。极者，宇宙洪荒无垠核凝，先天心神基元多维无形信息极化。无极虚空大内一点为太，太者极也，极者太也，太极道一也。阴阳，有形血肉之躯后天纯阴，无形神、气、精、灵、魂、魄纯阳先天，浑圆一统完整。太极图悬壶开释天地神行之道，万物生杀本始，法阴阳，和术数，神明玄机妙化，通透先天法修唯一。

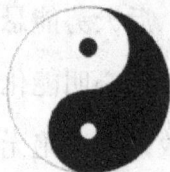

　　太极图始于远古沿流久远，早在 3000 多年前便出现在夏商或更早的陶器上，雏形图绘圆圈内已见 S 型曲线，黑白阴阳点睛尚未形成。考古发现人类文明太极绘纹异化遍布世界各地，甚至更早追溯到史前，致使太极文化始源扑朔迷离。华夏"太极"二字最早出现在我国春秋战国时期的《墨子·非攻下》《庄子·大宗师》《周易·系辞》等古籍中，在相当长一段历史时期内，研究太极众广诸多，却无太极图出现。直到南宋张行成在《翼玄》一书中把阴阳鱼图形称为"易先天图"，才成为古籍记载最早的太极图。明代初期《六书本义》中载有"阴阳鱼"图，当时称之为"天地自然河图"而不称太极图，图形比南宋张行成"阴阳鱼"图的"鱼眼"更为圆润，曲线线条更为柔和。到了明代末期，赵仲全在《道学正宗》刊载的"阴阳鱼"图自称为《古太极图》。历届研究说法不一，名同而图异，名异而图似，各行其注。最符合"易有太极"原理的太极图又称《易图》，渐成太极化生八卦《易》学理论研究的重要标识图示。此图进一步将卦爻位数与"阴阳鱼图"黑白变化度数相应，严格意义上把卦爻阴阳变化与太极阴阳变化相统一，与"易有太极，是生两仪"相一致。从此"太极图"形定名成，一直沿用至今。

太极图用太阳行年投影长短变化曲线端点连接，以冬至日影长为半径，圆周分 360 等分，每日转动一格，记下影长，连线够做阴阳两分，外圆归至和合完美，又称先天图，亦称天地自然图。太极图将宇宙、人体简化浓缩重合完整，涵盖阴阳、虚实两面实质本真，既抓住宇宙宏观自然运转变化主旋，又揭示人体内在修炼转化核潜，高深哲理智颖超凡，简明隐潜蕴含诸多。图由外圆，黑白阴阳疆域，反 S 束界，阴阳极点四部分构成，下面着眼细微拓展宏观深邃。

外圆

圆是人类对宇宙宏观虚无自然完美认知，疆域大可无限，小可无尽。圆揭示宇宙无垠完满无懈可击；地球、人体"天人合一"完满，人之先天源自宇宙，存有千丝万缕戚戚自然牵勾诸多，虚无宏博哲思质朴相交互动完满。

圆，又喻意宇宙万物内旋恒动。天体所有星云、星系、星体，太阳系动态消亡势张衍化无断，循环往复推动宇宙够做圆满。一切洪荒内在维状旋转，运动轨迹外势圆张。圆为人体有形完美佳够，也为内潜势本无形完满通成。

圆突显人体万有潜势自然能动，生、老、病、死图谱勾勒生命圆缺，天地造化生生不已周流圆复，天道纯然质朴圆满无缺。

黑白阴阳疆域

太极图主体黑白鱼，表示宇宙有、无两大元极基态。黑色主体象征阴实，为静态，代表阴性有形万物；白色主体象征阳虚，为动态，代表阳性无形势能。阴阳半壁江山势作均衡，阴阳头尾衔接合抱妙趣旋动，人体宇宙阴阳契合完整，阴不离阳，阳不离阴；无生化有，有转化无。阴阳有形、无形叠加交替，你中有我，我中有你。有、无构筑两种动态势能，阴阳运化转变互为其根，互为依存，互为对立，互为一统，催动"万物负阴而抱阳"势能内蕴螺旋盘升，彼此制约，同化促进，和谐一统，自然永恒。

反 S 束界

太极图反 S 束界线乃左旋万字符"卍"；右旋万字符"卐"拆分开的一半，形化态势：左旋标明顺旋恒动，右旋标明反旋逆修。

动态宇宙永恒，万物均围绕一个核定中心做圆周旋转，轨迹勾画出一个完美动态之圆，此圆即为宇宙万物生生不已周而复始恒常。

地球自转左旋，喻示地球所载万物生、老、病、死顺应天理生命自然。人体完整有机脏腑、气血、肌肉、骨骼、经络等系统协同一体相互勾连，体内体外，人体自然相互映衬，作用互补和谐一统，构筑人体偕同自然康寿绵长。《素问》："上古之人，其知道者，法于阴阳，和于术数，食饮有节，起居有常，不妄作劳，故能形与神俱，而尽终其天年，度百岁乃去。""苍天之气，清净则志意治，顺之则阳气固，虽有贼邪，弗能害也，此因时之序。"人顺应天时节令通合自然，阴阳内在互感互交和合通致，阳气充盈抵御外邪不能侵袭肌体时序康健。其要，左旋是由内向外疏导，先天隐没后天主事，"顺"乃脉脉养生本然。

　　地球公转右旋，喻示人体逆返修行通达宇宙同辉。《素问》："真人者，提挈天地，把握阴阳，呼吸精气，独立守神，肌肉若一，故能寿敝天地，无有终时。至人者，淳德全道，和于阴阳，调于四时，去世离俗，积精全神，遊行天地之间，视听八达之外，此盖益其寿命而强者也，亦归于真人。""自古通天者，生之本，本于阴阳。"人生之本，有形之阴来自父母，无形之阳源于宇宙。从阴体血肉之躯修炼伊始，积精全神凝聚纯阳静持定守化极，由静定无中生有愈发真动，内在真动呼应宇宙自然偕同共振，血肉之躯化实为虚，神灵游行三维天地之间，心潜聆听多维八达之外，舍其形而固其本，天地通达乾坤久长。其要，右旋是由外向内修，心智静定开悟合自然返先天，"逆"乃归返先天无尽。

　　反 S 界分阴阳交戏"二生三"万物自然携牟，生命万有使然。界标"卐"水平与垂直叠加构筑二维图，展示永恒动态宇宙。道、佛、基督都把它当作标志性符号，其深邃涵义在于：十字立着所指为上、下、左、右，标识宇宙空间；十字放平所指为东、南、西、北，标识大地平面。十字交点即是宇宙中心，也为大地中心，这个中心在哪儿？大地乃宇宙一粟，人宇宙浓缩大地所生，心熔铸天地思维意识吞没洪荒浓缩，自然而然成为宇宙、大地、人体核心本中，而道、佛、基督为天神使者透解宇宙浓缩开启神通明慧神行化有。基督十字一长一短标识人神共伦："一"代表修行人伦；"｜"代表刚正神伦。一竖表示顶天立地万物神明恒永，彰显天地当立长久；一横以示凡世人伦修心生命过往，力透人生横在短暂。行医救死扶伤"｜"乃悬壶，"一"为济世，医道行德十字悬壶济世。天本神明，其永恒、无限、全知、全能、全善创造万有世界，承载凡俗心神注潜够做神本凡心十字一体完整，赏善罚恶监察社会人伦基督本义。道、佛十字表示人体宇宙，"一"表示体阴后天；"｜"表示心阳先天，十字交点为体阴后天与心阳先天中枢神形凝聚之核。立本先天乃活，横在后天乃死，先天、后天死活交融合注于心，主宰生死轮回永驻。万国异域人种不同民族各异信仰不一，人体宇宙融通物化统同自本为"大"。这个"大"，就是囊括道虚无，佛明空，基督神明宇宙，此为宇宙阴阳动静极化纯阳先天之核，也为宇宙所有势能动量总和之根，同时也是宇宙一切终结归宿。基督救助世人脱离苦难心归天堂，道、佛开释俗心通化心法融通宇宙化作永恒。十字是人类对天地本性自然古老认知，佛陀胸"卐"喻意人心均为一尊修逆之佛，无时不刻动转交汇宇宙神行互通，修行唯一感应先天觅寻十字交点深莫。太极"乱环诀"描述细末："双环一套十字生，十字四端皆弧形"，立圆、平圆交汇人体，搭成双环十字，十字四端接在球体弧形表面，构成恰似"卐"完美形态，"唯有当中是实点，还要围绕环边行"，当中一点乃为太极先天劲源，环行外沿即为太极神行端末。劲源、劲端，十字交旋动势跃然无形势能完整，无形交点一切无形恒动之源太极势能潜化之极，失去这个定恒便不会有神灵交汇阴阳既济合一。万字符本为阴阳合一混沌初开，本势浑然无对立，无分别，无纷争。"卍"和"卐"不单旋动势能相悖，更为确要先天、后天截然不同。"卍"一展天佑自然顺理后天养生绵绵；"卐"一开天佑宇宙逆运返先天悟道恒永。正、反两个万字均在提示修心之法，心法修为决定登临先天，还是沉落后天。万字符与太极图反S束分合筑为一，乃养生、修道分领标向灯。

阴阳极点

太极图主体界定宇宙阴阳人体先天、后天，鱼眼乃阴阳势能极化精华凝聚核心，太极一切内蕴皆此衍化生变。宇宙阴阳内在势能均凝注其小无内，阴阳二目即是宇宙万物动静生变之枢机，又是窥测宇宙万物内在变化衍生之法眼。宇宙、人体同一太极运变均为有、无两大元素构系，阳本虚无聚敛凝合成有注为阴极；阴本实有贮藏蓄积化无注为阳极。阳注化生阴极，阴注化生阳极，阴阳极化恒定凸显事物绝对必然；阴中阳，阳中阴，叠加重合极化完整合一，阴阳动静互变呈现事物相对两重。阴阳极化势能明暗闪烁交替演化无尽无休，万物一明一暗协调稳定与不稳定动态平衡一统，宇宙一切动态势能皆有赖阴阳极化和合促发潜化唯一。阴阳极化揭示人体小宇宙开放系统，人体生命融会大自然相对与绝对，曲线平衡与不平衡激荡波动，催化健康寿命指标衍化，一切主柄操控均出自太极极化之心，《素问》："心者，君主之官也，神明出焉。"显然阴阳极化之心非生理体化，皆归思维意识无形统盖。心境有三：直感形象思维；抽象逻辑思维；灵感顿悟思维。太极阴阳极化是直感、逻辑、顿悟先天诱发枢机，极化洞察潜能确认先天详近，先天空净纯然透悟宇宙和谐通索，祛病强身促使血肉之躯根性化变，梦寐道、佛通化凡俗心法超凡入圣。

太极图先天修为细末：◯ 圆圈显示人体宇宙无始无终周而复始鸿蒙圆满，即太极混沌之初，寓意修为无极母先。太极功态步入无极混沌渐至阴阳布散两分，展示：☯（无眼之阴阳图）。此时处于人体阴阳两分之际，神气与形体混同先天、后天未分。修炼沉主无极守定一方，纳无为有归心，感应神、气、精无形，凝合极化归心，极性先天心神完合阳鱼生目 ☯，实质呈相 ⊙ 图。太极阴阳转化在极点内核完成，心之感应无形凝聚阴极，心质变换根蒂转化，阴极转换阳极，无形主宰有形，无极瞬间筑成先天阳极，呈现有形之鱼 🌙，天人一统先天内真灵本 ●。纯阳先天主宰形体阴实刚劲完满，道、佛修行掌柄后天通敞，极化先天神明修法唯一。达此完人体太极图修炼，有形化无形，三维入多维，万物凝定先天化潜，回归生命本始元初通同完满。

　　太极图宇宙阴阳天定法成，阴阳博弈失衡强弱侵吞衍化，铁定强者雄霸弱者依服，动态衍变瞬间平衡静定显现顺然即消，意谓动态宇宙阴阳平衡介乎于零，倘若钳制均衡动态失衡静死，势能枯竭生命绝地消失。阴阳失衡转换一瞬平衡够做万物生死毫厘，万物代转更新皆阴阳平衡所系。平衡只能停驻思维臆想中，倘若永驻势必万物生灵枯竭万劫不复。阴阳不平衡定持宇宙动态永恒，人体势能动态不平衡无尽，阴阳极化动转须臾内核迅疾骤变能化万物势能枢机。太极图阴阳鱼点睛前乃为无极，无极无形无相态境平衡，其内无介质无生命置若静死。静中生动凝结聚合阴阳渐分，无中生有凝化成极，阴中化生阳极，阳中运生阴极，阴化阳，阳育阴，收敛极化聚合明通。鱼生极目，太极始成，阴阳极化产生动态失衡，阴主阳，阳主阴，动态恒定，阴阳任何一方形成极定，另则极化即刻做出相反呼应，与此同时阴阳极化相互作用。先变一端为主宰，随其一方和谐生变，极化两点相互作用，超越时空协同一致。这一阴阳极化现象，被当下科学论作量子纠缠"心电感应"，解释为两个相互关联的纠缠态粒子，当一个发生变化瞬间，另一个也会随之变化，而且不受距离遥远影响，不受物体障碍阻隔，不受其间任何物质干扰，原有作用既不失离又无滞后完毫无损。内质明潜乃为三维、多维转换，玄妙产生皆在有、无转化须臾，虽未解开其内微妙，但完全可以操控利用。太极神明机变根潜后天载入无极无知无欲心若死间，感应先天神、气、精无中生有凝聚极化，心定神聚极化势能即量子，阴阳互做先主后辅。人体阴阳先天、后天，形体后天主导强盛，无形神、气、精先天隐匿，此为阴鱼大于阳鱼常人常态太极图；无形先天神、气、精主宰强盛，形体后天屈从完服，此境阳鱼大于阴鱼贤达功用太极图。太极哲理荡涤拳术体用高端太极图阴阳合抱，技击对垒不在形为体能巧施之力，全在神明勾射魂魄心定纵使，纯阳先天凭心所欲牵动神魂"四两"搏杀他人"千斤"，行摧枯拉朽之妙。太极先天神功一旦成立他人后天形体任何均被我先天隧穿，任其身形力大固本顽强瞬即崩塌。

太极图诠释先天修炼阴阳转化，阴鱼标识人体后天三维万物实有，阳鱼标识多维无形虚空圆通，其间万物统合聚敛纳转，皆由鱼目辖柄制控。凡俗体实壮硕骨子里虚空维索，纯阳势能攀附形体浸透髓盈，普众广罗奋进终生无几后天转先天，虚无本始后天实有心转成先天虚无心，五行之阴转化神性之阳，鱼目极化由阴转阳。质驱虚无生有，阳鱼翻身反转化阴，人体阴鱼圆通宇宙阳鱼明清通同一统。太极先天"懂劲"明达，神机内潜阴阳转换即随，骨子里虚无充盈神势刚硬，太极图以阴鱼标示。太极神功修炼人体对机宇宙，三维体能有限转换多维势能无限，阴阳根基转化奠定太极神功潜纵。核心程序实有心转化虚无心够做完整，神虚空与体实态黑白明注，俗常形体功实乃为神功空无虚妄，俗常认为无能空没可能恰是神功明实切有，后天三维理贯通常置陷先天多维神明隧穿。

太极图富有多层含意：白色纯阳宇宙洪荒无极空静漠然"道生一"；聚合生有清浊两分，清者凝化纯阳之核，浊者凝化纯阴之核，阴阳两注"一生二"；阴阳倾斜博弈瞬即平衡生新阴实"二生三"；阴实新筑万物纷呈"三生万物"，自然源流序化够做天成理"顺"通长。反之，万物一具阴阳自本修化，有形化无形，纯阴转换纯阳，再而阳核转成阴核，次由纯阴之核通达宇宙纯阳无极，完整程序"万物凝三，三返二，二返一，一归道"，此"逆"自然先天修明序化。三维空间万物乃由多维无形先天孕育后天转化而生，顺自然苟延生命"顺"理通成。太极、道、佛先天修明逆水推舟心"逆"行攀登无上。

太极图黑白阴阳非凝固永驻，先天、后天变换流转互通交替。三维阴阳：先天为白；后天为黑。多维反之：先天为黑；后天为白。有形、无形质悖，后天有形居黑则黑，居白则白，无能变换；先天无形无存黑白，要白白来，要黑黑出，自然变换通幽。太极图虽锁定后天有形僵固，但运化先天无形势能恒动无常，图形静定态和完美，修行心中动态旋转势能转化神机玄通。

☯太极图核心喻潜阴阳转换先天修明指令序化。正统黑白太极图明析宇宙万物有、无基元内在运化程序完整自然。蓝红太极图变生它异，蓝为水，生命之阴，地球生命有形之源；红为火，生命之阳，地表万物无形之放。蓝红立足人体有形后天生存之本，亦为道教铅汞熔炼丹元。显然，蓝红后天太极图与黑白先天太极图悬差变异无驻同辉。再丢掉极核鱼目成作无极图，凡此远非太极图。若把无极等同太极，徘徊初始无行先天程序化生玄变。现今，粗陋肤浅曲解太极，肆意改变图标不着边际，背离神明扼杀太极传统纵深。

太极图沿袭古圣先贤万千法门慧通为一，开释性命先天神性术数法通，阴阳哲理古朴简明包罗万象，开万世神明慧潜隧穿道、佛本真。

梦，人皆共有，何源而来少人关切。究何为梦？人生命化潜阴阳虚实交织更替，有形肉体心肺脉动呼吸生理机能行在；

无形多维泥丸脉冲呼吸念动势复行化。肉体纯阴注潜无人不知；
虚空纯阳潜匿无人透晓。人体太极，三维后天五脏运化五行勾
连泥丸维化生念，牵动眼、耳、鼻、舌、身、意，阴阳混浊行
作本常。阴阳主使：白昼先天纯阳主柄后天心脑思维行常，心
神交混；黑夜后天纯阴主柄先天心静神舒感应纷呈，心神两分。
阴阳本注：白昼心意驱张心身贯纵，形体劳作繁杂不静，心动
神疲，心无所察；黑夜神灵激发泥丸脉频，形体沉眠心念平静，
心灵神映，感应注察。人体白昼行为举动心感通汇自然，心神
通细了明；人体黑夜沉静心空寂寥泥丸谐调自然，心神空没无
迹无端。

　　人体静卧沉眠入酣，躯体静态如死，心空静默无识，心身
态势分张，心神分属两厢，阴阳各注其行。潜藏泥丸大内纯阳
神灵挣脱心意锁缚，多维讯号舒张昂奋碰撞，梦幻连篇畅行无
阻播映。梦是人体阴阳心神交感互生内在本然，睡觉心死神活
注定梦生，梦境伴随人生无止无休无人能不。梦为体静神灵多
维信息无序释放，境驻略有不同：梦后累感倍加，睡乡心身态
势分离不干净所致；梦后愉悦轻松，睡乡心身态势分离净纯所
系。醒后梦境详情脉脉更迭具细铭心，梦乡体静心动应合神灵
节拍印记明化信息贮存泥丸乃至；醒后心绪浑然空荡不知有梦，
睡间体沉静心死神活灵动无应，泥丸开释空明净然抹掉信息留
驻所然。民常说，心有所想梦有所现，有嫌过偏绝非尽然，未

见未知皆可梦中窜亮，世间许多离奇流传大多源于追梦忆境，黑夜睡梦神灵遣使度化本真，不知究竟贯以迷信天赐神明指令遭禁，三维通常认知无法根释本缘，白日梦实乃贪心欲望所注故为虚妄。历史沧桑维化，宁可信其有，不可信其无，探究远古人神梦境遗存隧穿多维质本超然，道真、佛圣、主基督皆多维纯阳先天真切，驻潜万众心神恍如梦境，诸仙神圣视世俗凡尘为苦海，劝诚广罗众盲修行先天洗清罪孽化潜多维入班仙乡。

　　梦要是不影响睡眠质量即无大碍，如果多梦累心健康欠佳，就须用药改善心阴虚盛搅扰。梦对修炼先天者异或不同，本真筑基多在心死神活静定注潜，故有梦境仙授奇异记述。平时站桩、打坐修炼静功，很难致心静达沉眠若死，夜时沉眠深睡坠入梦乡相对平常，沉眠死静无欲无知神明畅行通疏，神行远没伸手加持神授，醒后清晰记多记少或记忆消无盖皆神缘天质锁定。如果能在站桩、打坐时如坠梦乡又得神助注定不乱无被惊扰，盖为定力超凡功夫必亦匪夷。多维无形贯通昼夜恒永，白昼心随后天令行劳作，黑夜心神分离两张，心死神活阴阳合济，先天指令天马行空梦幻神行寰宇畅游，一切三维未解投映多维梦境皆可破化端倪。三维投影多维赤裸完暴毫无隐私可言，梦境神明细索开释凡俗良知化愚，梦绝非简单一般，先天多维、后天三维阴阳通幽神灵秘索。睡必有梦乃常，揭示先天演化后天，神明柄正、鬼魅灵邪均通索畅行欲现弥彰，梦幻颠翻熟悉更常远非日有所思必有所梦三维错解囹圄。

人体三维、多维阴阳两束，日轮流转阴阳交更昼夜令行，心神互补互通相济驻衡。白昼人本行做形体后天，阴阳囹圄心神混同，先天神、气、精、灵、魂、魄隐匿，后天心、肝、脾、肺、肾贯力，心神精华耗损体阴通盛劳施，阴盛而阳弱。黑夜人本酣睡沉眠，先天神、气、精、灵、魂、魄独立恪守贯行，后天心、肝、脾、肺、肾潜隐，心神通畅兴张体阴平和松静，先天弥合后天修复康健，阳盛而阴弱。人体通过昼夜交替阴阳转换，阴旺盛阳消损，阳壮盛阴复济，维持生命后天体壮神完。人体透过睡眠获益幡然，太极打坐、站桩循理贯通明达先天。

人体阴阳先天、后天，先天乃由阳中之阳神、气、精华盖，阳中之阴灵、魂、魄灵枢够细；后天系由阴中之阳心意欲念，阴中之阴肉本形窟构建。故，太极先天纯阳神驻；拳术后天纯阴体用。

人体神、气、精融合凝聚无形纯阳中核一点儿"四两"，气顺周通完势和整，"千斤"形窟万物阴浊负载合抱纯阳内固，中气势潜催发形体万华生化阴阳和合，太极、道、佛先天修明"万物负阴而抱阳，中气以为和"。先天神、气、精游离形体后天骨骼内外，神遍布形体周流微末督令；气溶融血液周流复始涌动；精充灌五脏化生津、精潜注，主掌生命繁衍化使生杀之能，效用后天生理机能和合通贯，纯阳元真减损弱化直至无再。习武之人奉神、气、精为宝，消费后天形强体壮远非行旨，先天修炼修补元真内壮旺盛。别鉴：神、气、精困居形体囹圄后天，一旦流失体外即刻消散亡尽，根生溃乏无源荣养体命。神、气、精潜匿大内，深居无形游离内外，闲庭信步心统归宗神凝体固。神、气、精元真势能生发体用，聚敛内定化潜先天心力，先天核定愈小愈坚实，质地愈坚实势能愈强大，神功凝合多维匪夷有如黑洞莫测玄真。

《道德经》思维高远开释人体先天修明注化，玄透深明通贯古今唯一。"道""德"上下两部经文：道，阐述心主神、气、精修筑神性先天；德，阐述心主灵、魂、魄修筑心性后天。《道德经》透过人伦理贯通然论述人性后天、先天，纳万物自然折射人本心性、神性，透潜性命融通宇宙完就永华，一部先天修炼《神心经》成就神性先天、心性后天共济人性筑统。开篇首明"道可道也，非恒道也。名可名也，非恒名也。无名，万物之始也；有名，万物之母也。故恒无欲也，以观其眇；恒有欲也，以观其所徼。两者同出，异名同谓，玄之又玄，众眇之门。"通释：道乃是人体先天无形神性隽永，非是宇宙后天有形万物恒常。名乃是人体有形万物明实，非是宇宙物本名盖恒常。无心，体有万物无形先天神明始作元初；有心，体有万物有形后天心华阴阳母先。故心恒持先天无欲后天，可以窥察体魄形窟三维通化妙有；心恒定先天欲凝神驻，可以感应神明性潜多维端秘宗倪。人体神潜先天无形，心存后天有形阴阳两束同驻而出，心神阴阳异名同谓为一，先天玄秘阴阳变化玄生无尽，神通众妙广罗归宗心神化旨。

《道德经》贯通阴阳开释心神先天修炼纲纪。人体先天神性多维语言文字难触及深，老子借后天社会俗理通常喻潜先天迹隐，开解后天困钝愚顽化入先天神慧。万化事物俗常：以国喻人体完整；以万物喻体有物质阴实；用帝王、君主喻统柄之心；用百姓、民众喻体有万本元基；以天地喻体物阴阳质核；以神喻天；以形体喻地，开详明注化解人本。人体有形父母精卵遗传后天体命之阴；无形宇宙信息够细先天心神之阳。人体先天修炼屏蔽后天贪欲心身恋享，万物适然百姓安舒国体完康，内外阴阳有无浑然一统基元强健，心主有形神化无形同舟共济先天，天地人和久驻。《道德经》启迪天地良知修行先天感悟神明本真，历往后天饱学之识框定时人事理顺水推舟，无谙先天不明修炼不解老子玄明枉作徒劳曲解荒谬，虽得益后天思维现本，但丢失先天宗本大大衰减圣典精华纯粹。"无为而无不为"无形先天心神核潜，"无为"乃指先天元初无极，先天净地态势虚无明空一片神行，乃为太极衍化元始第一生态基础。太极包罗万象无所不能，故"无不为"乃太极也。无极神行至道而达太极无所不能显慧，被世俗凡常理解什么都不做又有何其荒谬。《道德经》阐释从无极到太极心神先天无形软件程序，运化毫不瓜葛后天形体任何，阴阳两个系统孑然独立互无揪扯，理其简修其难，自古先天能真无几，法修哲理三大明深：

心性本修："知其雄，守其雌，为天下溪。为天下溪，恒德不离。恒德不离，复归于婴儿。"知修先天，静守后天，周身脉络万溪归心。万溪归心，心定不离，心定不离，心性先天复归于初胎婴儿。

神性本炼："知其荣，守其辱，为天下谷。为天下谷，恒德乃足。恒德乃足，复归于朴。"感应神性自本，心意守静自定，周身骨骼谷满髓盈。谷满髓盈，神定乃足。神定乃足，神性复归于先天清纯质朴。

真性本纯："知其白，守其黑，为天下式。为天下式，恒德不忒。恒德不忒，复旭于无极。"通达万有本先，持守虚无本心，周身物有万式法通。万式法通，心神无二，心神无二，真性复归于先天元初母先。

太极心、神、真法修三界更叠通透，心身后天基础步入先天搭建一架虚明修真无上天梯，老子用雄雌解悟先天，荣辱通化神明，白黑开明元真，先天无极豁达通明心神割治无碍无阻。人体、天体宇宙同然，虚无纯阳内核质朴玄净，神明惟真信息势能无穷，传感交汇玄之又玄恒定。太极探索"先天内真"纯阳始作，参悟道、佛先天注潜归真。人体心神阴阳无序逐次分化，渐至泾渭分明割治；把控阴阳修持静悟，守其阴，定其阳；

先天逆运极化阴阳，心定守阳神明一势通化。

"天下之物生于有，有生于无。道生一，一生二，二生三，三生万物。万物负阴而抱阳，中气以为和。天下之所恶，唯孤、寡、不谷；而王公以自名也。物或损之而益，益之而损。故人之所教，亦议而教人。故强良者不得死，我将以为学父。"释解：人体万物源生于先天元初之有，元初之有又生于无极之无。先天元初无极神性明空无中化有生心极，为"道生一"；心极化生先天、后天阴阳两分，为"一生二"；先天、后天基元极化够运感知心外万物生成，为"二生三"；心感知体有万物大千世界万化更新，为"三生万物"。体有万物注心呈阴和合拢抱神性先天纯阳，无形中势灵气盈满通透顺和。体性先天无形质本所恶忌，形体唯孤，寡陋浅知，神维不空；而这一切心皆自名清纯。体物后天损减而先天增益，先天增益取决后天减损。故此所要授人以教，亦先察明身体具实再施以教人。乃因人体后天强大良固轻易不能死若净纯，我将以此作为先天法授之前导。

"道生一，一生二，二生三，三生万物" 另则开释天地自然：天地无极神性虚空明真元初母先，无极化生有极，为"道生一"；有极清浊两分化生阴阳，为"一生二"；阴阳既济和合完整平衡生新，为"二生三"；万物基元均由阴阳和合够运更新，为"三生万物"。

　　无极虚无明空；太极先天华盖神、气、精，灵枢灵、魂、魄六合乾元中和一统。人体先天人皆切有，后天形体大山阻碍心明透悟，故传授先天不以身大力强为本，而以心明坚实信诚为基，看似简单平常却是难之亦难，尤其那些肉本形窟筋骨强悍者，唯以形强力固为优越，很难相信看不见摸不着的先天势潜，更难将已经上身的形体强悍彻底丢净，故而传授先天必先净彻形体丝毫，切当明悟通真难于登天。

　　先天人体性命元初相通宇宙既济唯一，太极为元、极；道为一；佛为不二。"致虚，极也。守静，督也。万物旁作，吾以观其复也。天物云云，各复归于其根，曰静。静，是谓复命。复命，常也；知常，明也；不知常，妄；妄作，凶。知常，容；容乃公，公乃王，王乃天，天乃道，道乃久，没身不殆。"释解：形体虚无清纯空置，先天极化。心持守先天定静，神髓能化。眼、耳、鼻、舌、身、意体征万太明实化乌，心以感应真我先天神玄妙复。人体万物云云天成够细，各复归宗先天其根，曰为定静。定静，是谓复命元初。复命元初，先天纲常。知先天纲常，心彻明悟体泰安宁。不知先天纲常，邪妄纠缠；妄作，凶灾恶染。知先天纲常，万象包罗；万象包罗乃元初母先，母先元初乃明心通化，明心通化乃易理中和，易理中和乃神性本真，神性本真乃神华久驻，心化身无宇宙神性本真无穷隽永。

　　（容是指万象包罗；公是指元初母先；王是指先天心；天是指

泥丸易理中和；道是指神性本真；）

　　"致虚，极也。守静，督也。"另解：极是目的；督为方法。老子论述人体太极提挈神性阴阳潜注，定无生有虚实分戚，寻根窥秘初元母先，感悟天地生命本始，万象归心明澈，心神一体交融，神性归宗一统，通同宇宙真性恰当精准极妙。人后天三维文化思维无论多么辉煌，时流境迁终将朽没，而先天多维心神文化哲思明远愈沉积愈雄厚横贯明华纵深。

　　宇宙三维、多维阴阳够做完整，三维有形小于 5%；多维无形大于 95%。地球太阳系内阴阳共载独特唯一，人浓缩地球独特唯一。人体阴阳完整，三维形骸万具之阴小于 5%；多维无形灵枢、华盖之阳大于 95%。形体看得见摸得着明切可查，而神灵盖枢看不见摸不到详实无觅。透查人体须由解悟宇宙混元入手，人所见三维宇宙空间潜化多维虚无明空无觅，宇宙多维根本无空间概念，基于空间理论无能窥探黑洞明确究何。人类现有宇宙认知均为管中窥豹，人体先天多维亦无空间概念，心神先天未立妄谈多维必成荒谬。先天当心明确宇宙所有（包括三维空间）很可能就凝注在一个极小的多维点核内，老子、佛陀、基督、神圣前先均乃凡俗修筑先天质潜大成，心定驻点极化多维，驾驭神行跨度苦海遨游苍穹，没化纵潜凡尘广罗盖没能知。三维、多维独立本存，杂混交融化统惟一，三维即多维，多维即三维。三维随心捕获，多维难觅踪迹。但透过三维动静势能所生却能体察多维点滴音讯，以此足可断定三维一切皆由多维柄控。人体、宇宙完同，形体之阴之强之大却局限 5%内，神、气、精之阳潜隐势能吞没涵盖 100%。由此可见，宇宙、人本阴阳并非人皆体认通常，而是 5%对 95%绝对阴阳不平衡，理定天成不以人思维意识衡准。天地阴阳，纯阳为万物之根，纯阴乃万物之本。人爬出娘胎坠落后天眼、耳、鼻、舌、身、意明化，浑然驶离先天始元，一切生机陷落后天三维，阳中存有阴阳，阴中贮有阴阳，生生环扣变换无穷，笃守纯阴化生一点透射纯阳，方能感应先天秘索。一切修炼应从自身阴阳体认起步，修行所到剖析阴阳前本，旨在归返元始初倪，挣脱5%有形辖制，开拓 95%无形势能纵深。切须明悟，三维所有运转变化皆为表象，真实质本多维势能驱动。有形三维一切表象皆由无形多维质核能量掌控，有形势能受三维制辖无能化潜多维；无形多维势能不受维度钳制随机透潜隧穿。人一切行为认识皆从有形 5%入手，理贯通常无能穿透95%无形未然，现有后天学识皆三维沉淀，多维细末所知介乎于零，弃之大取之小，限定人文卓识低劣。故，开发人为潜能纵深不可偏独科学，而切须开掘泥丸潜匿莫明，由此探索多维未尽玄明。剖析修行：对自身元阳细微感悟能否成立取决于修，操持层面决定修行思维智潜，自身先天修明未竟神明必为虚妄。显然，修行并非凭空臆造，亦非乱点鸳鸯，皆应阴阳独立归元潜化无极先天，内之要密"差之毫厘，缪之千里"，无明师引领授秘，自难跨越天障万壑。

　　阴阳，宇宙无形、有形；人体性真、命本；先天真我基元隽永；后天本我基因轮回。"魔高一尺，道高一丈"，本自心神、灵潜博弈，并非体外俗化通常。魔，后天心阴灵魔鬼潜；道，先天心阳神明性藏，后天源自先天元始萌生，先天定夺后天运化天成。习武修炼先天化入神明，决然站立诸武万般不败。反之，无知无修先天， 先天"道高一丈"何能以立？后天"魔高一尺"势必污浊透染。宇宙阴阳：纯阴三维够做人体生命万物明实；纯阳多维够做人体性本神灵、气魂、精魄无形潜没。人体三维锻炼根本不在太极修为之列，人体多维修炼先天神、气、精三阳华盖辖制灵、魂、魄三阴灵枢太极柄恃唯一。道行，神、气、精三阳合性归真通成华永；魔注，灵、魂、魄三阴融凝质混通健体强。性命贯注"魔高一尺，道高一丈"生死两茫茫，阴阳虚实飘渺道、魔高下悬殊。

　　太极开释万物阴阳流转化生，洞察大自然内潜衍化透悟明心，后天科技开发人本先天软件、后天硬件兼行并就，远古文明哲学柱立不朽续写辉煌。

人体阴阳宇宙自然布化：

```
        ╱天→太阳（阳）  ╱天→性（阳）  ╱天→神（阳）→练神还虚 ╲
宇宙  人→人体（阴阳） 人→心（阴阳） 人→气（阴阳）→练气化神    →还虚归真
        ╲地→地球（阴）  ╲地→命（阴）  ╲地→精（阴）→练精蓄气 ╱
```

```
           ╱ 心（阳）神、气、精（潜匿泥丸，给予人体消费恒常无耗）
      先天（纯阳无形性）
     ╱     ╲ 心（阴）灵、魂、魄（裹挟脏器，伴随人体消亡轮回往复）
人体
     ╲     ╱六腑（阳）小肠，胆、胃、大肠、膀胱、三焦（荣养后天营卫）
      后天（纯阴有形命）
           ╲五脏（阴）心、肝、脾、肺、肾（藏精主生）
```

人体无形先天阴阳合注：神灵、气魂、精魄。

三阳华盖神、气、精充盈髓海先天会元始初牵系宇宙一线玄机；浇灌人体后天五脏、六腑、血脉、气络、骨骼、筋经、皮肉腠理万本荣康。

三阴灵枢灵、魂、魄灌输五脏六腑固本清源，荣卫肌体，维计生本；夹持六欲眼、耳、鼻、舌、身、意，裹挟七情喜、怒、忧、思、悲、恐、惊，构筑人本后天生命异彩纷呈。

人体无形生命阴阳六合乾元本注：

三阳华盖，神失灵遣，气散魂消，精化魄亡。

三阴灵枢，灵散命亡无存，魂丢心离宁定，魄去体无完整。

道：阴阳一统独立永恒隧穿宇宙性命神性本真。

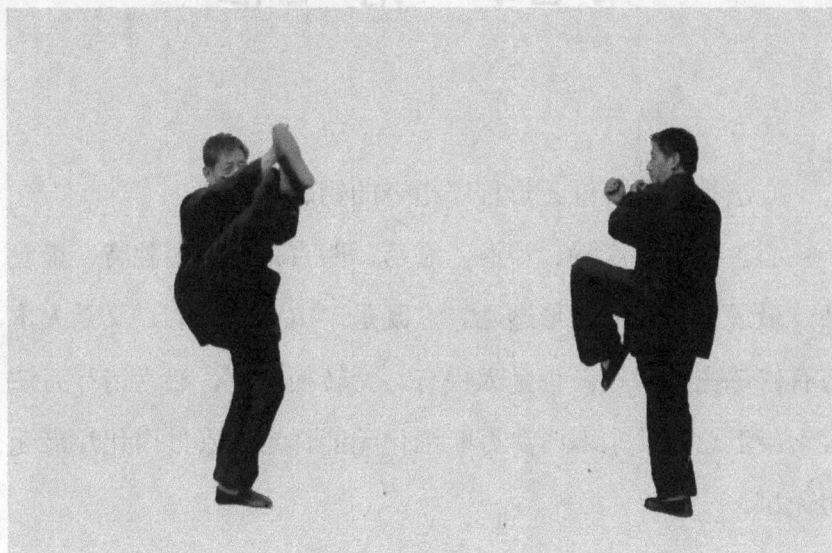

第七章　论 心 法

　　心法是打开多维无形程序指令的钥匙。

　　心，灵透、广涵、势潜、玄巧、明真是人体最独特、最复杂、最最了不起的无形透隐。它既是宇宙万物中心，又是人本万有修炼先天中核，也是太极有、无转换中枢。心为诸行万法根索凝汇总源，宗本内深万贮细化无能详透，玄妙内化注潜无穷无尽。

　　地球为宇宙之浓缩；人体为地球之浓缩；心为人体之浓缩。心无形质，宇宙洪荒精微细末透映其内，和谐融通适然与共，心即宇宙，宇宙即心。科学发现宇宙现有高智能生命唯地球人独领高瞻，其他生命盖没能及。人心通透泥丸注神化潜，神行智慧思维高远，心神法通势能拔萃，人宇宙万化万物独灵唯一。

　　古老东方文化眼见万有体察辨识知透融注心法潜隐，不同于西方文化以形实本有直接认知世界。例如中医，最初从病患机理心透感知有形化无形心术法施，无形先天神、气、精透潜灵、魂、魄元根质本法施渐生巫术，长久沉积构成中医传统理论基础虚无体系。远古巫术、医道不分，人类早期部落掌管群体命运大事，皆以能推演人体宇宙运化，窥知虚无端倪和于术数修炼大成之人承当。人类初始智慧凝结许许多多神秘，正是这些原始神秘更接近宇宙真谛，但随人类享受物质世界科技实有宏利，却将最具价值的智慧凝结淡淡漠渐化，人先天本真类当迷信几遭灭绝，随之带来诸多病患沉疴恶症邪障。中医的医药学，经络学，望闻问切诊断学源自何时至今还是个谜，原因是今人只知从后天学识角度去掌握，已不晓古人通过先天修炼运化神、气、精隧穿灵、魂、魄无形体有寻知窥秘。古来民间多有大字不识的医术高手，外伤骨碎筋挫，西医要开刀切骨，中医无须动刀，皮外施法便可将碎骨天衣无缝对接完好如初；面当病人透过感应便可明确内症病灶缘由；病入膏肓妙药调剂化解根除。医术神行莫测匪夷，所凭若何？皆在先天心法感应无形灵会，法效简明显著。医术绑定先天开悟在心，缘分、天分、努力先天恰到方能领略秘技精超，寡德心失难觅一二。现今学堂专以西医实体解剖知识细分详属，放弃中医传统无形心法培育，神医圣手沃土肥田七零八碎往昔辉煌难再复还。

　　人体健安康生命攻略先天心法定夺，先天不增不减质本超然，先天之性神、气、精构筑。心是唯一能左右先天无形能量的核心中枢，生老病死皆由心柄，心无时不刻都在谱写生命乐章，后天形体一切病症均由心生、口入、外侵诱因致实。宇宙万物奇异精彩尽善尽美，爱凝化心势能活，心力、心神动势翻升，心灵指令能化，人体万物收敛和谐向善内化心想事成。心明净化缺失情绪激化肝火焰旺气大伤身，气乃诸病万恶之首，心修先天远离喜、怒、忧、思、悲、恐、惊七情内染，营造心神静谧安舒。脏腑疾患次第口入，呼吸有毒、有害气体；渴饮有毒、污染不净之水；吞食腐烂、污染、有毒、转基因食物等，这些都是造成内脏器官生发疾病的直接诱因。躯体键全刨除物理性致伤，还存有自然风、寒、暑、湿、燥、火入侵所致。所有这些注成的疾病都是侵蚀健康的洪水猛兽，最有效疗法是修炼先天，先天定力驱散后天心顽，心主神明体物通畅既济中和。现今科学提速迅猛更应扎根远古文明探究先天心神复变通明简化。

心者，人体万具牵连之本，行潜质本万变之根。道、佛、太极全在心法修悟，破解之法只存起始而无终尽，层层叠加无尽无端。凝心修明贯注皆为心法，凝注心结聚力是为心力，心力妙玄法力无穷。一切有灵生命皆以心法心力合著有、无，行为法作万根归宗先天当切，心法先天境祗于神，神是超越一切俗尘思想的虚空明透信息，是语言、文字、思维、意识无能透解的基元，也正是道、佛觅求融通宇宙的心性法核。

何为人体先天？生命历程鸿蒙受孕当刻到出洞一瞬为先天，剪断脐带当即坠落后天。先天无知无欲混沌元初同然宇宙，人体万物浑然了没恍惚若无。一旦落入后天苦海，先天行柄默然让位后天，然后先天逐日逐刻衰减，过程快慢有序一般两到三年。先天神、气、精不生不灭凝聚神势浑然自如和合至善，形体万物得先天纯阳养护致成后天自然混成健全完满尽享黄金发育。踏进后天供给源发根变，内境态势两作，感觉意识思维无形神受感应同出，此间感受触发后天知求知欲，乃至苛求享受多视角、多领域自始萌发，渐而贪欲驰张诱惑本心愚满，从而忽略耗费先天势能神、气、精质本，消损形体必会病魔缠身挥之难却。太极先天修炼屏蔽后天心欲归返元初，先天乃为心之纯阳一隅，纯阳凝聚之核为神极，神功神行赖以先天心神。故先天心即神，神即心，神明慧根玄妙。

先天修炼须由心神说起。人的心神常态平近交混行杂，心与神囵囵不分，万端行贯及心激起神浮荡扬，神处在漫散、无序游离状态，心神高度凝合不能锁定久长，做事聚精会神聊作短暂，许多人为提升能效都体验过精神高度集中，因缺失先天无形潜化，过度调用后天心力神定也只能获取一时能化高凝。如果全神凝注时久会自调失控出现局部僵滞痉挛，一旦松弛即会产生精神倦怠心乏力疲，严重甚至产生游离高度分裂，神魂恍惚迷离重患郁悒。人体先天无形神乃君，气乃臣，精乃民，上下贯使，阴阳和合国力完作。**"治大国若烹小鲜"**强调身国体健修炼大治，必须着眼根节微末细作法施，屏蔽后天欲纵开启先天神明，神、气、精和合至性逐令。专事气贯周身心意主令后天，怅然无力触及先天神潜，极易走火入魔注成大患，内修尤须谨慎切莫乱纪纲常。人体内在乾元心明统贯，神柄辖性命无形注潜，先天厚朴势能滋养人体后天旺盛，一旦失离心神怅然，性命顷刻消亡。人乃地球万物灵长智能唯一，泥丸复制宇宙全息全满，神能潜化互联互通信讯畅通。神为人体强劲支柱不可须臾缺失，任何及它无能与神共舞，只有道、佛先天独能柄掌神明随心所欲构筑深邃。

人体心息脉动有形、无形阴阳两系，有形生理系心肺呼吸供给肌体健满；无形势能体系心神吐纳补给盖、灵和顺。如何维系气定神闲完满势达？后天意念交织含混神常游离，心潮鼓荡妄念蓄发兴风骚乱。杂念浸潜泥丸乃为心神无形吐纳，酣眠入睡梦乡逐浪拍岸无序，此无形必然与有形呼吸通同兼重，有形、无形相依相伴交递更新维系生命。平常舒适畅然心贮妄念丝毫无察，深沉酣睡不觉有梦袭扰，梦境神行潮汐吐纳伴生随染无停，无梦泥丸无驻痕迹，常态无梦不成睡。念头，既为神交内外吐纳必须，又为神慧先天定修所弃。宇宙汇通于神和谐共振互通有、无信息共享，但锁定这一先天敏感曲折艰辛，须斩断诸多杂念链接滋生，神归心定清纯静净。人体先天无形本贮后天物质有形，太极神功先天主令形体后天屈从宾辅。人体的有形可以通过锻炼而增强，无形则要通过煅心而定本。修行具体就是通过修炼勘正内乱，心神凝合敛收一片净土。心不清净妄思往驻，妄思翻滚心失明澈，内乱外反身无恃柄，身无恃本心则不安，心无安宁势作惘然，定势无成终化泡影。人体多维最难掌控的是神，神性清扬骚动，时而深藏不露，时而浮现于色，时而潜遁千里之外，时而幡然巨变景象千万，很难将其捕获锁定心头畅所尽兴。不管拳术静功还是动功，都要做到一心专注，也就是排除杂念由心静守，静守到心意荡然无存，神龙收敛潜藏于内够做完美自然。拳术内在神无注定故本无张，修炼无形潜势调神用神即谓神拳。无为乃是无形神、气、精修炼良剂，万万不可炮制有为，无为专守与刻意调用，差之毫厘谬之千里，太极修炼唯当谨明。

　　先天修炼时时处处离不开心法，一路修行尺寸分进心法昭彰。师徒传授临界一点通汇共融，先天神行化潜心法维艰。师徒两心间隙差隔，无形心法无能超然复制，举详细析：师徒出游同驻山头俯瞰环山薄雾云漫缭绕，师父情动抒怀，弟子相隔咫尺，随声感慨附和。虽近若毫厘，但心际之遥无可丈量，表象看似致和完同，内心知在感受不可能同在一个基点上，偏小位移完可大相径庭。师心之声撞入弟子心扉，无形差距熔铸其间，内心感思乐谱逻辑无能完合复制。太极先天无形无相全凭心法对应粘贴，心应法生差之毫厘失离千里，其内容不得半点儿囫囵含混。心同共驻偏差触染，细心留察师教点滴谨慎，切莫肆意顾盼杂张，通完照搬运筹久行自会应质心合。师徒消除隔膜心法同蒂并联灵犀一点正明和通。大多人从师学艺不究内里，幻想得一言明透神机妙有，毫无费力窃得心透法玄，天下哪有这般便宜。心法高临化繁为简，愈高明就愈简单、迅捷、灵通，内潜陈杂车载斗量非能一蹴而就，铁杵磨针时久弥坚专柄独特。逐利好贪虚华之辈，就是有缘得明师牵领亦难开窍，非是天生不聪明，也不是太笨，皆在心驻点微生死换命竭诚中断，懒散事为必遭淘汰。心法全凭捕捉细致仔密，纳心回味咀嚼破碎细微，贴切之近之久强胜及它，心得同步顺理通成天神眷顾。"师徒如父子"实乃凡常理索，真正父子心志各异居多。先天心法高深慎绝，传授要求心智两通，两异衔接难得同蒂，贴切重叠万众难觅其一。父子基因本不能完整复燃，先天心法传授一代尚且很难，哪有二代、三代之说，故先天心法根本不存在家传。太极先天传世之稀，并非前人固持保守，高人绝艺不传不教亦非妄议邪说。太极纯阳神功无形多维，纯由心法复制链接，非同形体功夫锁定身体模仿可就。再而，先天心法传授重要一环全在引手，也就是必须手把手心透明穿，师父通过引手诱使徒弟释放懵懂，重复敛收通透感明潜成。真实是让徒弟切切详实拿师父试手，只有通过这种实授感化才能换来打人真实。所以师徒默契不到位，无从论及心法，引手自是徒劳。历来太极先天传承难觅可塑之才，一经发见必会倍加珍惜全力栽培，多是后续乏力无能高山仰举，致使许多传统奇珍无能沿流续今，绝品残缺断档驻留万般遗恨。

　　太极探究人体神行内化，拳术拓展外在体能化行，太极与拳术结合形神凝合心势生威，心凝神势无形贯领。神无形有势形圆潜隐隧穿时空神行核定一点虚无变幻内注势能洪大。神行势变无形凝聚愈小定力愈大，定力愈大势能愈强，势能愈强愈灵动鲜活，定力是发掘神势潜能之基核。神封闭在生命活体内自形完满，必然会以完整形态与体外自然交割互动，这种互动无界限隧穿时空令人匪夷。神的这种穿透力源于内定整合完满，从而恒定势能通灵多变，也能衡量标定神行强弱，其内核由不成形而自形完整，再由完整化点于无。一般常人，神是既不完整也不成形，先天修炼屏蔽心清壁垒排除内外一切尘俗欲扰，心锁神，神定心，心神蔚然洞穿体内一切构筑无形和合完统。

对于人体物质来说，心注无形一切是为内，形体有形皆为外。拳术一旦宣明为太极，就必须心主大内修筑无形神明质元，神行纲常拳艺高端绝非虚妄。人有形肌体通过锻炼增强，无形神性则须心为定通才可触染。什么叫心为定通？心为定通就是治理平息形体内外混同戕乱。多维神行随人体形播起舞，浮现于色隐遁于无，心净锁定萦绕变换翻转万千，一切行止须臾先天定格衡准。平和淡定修心万难触感神通，后天凡常所修与先天修炼间隔两界，毫无合流并轨可能。后天神常心绪意念浑浊囫囵交织不清，杂念纵贯缠绵脑际萦绕在心，铸就识神逐浪拍岸骚动兴乱。心神定潜扫清识神孽障侵袭，须由源头整肃后天做起，心定专注一点静守渐至识神稀释融化，动其梢，撼其根，由虚无漠然转向清晰明澈。

不管是练静功还是动功都要做到专心守静，心达纯净化除一切欲念星杂，识神至虚至无身形心意荡然无存，神势聚敛完整自然。心强意有，无中化有是太极先天修炼个介明当，差之毫厘谬之千里。

拳术不论外家、内家皆以实战技击为准则，通常盖以松、散、通、空贯注形体实做和顺气舒，这种形体之功不是内家功夫，唯心注先天才为纯正内家。内家无形先天神性内核一点，一切形体实有虚化自然完满，外虚致柔内刚坚实。先天内潜神定屏蔽后天感观觉察静定攸关，独处先天独为静谧声音自然成为搅扰神定第一顽凶，修行静态后天、先天孑然不同：后天体强刚健者，内在心境空洞无物虚空寂寥无从安适，尚需欢畅愉悦之音填充内心空虚聊寂，心随旋律起伏陶醉后天忘我心舒体松弛张，音乐乃是按摩后天心的良佳柔和剂，也是常人享受最廉价的奢侈品。如果练武之机参杂音乐搅拌必致心流体疏，功夫混同一般自然而然。先天者和合自然，心境空而不空，神性一点居中当立刚实坚固心性完满充盈，练功之机闭合六识，再强震撼之音也难穿透神性内核，定力超然非常理透彻明穿。宇宙多维本音先天明空惟真无极、无际、无痕、无来、无去，人类任何力量无能寻觅探索，神能化潜势量强劲主宰宇宙无穷无尽。三维空间之音宫、商、角、徵、羽鸣彻，红尘乐响喧嚣浸透后天魂魄沸扬弥幻。音、神均乃宇宙有形、无形最高指令，信息、势能锁定有形、无形一切。音遭入人体转化为神无形无相无声无臭藏匿多维，音穿过三维空间转化成立体声音响透彻空。先天眼、耳、鼻、舌、身、意，受想行识化无静谧明空惟真，故凡借助音乐修行当下皆在后天无缘先天。三维知识逻辑思维融入多维皆无能成立，多维"音"极静谧真玄有似三维真空静没，静功修炼多现欲睡无知，真观达至静极知有毫微恐怖瘆人，先天定力不够掘深戛然终止。音、神相裹制锁多维、三维，"音"融入三维激荡心灵生化五味杂陈，制锁强令搅扰神觉悟通"神"本多维，故自恃静修杜绝音鸣声扰法施唯一。耳是人体先天心扉透引之窗，穿耳之音直透心底搅动会元神浮跌宕，先天修明神迷失离心真净土自不能持。故俗常以舒和旋律谐音抚摸后天静养心性，赖"音"鸣奏乐华抚慰心灵补益后天，尽享奢靡化助人体江山固稳。人体大内心神鸿沟阻断，两束链接神性一线牵。常人心性后天修心养性凡俗佳酿畅然舒适；贤达神性先天修明极乐达成豁然畅通。欲修先天正果唯有跨心性达彼岸，后天修身养性无能荡越鸿沟。神性融注后天虚无一统，内在先天定若金刚凡尘任何无能撼动。太极是浑沌清静无极之佳品，无极不至以何达成太极。宇宙本音两界：三维音形有声节奏韵律启迪常人后天心性安舒；多维没声无形虚空静谧开拓贤达先天神性如来。切记！三维万物眼见映入复制在心够做思维感受心意统合；神性先天修真锁定静谧摈弃理念陈杂无垢无净明玄妙化转换无穷。

形体之功练至高端必步入心法界面，心法修潜在集中意，意为心声自然先天、后天相悖，间隙薄若绵纸，坚固确如石壁，稳居后天势难捅破壁垒触及先天。心与形纠缠相生后天心意感受；心与神衔接相生先天心神感应。感受、感应仅差一字，阴阳潜质是同天地。感受在阴有三维层面，心绪神通脉络牵连；感应在阳无多维领域，心绪神通毫无衔扯。受、应皆由心感而出，质地异潜孓然相悖。受是接得、发觉、见的、从授之意，很显然这些都是通过身体气血透感神经上传心脑所知受，形体任何一举一动都会拨动感知心弦，所有这些均属形体三维之有，心身浑然一统乃为感受之常态。形体随心意而生动，心随体动而反馈知受，感受是心形相合之手段，追求感受心有层面简单容易，通过练版本即可逐步升级。应是回答、应和、相应、相符合之意，应是指阴阳两物对立呼应，一方乃心神阳感，另方即心灵阴应。其为何？这要从人体阴阳本有开释，形体三维有形乃为阴，神灵多维无形乃为阳，心悬有、无阴阳两束，体察感知形体一切凭心感受，体察感知无形所有心灵感应。感应由心所系无中生有，乃为捕捉神灵特定手段，亦为心神相合唯一。无形多维神灵隶属阴阳两端，阳神与人体分离独立贮存，阴灵与人体缠绕浑然合一。形体有灵乃活，无灵而僵。人体因神在而灵存，无神而灵失。神乃统领人体有形、无形，后天、先天一切生命行为质潜，掌握了神就是掌握了生命的通化往来，一切心性修炼也都归结于此。由此而知，呼应心感之物即为神，心神灵动随心所欲应物自如。这种先天感应目的是静定悟性归真，感应实质毫无确切具体可表述，静不到位心无定夺感应必无准星，由静定清真脱胎换骨一步一阶感应层层递进终无止境，修到哪层就透映哪层和合感应，心性不抵先天根质无从动变感应无能筑生，自是无缘先天内真妙玄。灵混迹人体动态运势鲜活，此非形体之动，亦非内心感受之动，而是无中生有内真潜动，此乃无形心法凝结心力产生神灵纯粹，心灵敏染异乎寻常，无形感应通贯难上加难。一切心法、心力均由修炼致虚守形定心所生，切要！由定入静；反之，由静入定易成恍惚难能持柄，徘徊后天心虽死而神自无鲜活，势必难以生发先天萌动。心法修为重皆在定，定是修筑先天基石，定生静，静生动，动乃活，活显灵，灵及神，神归性，性本真，纯真明慧寰宇自然贯通。形无所动，心无所知，定静先天无中潜动自然，须得明师亲授方能斩获先天心法一二，不经牵领再聪慧也无济于补。"差之毫厘，谬之千里"确凿，前辈对先天心法一向绝秘，从不轻易信口拈来道破天机，无生死过命担当，无承载传继大志，不会呕心沥血重手相托。再者，前贤拳术心法论述虽多，大多只谈到后天心意戛然而止，并非只就先天秘潜慎重，皆因修为不到难能启迪。道、佛典经皆以先天筑就心法高明，拳术很难与及勾戚，故能通透者寥寥无几。乃至，追随拳艺后学广罗丝毫不知先天神功潜在，沉迷形体后天碌碌持久终老无成。

　　师父传授心法必然夹带自专独特，弟子特有与师父独专无能完合复制。先天"**独立守神，肌肉若一**"纯真奇异心法穿透注引最高，不得神明授法难达透顶绝伦。泥丸神凝先天易理，宇宙信息纠缠置换交感互通。先天神定虚极易理中成超越凡常非同一般，后天躯体状若死态感察无留，泥丸不再受心束缚完透明敞，后天心死，先天神活，定柄主宰唯一。"**独立守神**"，先天牢稳混元易理中和，沉静入定神明当决；"**肌肉若一**"，心形完合后天躯壳体察皆无。后天、先天内外虚实心神定宰真性玄通。

　　心法多维无形无介质讯号传递，隧穿三维毫无迹象存留查鉴。先天心法寄于神存于心，心定纯阳动变法生神通高领。人常后天沉眠酣睡肉体蒸发心若死态意识无存，神摆脱心锁交困启动纯阳程序，神灵调遣神、气、精健体复元修补后天。此凡俗睡眠修复元气程序，亦后天对话先天神灵通索。打坐、站桩定若静水心绝顾念一丝无染，后天凡尘未净异样骚动扰心定修，沾染毫厘微末先天毁于一旦。先天伫立沉眠梦乡后天灰飞烟灭心底净纯无染，神灵鲜活纯阳能化天外信息讯号交感呼应，天缘神授熔铸其间。俗众后天酣睡沉眠无足论道，修炼先天易理中通凤毛麟角。故梦中能得神授真传概率微乎其微，般若天成绝非等闲。

　　为什么人通过睡眠，内在精神外在身体能得以恢复？这要从昼夜两层来说：白昼纯阴有形处作形动体忙，无形纯阳神本补给心行体施，阴阳混成诸事兼成，神耗体乏阴阳减损；黑夜有形纯阴形体静处若死，神无形纯阳挣脱心缚，神行化潜通灵，阴阳两分恪尽其守，神灵体舒贮蓄精力，阴阳休戚补益互增。站桩、打坐修炼静功是求先天酣眠阴阳静定分领，只有后天心死寂，呼吸、意识、形体均无，神息脉动才能灵通注化，衔接宇宙神通始元信息互感传递，道、佛、太极先天修炼天降神授幽径惟通。

人是否宇宙生命唯一？星外是否有高智能生命？真实确凿尚待探究开锁。古圣先哲老子、佛陀先知先觉当异，敦促后人静持内潜先天修悟，闭心定神潜行逆化。现有科学乃知地球宇宙唯一，地球高智能生命人驻唯一，信什么？修什么？必须要由自身先天修炼起步，一旦大内先天确立，奉道，神即为道；尊佛，心即为佛。正果修成，天界也好，仙乡也罢，都会有你的位子。反之，找不到自身先天，修炼也好，信奉也罢，一切努力都会化作泡影，沉寂苦海浪迹生涯难越轮回。

"苦海无边，回头是岸"人生当醒，苦海沉浮无尽无垠，回头彼岸先天溯源。很少有人明悟苦海、彼岸实指若何？生命自母胎而出，剪脐带断先天呱呱坠地，鸿蒙质朴清纯瞬即惶恐惊愕莫明悲声大作。先天初见天地无眼、耳、鼻、舌、身、意，更无受想行识知欲，尚存一脉先天彼岸牵勾，后天启动先天退潮渐行渐远。尘俗肉感体察酸、咸、苦、辣、甜五味欲念陈杂跌宕纵贯，后天锦绣繁华潮荡心田苦海汪洋。人欲鬼魔心机诡诈苦海翻腾搅汇，生命帆航迷失先天呵护，福兮祸兮苦乐颠翻，生死漩涡尘迹轮回。人间苦海无边无垠毫无停泊可依，生命孤灯燃油耗尽浸没汪洋无一抵达彼岸。彼岸实乃剪脐带断掉的先天，其后藕断丝连封固泥丸心牵一线盖没不察，唯有先天修炼才有可能抓住彼岸一脉虚无回头悖返。元初虚实阴阳两界：三维纯阴有形父母遗传乃本我鬼道；多维纯阳无形宇宙信息乃真我神道。人间苦海生为活鬼，逝为死鬼，生死沉沦六道轮回鬼道。逆返回头大道先天，即使修明未竟也会摆脱鬼魅纠缠位列阴德。真我先天锻铸金身元初，本我修行后天、先天任人选择。神道、鬼道人生苦短，苦海茫茫瞬即沉沦，惊醒回头抓住彼岸先天一脉生机聪慧明心。"苦海无边，回头是岸"谆谆戒训苍生，众口常谈透悟内涵确为不多。人间社会各色人品各种欲望无奇不有无处不在交织网布质密固结欲海汪洋，人伦心性沉浸其间顾忌担忧胜过坦荡无忧，揪心大于舒心，人间贫富贵贱高低皆陷苦海无一例外，一切挣扎皆为后天虚妄，生命终竭一丝无留，惟有先天当明随身隽永。苦海淹没天下苍生能得几个醒悟回头？虔诚道、佛广众庞然祈福道观、寺院兑现心欲魔张，殊不知换来虚妄再欲何为，人生苦海无边无垠皈依广众能知先天彼岸者寥寥。

　　"放下屠刀，立地成佛"济世良醒，多错解成专权独柄草菅人命涂炭生灵，根因不明屠刀确指。屠刀非指杀戮利刃，而是指心头高悬无形欲念邪恶魔张。俗尘权色、财货、名利幢幢熏心，锁定贪婪醉梦鬼魅遐思，贪欲之刀剜割屠戮后天心，牵拽苦、辣、酸、甜、咸瞬息骤变，神智残缺心浊扭曲紊乱，先天流逝后天千疮百孔。"放下屠刀"，乃是告诫世人放下心头欲望屠戮之刀，净出心田一片初始静谧元清，屏蔽邪灵恶鬼偷袭侵扰之机。"立地成佛"，一旦放下欲念屠刀，无念无心静定恃守，心佛立地沃土先天元神位列明当。"立"乃指立足，"地"乃是先天净土，心无先天立足之地，何能触及心佛本真，广众多把"立地"错解为"立即"知行相悖。"放下屠刀，立地成佛"劝诫世人放弃贪欲邪念，守静定心净纯，化贪欲为质朴立地先天，佛心金身当现。俗众贪恋纵欲毫无眷顾修行，邪欲屠刃刻刻剜掉心田质本纯清，沃土满目疮痍先天无立，浪迹苦海难悟金玉良言。

　　"苦海无边，回头是岸""放下屠刀，立地成佛"，佛所言均在度化每一广罗普众修心先天，非针对少数个别警训通常，而对人间尘渣邪恶贯盈之徒，不屑一顾任其自生自灭。人生苦短修绪绵长，有生之年若能修后天返先天，就可化暂短得久长。盖以世人多不谙道、佛先天修明，苦海俗常淹没良言佳劝。人体先天神、气、精构筑无形真性之基，回归宇宙元初前受控于心，主宰心性、神性和合道、佛一统。灵神是人体与宇宙沟通信息无形媒介，伴随生命自始而终，命亡断气须臾天地两分，阴曹地府拽回亡灵待以轮回；阳神还归天域上界宇宙鸿蒙。道、佛先天"彼岸""立地"纯阳神性金身超越意识逻辑重塑，后天肉体恍若无存，至此非为先天终极，而是神性无限之始端。世人贪图尽享人生锦绣繁华，就是那些口常修行之人有几个能透悟"回头"觅得先天罢黜轮回，又有几个能放下灵魂魄屠刀立地成佛。

　　人体莫测心生法行得机得势万合完满序化是成心法。心法先天、后天本潜势能万本独专：人体三维万物有形筑建后天心性，心行体悟有感有知达成心形合一；人体多维无形筑造先天神性，神行通透无知无欲达至心神合一。道、佛、太极后天返先天心法修筑，每一修行段落都自成心法独特，万千修行够做万千法门各异，各异法门打就心旨神明独张，故心法修为无穷道、佛分身无尽。人间万事万物行止思维心法两束：三维空间心身一切劳作思维均为后天心法；多维虚无心神修炼感应皆系先天心法。太极先天心法无形核注，后天形体修炼悖逆而行，观其形用其意改善后天，营造体无虚化，心无意逐空，心法高逆通明感应法成，神、气、精和合一统归性，心性驾驭先天心法玄变法华，心法乃为破译人体万物修为基核，亦为人体先天神性通幽唯一。

太极心法凝聚人体后天化有为无，无中先天极化。天宇万物结缘先天定数本真，心法法度缘成。市井凡俗能有几人明悟何为缘？世人多把后天奇遇偶然视为缘，丝毫不知先天定潜通透。心法先天法缘道、佛心惟恃领，先天本真非广众理解通常，有无缘分，结缘多少，虽系天时地利人和定数潜就，但绝不可忽视自心修明励志图变。结缘切本：不知先天者无缘，知而不信者无缘，信而无明师牵领者无缘，明师牵领不知求进者无缘，知学条理不清者无缘，悟解沉浸后天者无缘，后天丢不净者无缘，那些狐疑猜忌师恩所赐者更加无缘。心缘心法定势构筑心力，势能无限变换无端，道、佛法门心力锁定，法力洪大无垠无穷。太极先天神功能达透显，心法承载心力定夺。道、佛、太极先天修明：心法凝结程序为手段，心力筑成神明是目的。

太极修炼贵在心法，心法基础先天高柄，先天感应心神灵化唯一。神是心法软件最高介质，感应是译码编程基本指令。调取先天指令基本条件，化解后天血肉形骸致虚，静守独潜无极生化有极，后天转化先天，先天感应序化指令纯明，基本程序自然打印心法，最佳运算随机讯号势能数据心演无形转化，神奇数据变化无穷，筑就太极神功无所不能。修炼先天每个人感应不同，虽然基本指令相同，但心之大内获取印证译码感应无一完同，实体语言无能表述心神交汇译码指令内特明独，只有先天能破译自身心神指令。归本自心密码独特他人无能借鉴，师之所授却是修为明鉴唯一，沿袭法修解码印证寻觅专一。后天一旦归返先天明确，编程指令明心自享，谁也无能窃掠豪夺。先天感应无形序列化潜单机多变归类顺简明成一统，就如一佛尊、一道君端居大内独成惟特。

太极先天修炼心为根，程序为法。人的一切心理思维最高融凝之法都为心法，恒常心绪法变更迭不会一成不变，心无旁骛潜注定静化生法门，够做"法缘自生，法缘自灭"定化生灭变幻无端，一时一处一生灭，一步一阶一法生，层叠变化无穷尽，心灵感应全在变化注潜而发。心法、心力阴阳勾牵，心法实证修筑心有之阴；心力感应无中生有神化之阳。先天心法铸就神行心力，神行心力铸就先天神势，有为施量虚化聚合，势能化潜恃强心力方显势威。心法作用于有转化于无，纯阳势能凝注多维心神归返，心神法力和合锁定太极。

太极心法内外两张，外练硬件功夫重在身体有形，形体施用法效后天；内化软件功能旨在神性无形，心神修明法效先天。人体形体硬件、心神软件天成固有，形体功夫后天硬件拓展空间有限；心神功能先天软件拓展空间无尽。不可否认，后天心法上乘形体硬件心随意潜超常功夫亦谓了得，却无能攀缘神功更高，唯有开发先天软件尚可攀援再上。人髓海神营泥丸基元浓缩宇宙神明独特惟真，心神阳明凝结意识思维化成思想文明盖领，天成自然当名地球万物灵长唯一。凡是动物血液循环阴灵附体反注魔张，动物泥丸阴灵盛固阳明思维逊落，人泥丸独灵特专神行智慧思想强胜万物通作，不光有与动物相同形体之心，还有通灵显达神营运化之本。人与动物同处客观自然中，根质差显：动物只有灵转体动之心，而无神营运化之窟，动物泥丸灵潜冥界鬼魅轮回无缘通融宇宙完尽。动物肉体灵枢本潜化魔，缺失泥丸华盖思想神营；人心神凝注意识思想力量，形体力量、速度、技巧诸多后天无能与动物比肩。动物体敏强悍动固；人心智出类拔萃神明高远。人有先天、后天修明，动物亦有灵、体修炼，质本量级悬差斐然。人可借鉴动物填补不足，动物却无能效仿天人合本。人修心定神，许多修炼须采用动物虚无灵本，提升心能神慧，致达本性玄真；动物修身筑灵，独特修炼尚须借用人体形骸躯壳，控制人心后天神离迷失，行施灵异置换，借尸还魂提升灵潜化魔，煞费苦心还是不能混迹上界仙领，功成化当魔鬼阎灵潜入冥府丰城操吏。天神造物万本各异各行其张，人与动物神灵潜化不同，人体泥丸 90％神注、10％灵潜；动物泥丸灵潜近乎 99％、神本介乎于零只占 1％。天成性本不同：人智能通化神潜；动物行作体化形肌。差异首在泥丸，次在心，人体泥丸宇宙信息神明数字营载之库，思维意识之源，纯阳神龙藏匿之窟，阳神主宰，阴体附在，凝注本心，心主神明，心绪化智，智能化神，神潜形发。动物灵载，形体健硕发达，阴体主宰，阴灵贯注，心主灵性，灵巧动发，形随化敏，灵潜体动。人神潜泥丸通慧宇宙多维，动物须霸占人体潜匿泥丸灵神异位方能潜遁神行多维。神定宰人伦，人神能化；灵注定动物，动物灵潜化魔。人与动物修炼都为获取镌有独特无形神灵信息硕果永生，天界神仙也好，地府鬼吏也罢，只存在人为后天意识臆想中，标有人间化度铭记信息均衡等同势能共与和永明敞融入宇宙洪荒虚无特专是为肯定。宇宙阳神、阴灵天地异属，万物优劣神明造化，人与动物根质差劣绝然，进化邪说盖成歪论，高级动物更是自诬自残自甘没落，非议天神造物宇宙明真，碾碎高智能文明思想深化基础。

心观神明体若旁骛玄明融通万法皆空，神明宇宙万物始元，形体先天生命元初，太极阴阳修炼根蒂，介入人体生发命潜神行。心性形体三维有形；神性天地多维无形。心无神照荣卫疏散游离顽空，神无凝聚无能参与先天功用其在。太极真功神明化潜神能显效，心神修明恰似看守孩童戏耍，关护秉持不离左右自行舒畅自然归真。心凝静守恃神聚敛，围城筑垒先天灵动，久之心定神固净纯无邪，心就是神，神就是心，心神真性定恃一统。

心神阴阳交汇万法从心。心法阴阳两束，先天当立归心。立心？首当心固坚信修筑基础平台，心固立足，信而心实，实而坚定，定而神凝，先天势领；次乃大容，寸狭之心包罗寰宇洪荒，大容而反小，吞盖弃没化净，凝结核聚势能强劲无比。

道、佛心本先天"能容乃大，无欲则刚"，旨在屏蔽后天先天唯大。太极先天心神旨潜神龙纵横出没潜移默化，神功行化无能言喻。心为通灵之物，先天化潜神、气、精缉拿灵、魂、魄臣服依附，神灵化潜心法诸多：心身合一，心力合一，心气合一，神形合一，神气合一，心神合一，神灵合一。心法神明通慧无形最高，心机千指万端法门变换无穷。法门各异够做独特无能复制，万众同注一法修明万千法门无一通同。诸端法相难尽表述，心法感悟逐一破化，唯须明师指点明透。心法传授并非亦步亦趋，不能照本宣科复制，切须持守感悟法修先天独真法令自然，道之唯一、佛为不二。

人体三维具本明实宇宙浓缩，神明多维凌驾性本虚无，明实、虚无信息沟通互联互融，三维本有明实伴随生命化作短暂，多维神明虚无驾驭生命元初母先。人生修行心法明注境界最高，心恃无常浮动弛张，法持无序神离宁定。修真秘要聚敛营造坚信平台，心实坚固西山悬磬，由信而戒，戒行至诚，诚而锁定，凝定静固，静定心神和合驾驭先天，定潜神行跨越虔诚顽空。修为重在心性：后天修炼体内事大，体外事小；先天心法维高，心内化唯大，心外事皆小。心神明通佛本、道真元初，明通大内心外无真，更无道本、佛尊，心神明空多维空而不空本空。

太极先天心智质朴明纯，道一，佛不二浑成太极易理**"阴不离阳，阳不离阴"**；**道"无即是道、道即是无"**；**佛"心即**

是佛，佛即是心"。何为道？何为佛？何为太极？均乃宇宙神性惟真，惟真大外无际，小内无尽无解，故道、佛无解，太极亦无解。心主神明，生之本，神之变。本我**欲界**三维，凡俗常人所居，万物享有铸就后天欲望，贪欲堵塞心性贯注。真我**色界**多维，摆脱凡尘万有缠索，心注虚无清纯潜秘，先天神性充盈贯纵。神性**无色界**本真，神主多维道、佛上乘惟真，神性虚无吞噬心性万有融合为一，先天融归天地神性主宰之真。**欲界**，本我后天心性，乃地；**色界**，真我先天神性，乃人；**无色界**，心神具潜净化虚无纯真，乃天。天、地、人三界为道、佛修行脱胎换骨神化净土，融通宇宙明化惟真幽径秘索。

道家所言"**空而不空、不空而空**"，实质阐释先天修炼三步阶梯。第一个空，是指形实三维神本无序无章，这会儿神浮游虚妄并非修炼素元，"**空而不空**"阐释后天神维修炼感应先天神维不空，整个修为过程仍处于后天，此为第一境。无序神维无中生有凝注多维内核无形无相纯透明空，忽隐忽现似无切有明晰可见，已不再是无序浮游神没，骤然明真，此即神明之"**不空**"，乃为第二境。"**不空而空**"乃阐释先天神本详实，第二境"不空"已由后天修炼先天蜕化质变为先天元初母先，此先天已非彼先天，孑然脱离三维形体踏入多维虚无维空，此"**而空**"即有序神明和合至圣神真，故为第三境。修真由欲界第一境"本空"凡俗起步；修到色界第二境"不空"多维先天；圆成无色界第三境"玄空"先天多维神势能化无色明真。后天凡俗先天无极内空无物，修至先天元极有物不空，再到先天太极神明空真，三境界会元融通由无化有"从心所欲"，小能心神化潜行所不能，大可明达宇宙恒盛未然贯永。佛性神明：欲界，凡俗后天本心虚妄顽空；色界，先天明心本真不空；无色界，多维妙透圆通玄虚维空。

人体小宇宙天、地、人者，天乃是纯阳之神；地乃是纯阴之体；人乃是阴阳交汇之心。心意乃为阴，心神乃为阳，摸索形体后天由心意感觉入手；探求无形先天由心神感应切入。神功内在主本于心，心神凝合交汇先天。关旨秘要：心主令，令挟意；意敛气，气坚固；固成势，势注定；定凝神，神归心势，势凝铸完整；先天得机得势太极乃成。内华凝注：精充盈，气完满，神灵鲜，性刚实，和合一统返注于心，神性先天内核行没化潜无所不能，实战技击般若儿戏，神化超凡来无端，去无踪，首尾难觅。

心法阴阳人神法通：

下部：后天本我灵、魂、魄欲界，有形纯阴三维行作之地；

上部：先天真我神、气、精色界，无形纯阳多维行作之天；

瓶颈：人体有形硬件、无形软件，天地阴阳汇交中枢行作之心。

太极先天（沙漏上部）、本俗后天（沙漏下部）、心结阀门（瓶颈关隘），心柄掌先天、后天上下质本截然不同，心法顺、逆旋转动势万字"卍"、"卐"标识相悖。后天养生"卍"心法动势顺应自然；先天悟道"卐"心法动势逆运自心。

后天心法顺行外展　　　　先天心法逆运内收

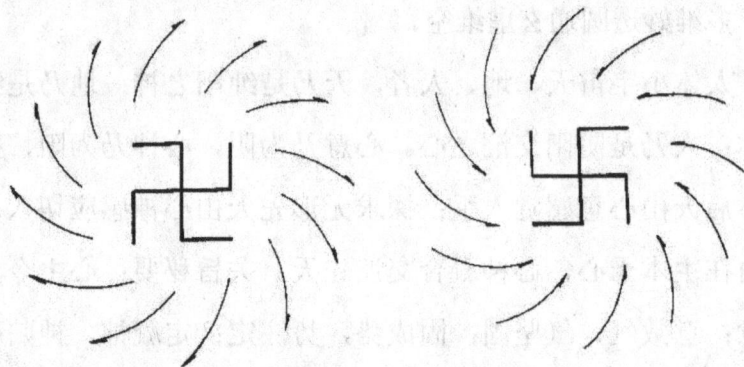

俗常心法"卍"顺行修为三维后天，心结阀门向下开启，上部神、气、精先天纯阳华盖无形透心顺然下注灵、魂、魄纯阴灵枢，补给后天形窟硬件颐养修和尽享天年；贤达心法"卐"逆返修行多维先天，心结阀门常闭，锁住先天神、气、精完整合一，后天形窟万本纯净虚空纳潜化无，无形灵；魂、魄脱离形骸逆潜上行皈依神性，助燃明心升华永驻。太极、道、佛修炼心法够做后天、先天悬差，后天硬件灵、魂、魄耗费神、气、精致先天消损殆尽；先天软件神、气、精缉拿灵、魂、魄返至

先天强补增益。心法并非凭空臆想捏合，乃系后天有形具实修炼所化，心法凝注无中生有。心法虚无法令高筑，三维后天实潜（透过瓶颈）逆反先天遁入多维，本我凡俗欲界（穿越而上）升华真我神灵色界。太极心法修炼唯实细化明索，促令后天硬件实浊物本"千斤"升迁先天软件"四两"质净明空，绝非轻言口授能通，若无挚诚苦行修炼不会穿透心法芥蒂丝毫，法门不当心灵明慧闭锁，功成法正奇难势如西天取经。

太极、道、佛先天心法修筑法门独透决然相悖后天宗教法理。后天教化戒律闭锁心智天然，规制众生谨慎恪守不可逾越雷池，囚禁心灵读本诵经困陷后天，制锁思想统辖精神绑架本心失离自我，颐养后天不识先天没化本真，心垢蒙尘锁缚人性自然本真。道、佛心法屏蔽后天跨越生命超度生死，以心为核开释先天均等同驻，解放人性融通虚无神性本然。诵经、祈祷、掐咒，诸端法事停驻后天精神层面，先天兀立无施无助无缘道、佛枉度时轮。太极入化：太，三维后天大无限，常理有寻；极，多维先天小无尽，并无常理可觅。太之万有熔铸一点极核，三维无限大皆由多维小无尽主辖柄定。故，古往今来明恃修炼广多，透悟太极真知罕见。大凡修真谦逊低调不好张扬，自明尚浅枕时奋进探索未知，隐匿深居难觅有缘知交。教宗借神以立先天成当，够力不济以后天顶冒先天，聚拢庞众索收恩惠充填私欲，视先天人性为小，行后天束缚为大，初衷至诚至善，后终反目涂鸦。

先天修行大法正邪两化。人体神能正气化潜虚无静没无张，无生无灭，不增不减恒定极化归心，先天潜匿无形凡俗常心无能窥觉。人体心欲思维邪气趋柄，一切后天人事正邪诸般，正确、错误对立纷争是非通常，均被邪气簇拥挟持远离先天，致使心灵难觅正本归宗。心灵先天、后天阴阳质潜：先天门户闭锁正气无丝毫显露释放，故无能调发潜用；后天门户洞开邪气哄然浸透所有，铸就人常邪气迷漫沸扬。正邪斗法逐鹿无止无休，苦海黑白颠翻跋扈，一切是非皆陷诸神法慧清澈明透，上既明透为何不出手纠偏？宇宙神明大法注透两束，一本天堂清净极乐；另作地狱苦海陈杂，人心束本分张均按天理定数程序指令序放，无任何力量能其左右。

人间繁琐诸事正邪潜注，是非混淆难得宁静分清，先天修行首当心灵净化，脱离凡尘事物具体即是顽空，离开当事现实剖析正善、邪恶毫无意义，透彻事实真本纳归人性正邪灵潜明辨通悟，心刚正真隧穿阴阳触发神明势能明心法慧。凡尘苦海轮回万众灵魂浑浊碌碌，裹挟肉体利令智邪凝注为鬼，欲要脱俗净化唯有心神先天可以清纯扬明。故此诸神修明旨要虔诚忏悔后天静定默悟先天，唤醒人性本真明辨善恶震彻，生灵挣扎后天苦海心囚困鬼壳形窟极难摆脱邪灵鬼魔纠缠，先天神明、后天灵邪阴阳正邪博弈。心三维形体之阴核鬼魅邪祟，神多维虚无之阳极明善能化，明心当正神出邪灵鬼魔须臾隐遁消没，心告别一切凡尘错解误识，先天神出，后天鬼没，"神出鬼没"灵根纯净神圣明真。

人是宇宙中唯一能启动先天窥知神行的灵性能体，世间每一灵体活人皆为神行独立，心性纯透，与生俱来的单机性本金身，恰如大地座座古刹，大内先天心净至纯，宛如一佛尊、一道君，居中观心静定止水，修明正果先天本真。心性扭曲持柄外张先天无在灵性无归，虔诚炷香顶礼膜拜修养后天伦当无类。"能容乃大，无欲则刚"容乃包罗万象，大乃无极；欲为眼耳鼻舌身意，刚为太极。故而此言明哲意涵是"无极包罗万象容大，太极先天无欲纯刚"世态炎凉人心叵测毋庸再论。

道、佛修炼归返先天之心而非人识共享后天通常之心。心质两差：通常心与神相分离，无能牵勾互通互流，进而无从捕获神行潜没，神形时合时散毫不相济。先天心神相济为一，心就是神，神就是心，心动神随，神动心应，心神和合触动得机得势完整。神与形混合相裹无分，故先天神动无须形动，心神微动，形体迅疾合拍而应。人们通常以琴、棋、书、画陶冶心操，其态隶属心性后天文化素养，心动行化哲理明通，质本与心神先天毫不搭勾。通事平常均为后天理做，用挤压、榨出之法获取所需，废物残渣积留堵塞形潜流长。贤达做事反道而行，隧穿、透射无形抽离汲取，维系心形内里完好如初，感应有、无神行置换明同。常人做事一心专注一端，太极修炼一心分二精透明清。常人两事同操并做，心动纠缠后天趋张，神势难以把持锁定专一，往往流于劣化常般，故专心事令巧施不可二用。太极修炼悖逆常理，神功先天锁定心神阴阳两分，心阴内静制锁，阳神外展判定，定势完满和合既济自然。

太极修炼一心专注后天为基，一心分二神功先天妙用。太极阴阳两分，理其阴而驻阳；会知阳而守阴。真涵：守其阴而阳动，驻其阳而阴明。知守阴阳当柄清晰，虚实两束铁定释然，势运能化灵活换转，太极神华玄机妙化。

太极先天修炼为什么归结于道、佛？道、佛心法高透明澈盖没能及。守恒唯一，锁定不二，守定凝结心法精华最高。故，人体修炼锁定道、佛先天心法，初始，专心静守为一，不可有二。始终坚守元初不坏，其间渗入一丝杂污浊念，即刻崩塌毁于一旦盖没能是。心守志专不及其余：可外可内，可有可无，无形无状，无中生有，感应真切，其旨所在乃为先天"着熟"，知己知彼著以了明。

人三维有形思维，多维无形信息凝合心法程序，运算修明：一心铸就守住内生不坏之阳；二心锁定身外摄控之阴，阴阳清透无扰嵌入无形先天信息处理中心。始从"着熟"进入先天，再由"懂劲"打开神明方便之门，身外点落感应及触玄机易理中衡，陷敌神失迷离自恃不支，神通透显所向披靡。

　　太极先天修炼归本道、佛元始极发，一心分二为太极；二心化性为神明。太极修炼能做到专心守静就已不同一般；能做到一心分二就为高手非同凡响；二心透性诸多只属于道、佛超凡无尽玄真。俗尘后天常人一心专注已是极难，先天心法无人传授肯定不成，有人传授无能领会也不成。认为有人传授肯定能成的浅薄注定诸事无成，其中妙道只有具备先天能为的人才能心知肚明。

　　人类诸学行至高端必然归宗心法，心法置高藏匿泥丸神明，只有先天能够开启神明法通。太极、道、佛先天心法高筑，内蕴质潜剥离实相化入虚无，倘若窥察人体宇宙虚空莫明本真，切须彻悟虚实、大小、始来归去秘要细末。人体无形先天、有形后天固贮，开释化解**"离开己身不是道，执著己身事更糟。"**提警，如果离开后天人体就无从谈及先天修炼，离了先天自然无能成道；倘若一味沉迷执着后天形体丝毫无能触及先天，修炼诸事岂不更糟。太极修法：始由体化归心静持，心定剪除妄念诸生，无思无念锁定万有实相载入虚无焚化殆尽，纯阳先天诱发灵神挣脱实境潜化多维虚无，三维人体天成自然开放，神灵感应穿透皮毛细微通透内外。人体后天驻留只能感受三维实有变化无从感应体外多维详尽，神本华盖流散体外化无心智流离三维国体丧失完整；人体先天感应虚无端变，神本华盖锁固泥丸心定三维置换多维周身化整为一。国体内外两地各行其端，心神透感体强完盛，先天感应隧穿神明虚无通化。

三维欲界人烟唯权财是举名利熏心穷凶极恶，酿私欲祭神坛权谋吞噬无顾及它，颠倒是非扭曲人性浸化人间。史上无数英豪不吝折腰争夺神坛，惜哉昙花暂短难鸣持久，千古云烟功过是非沉没史河尽涤荡净，闲话笑柄留作后人谈说。人心大内神坛筑就：后天人品向外恃领；先天心神向内领悟。先天、后天揪心锁神化潜而修，后天：人身国体心君载动，大内宫闱君明昭示天下，稳坐宝鼎独揽大权立王霸行一统四海扬威，载舟覆舟轮回往复。先天：心君大内潜修构建神坛雄主天下，制辖国体无形先天、有形后天神性和合一统，挟无形主有形立君建业神明泫然，踏乘神舟升华隽永。乃因，欲界后天神坛强占他人心地，区区光环点燃万众之心，万众心头留位给你神坛就在，万众心头没你位置神坛覆没，凭一己私囊够做虚张万难长久。坐享后天神坛须由万民抬举，一旦民众基石崩陷即刻滚落神坛，独柄自专无能久恃绵长。外搭神坛心神游离本体它荡，心离大内而破碎，神游体外而驱散，心神两分神倦心疲，国体后天失离心主而夭折。而内在神坛核质完全相反，贤达先天神坛凭心而立，人体先天神、气、精凝聚化性归真，神游弋居无定所，神定合性心力劲明，心神完满伫立无形，驾临神、气、精三军华盖当令，先天统辖无形多维神明极尽。先天神坛权衡一贯始终，屏蔽己心外势无能干预，守定虚无内化修明，心主神明锁定元初母先。元阳神坛先天独领道、佛本旨洞烛寰宇神明独享绵长。刻事求人明问己心，大内神坛迥然两异：统辖万心充填己欲，搭建后天神坛虚名一世，摧残本心亵渎神灵，宇宙时轮碾碎生命时化过眼流光；闭锁周身万向归心完满，多维先天神坛亘古通化，心神本性归真恰同宇宙洪荒碧华芳永。

当今一切明有融注网络软件虚拟，太多不可能骤然化成现实。诸般实有载入数字信息世界尽由程序指令柄定，信息互为独立相互转化互无侵扰并无好坏之分。无形多维虚无还本三维现实好坏原诸立见本形，矛盾冲突骤然迸发，由此可见数字信息与现有切实令立独行。太极修炼内潜亦复如是，身体有形漫化于无，无中生有凝聚势能信息无形潜化虚拟多维。形体强势聚积之有衍变渐行清纯净彻，先天感应无形多维信息注潜而生，虚拟先天割裂三维万有明贮于心，心欲转化够做可能，唯此触发感悟开明修真。假若纠缠功夫凝滞形体实有，心能潜化囚困躯体制陷，自然无能欲达明心。太极、道、佛均凭先天虚无本心明立，数字虚无多维唯有讯号信息纯真，数字本无善、恶纠葛亦无公、私博弈。多维讯号势本能量贮藏，一旦牵勾心欲须臾善、恶两注，浇铸红尘人际善恶争锋纷扰阀乱。先天求真程序：由实有形体万有之公起步，化有为虚聚敛内收归私（心），实有之私转化为虚拟数字之私，虚拟数字之私熔铸于心持守定化，化作虚无熔铸宇宙神性大公（泥丸）。大公乃是人体融通道、佛、太极根蒂唯一，又是潜于心神无形大内私密藏匿最深的多维之窟，身外他人无能窥察细末毫微。道、佛劝诫人修为行善，乃是由欲界实有伊始，为是打扫心地清静平和，清理心内杂芜，还本宗私地净土，适应先天耕耘播种，无形多维数字信息无存邪恶分掣，其内一切能量化善整合境推向上熔融宇宙天地大公唯一。人心大内清平自然，实有公、私角逐沉醉沸扬迷障，吞公有充饱私囊独尽挥霍，毁灭先天人性终为垃圾。修行智贤一旦真正进到无形多维数字信息极乐领域，神行化潜无所不能，杜绝俗事繁琐纠缠，无再眷恋凡尘喧嚣繁锦，超脱苦海圣达宏远。

先天公、私窥秘：心注多维通透人体洞窥宇宙神行包罗万象，宏观天下繁杂同治，逆运收敛愈小愈坚实私密愈大，自心其外任何无能进入无法分享更无偷窥隐秘丝毫，外展透及社会生命先天四两神均，行为谨慎良知度化无丝毫外泄感染环境不适，心神向善增助人性和合共既，先天势能通透宇宙大公大善本觉独领唯一。私潜先天之小吞没宇宙洪荒之大，聚敛归心小而反大，弱而反强，心神先天本潜有、无中和天成。人一切后天逆、顺纠缠有、无交汇融注私囊，权无辖制恶贯邪盈，行端立己唯我无他，私欲猖獗利令智昏，伪善庞然失德寡助。人间苦海本我之私泛滥，三维私小后天妄谈多维公大先天，真我先天潜匿之私兀立，何能何德私擅多维大公。离开真本现实无从透映神、灵正邪乾坤两仪，神、灵不分无从辨识善恶博弈分掣，善恶不分何以修心，不修心先天何得能立。先天归心洞透俗事善恶理常，道、佛神明纯正归宗自然。

提起"世外高人"思维一般跑向深山老林，惯常认为奇异特殊远离人烟，凡尘固有认知沉陷囹圄。"世外高人"实指怀有神能绝艺之人，绝非不近人间烟火之异类，隐匿高人兴许就生活在你身边，只是从不卖弄显露故此鲜为人知。古来贤达外在朴实内注明华，衣、食、住、行简从俗常普普通通不过。时下名流内藏诡诈端居临上，炫耀资历粉饰堂皇气势凌人，窝藏伪善贼惑假公济私中饱私囊，后天逐利私吞公有，行之以大实之当小，手段龌龊鞭挞道统狭囊私弊；贤达先天内筑逆修，心力隧穿多维虚拟数字，感应信息过滤实有，修心私潜济公行小反大，明扬私潜大公。太极心法玄秘锁定道、佛洞彻先天唯一，法无不二，微小私密细微窥察神明本真，心铭执导普罗开来，远古玄德后沿弘今。

人生潜匿先天程序贯彻虚无，俗常沉沦肉体享乐后天善恶纷扰蒙尘先天。心之大内人性善恶展开神鬼博弈，一切光明磊落向善度人升迁神乡；一切诡诈阴霾诱人堕落鬼壑。人沉沦后天不知生死度化，不晓先天神性始末由来。先天神出后天鬼没，后天鬼猖獗先天神闭锁，天理刚正明柄。末世当今魔鬼嚣张乱象丛生，金钱权柄摧毁人性诚信良知，利欲倾轧激化人伦你死我活，道德水火江河日下，亟待神能人智力挽狂澜。道、佛先天逆潜化解肉本开释凡心，肉体无存善恶自然无驻；无善恶灵魂自归神柄；灵魂神本净纯自然注定；神本注定心性自是惟空，神性一点通透万本惟真。明端旨潜：后天心归返先天，弃肉身，遣灵魂；先天感应心神格致神性惟真；人体宇宙融合一统，心势先天神化神通乃大。

　　人类了解天人一统自然和谐最大障碍是修知脱节，专于形体心修后天武功"自身修炼"，基于科学心潜后天学识"破解未知"，凡此远离先天搭建空中楼阁。人类纵贯三维科学意识陷落后天，忽略神行化潜无能开启先天，无能打开心性多维宇宙神明，更无能追寻天外高维生命行端旨末，诸多未解谜团唯有起步先天化潜多维才能启动明真。先天修炼程序无时不刻都在谱写大内自心指令，丝毫不会与体外发生任何纠葛，故与天斗、与地斗皆狂徒梦呓虚妄。内心自斗方能开启主观能动，随机挖潜心隔后天欲望弥留，不受其外干扰而左右，长时间沉潜内心己斗，定静内明毫微变萌，透过毫微勾连人体本觉察悟宇宙，体有万物先天质本转化牵引好奇欲罢不能，透体明心催发志趣其乐无穷。

　　人体心定净纯夺先天神明数字势能无尽强大，神行神化奇透玄妙，修行透潜唯有心法隧穿先天感应把控神明一线。心法无形先天凝注得明师真传是根本，能领悟多少是缘分，自是无章擅加涂改望得一二水中捞月；心智恍惚妄听偏信，囫囵终老势必无成。先天修炼心法第一，口传身受兼并第二，失之具体心法无驻，心神分离盖没能是。

心，宇宙万物浓缩人本中核，先天心法神机妙化，既是道、佛修明运载仙舟，也是破解宇宙心释法通钥匙。太极修炼驾驭先天多维程序数字砥柱中流，后天返先天有形化无形，通慧心法包罗万象最高隐秘，道、佛先天法门通化宇宙神明，高就文明神先本真心伟芳华。

附缀：

《般若波罗密多心经》

观自在菩萨，行深般若波罗蜜多时，照见五蕴皆空，度一切苦厄。舍利子，色不异空，空不异色，色即是空，空即是色，受想行识，亦复如是。舍利子，是诸法空相，不生不灭，不垢不净，不增不减。是故空中无色，无受想行识，无眼耳鼻舌身意，无色声香味触法，无眼界，乃至无意识界。无无明，亦无无明尽，乃至无老死，亦无老死尽。无苦集灭道，无智亦无得。以无所得故，菩提萨埵，依般若波罗蜜多故，心无罣碍，无罣碍故，无有恐怖，远离颠倒梦想，究竟涅磐。三世诸佛，依般若波罗蜜多故，得阿耨多罗三藐三菩提。故知般若波罗蜜多，是大神咒，是大明咒，是无上咒，是无等等咒，能除一切苦，真实不虚。故说般若波罗蜜多咒，即说咒曰：揭谛揭谛波罗揭谛波罗僧揭谛菩提萨婆诃。

释解：

定心感应自本先天确在，行恃心定入化先天幽深时，映透后天眼、耳、鼻、舌、身五大肉本感蕴物化皆空，一切烦苦痛楚无化恃净。先天神核，心无异神，神无二心，心即是神，神即是心，一切后天感受、念想、行在、辨识，心神亦复如是。先天神核，诸本法相尽空，无始来无终去，无尘念无空清，无强增无弱减。是故神内无识心，无感受、无念想、无行在、无辨识，无眼见、无耳闻、无鼻嗅、无舌味、无身感、无意识，无颜色、无声音、无香臭、无味道法相凡诸，无眼见着实，乃至无形态意识潜隐。无一切明有，乃至万物明有尽化为无，亦至无老死，老死尽皆于无。没有烦苦陈集玄虚湮灭，无欲也无求。以无任何欲望缚求，心神参悟，依托心定入化先天是故，心无攀扯牵挂，无攀扯牵挂纠缠，无生惶恐忌惮，远离梦幻颠翻遐思，三维本界后天形窟终究完满圆寂。三世诸佛，依托心定先天入化是故，得无上、正等、正觉，三法界三禅机。所以知掌心定先天入化，是大神觉，是大明觉，是无上觉，是无等等觉。能剪除一切诸凡苦楚灾厄，真实切切不虚，故解释心定入化先天法觉，法心元定即觉：揭谛揭谛　波罗揭谛　波罗僧

揭谛 菩提萨婆诃。

　　心乃统辖人体万有明通，先天、后天分束阴阳独立湛明。后天心者，采用眼耳鼻舌身意，受想行识，形体万有举作行张，生命运化注定潜成。先天心者，神维潜注，内无眼耳鼻舌身意，受想行识本相，感应无形三阳华盖、三阴灵枢势能性潜，无形纵潜贯通人体宇宙元初母先。

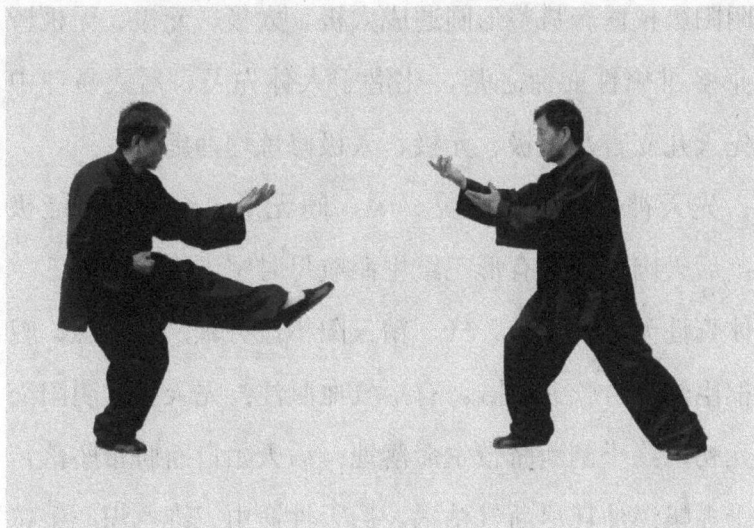

第八章　论 性命

性命人体先天无形、后天有形既济和合统化。

生命人体后天有形苟活现本。性命无在生命无存，世俗凡所尝尽生命苦乐随常，少人度潜性命修明通华。

性命人体太极源自天地无极母先，始元混沌鸿蒙清浊渐次两分，阴阳独立相悖两成，纯阴有形明化物质，纯阳无形凝聚元极。阴阳裹挟博弈势整形圆通成太极。太极、元极、无极皆先天无形多维修性立命之基，化潜于人体先天、后天易理中和。故先天兀立言及无极、元极、太极修炼均为虚妄。

性：先天神、气、精、灵、魂、魄无形多维性潜势能极核；命：后天肉本形窟有形三维生命航母时空。

人体真性无形多维神、气、精三阳华盖势领，灵、魂、魄三阴灵枢臣辅六合乾元潜匿。有形气血凝注：先天始于阴阳交媾受孕元初，终于割断脐带生命落地；后天始自断脐带坠落苦海，终于孤帆燃油耗尽断气枯竭。后天性命由三维意识心秉持够细，性似水，命如舟，生死航程水载舟行彼此相依，苦海汪洋彼岸难觅，性能耗竭舟覆人亡。

太极屏蔽人体宇宙性命阴阳完整。人体万物完足筑成纯阴后天命本；人体无形神、气、精盈满构筑纯阳先天性真。性命两扇门先天性扣住后天命闭锁神明够做屏障，一切后天无从开启性命敞放，惟有先天方能撬开屏障拨云见日。修行路上虔诚信徒熙熙攘攘多被人体后天阴实囚困，知修心养性祛病健身已经上佳。柄恃静心养神，积德行善，供奉神灵，舍己为人诸般为后天最高境界，此上知透先天修潜阡陌寥寥。修德性，养心身，徘徊后天无缘承载先天，崇尚厚德视作性命双修陷落浅薄。先天修行心定净纯割裂一切后天行为举措，神、气、精和合一统归性。

太极性命修行锁定攸关，先天多维虚无统辖后天三维实有。道、佛宗旨后天返先天，一旦坐定先天性命双修唾手乃得，豁然一线神明阶梯匍匐心下。凡俗修身养性混迹后天遁入空门，青灯静默远离神旨高端，性命双修心欲空想顿作哑然。

学拳不在形体练得多强，而在心神无形修悟。无形修为，既要勤于思维，更要善于思维，思维明辨够细独特。思维本为动，动者纯阳无形，其根为静，静又悟之始。何以？思维停滞不动，没有思维即为静。静至欲念停摆，头念即可不散，后念随即不生，此谓真静，真静可致达开悟本觉。太极先天纯为艺术，纵潜深渊无底无尽，其玄妙万化难能窥察。学拳犹如潜水，拳艺愈高沉潜愈深秘潜层级质增；反之，拳艺浮皮潦草自然无能沉潜下深。求师学拳心怀忐忑指望洞穿老师功夫内注，大凡明师均多年沉浸百味厚载，凡俗碌碌岂能一眼透穿。得缘赐教就应敦厚敏诚，修心徐进无中生有功令智潜，师徒珠联璧合默契当明。功夫点滴贵在积累，艺术高端唯须细化。凡是一见喜欢一眼彻穿，多是虚华观赏水货绝非修炼精佳。世间奇珍兼重静待承载后恃，绝不会因庞众鲜知而自轻。

　　性命概念先天抽象难能明澈，剖析是非曲折详切：命为身体切实即作是，性乃心神凝固即作非。是非阴阳覆盖万物万事明确，凡俗人生是非裹挟纠缠浮动圆囵生变，一切生灭集注道、佛法眼明透，万变万作立本当切，修当下，辨是非，察端倪，心彻明，通神真。凡俗事理万象通常皆陷是非：不是对就是错，是非曲直即此非彼。此乃凡俗意识概念，非为道、佛潜隐匿明。凡俗是非对错负载条件，并非事皆置准。譬如：当时对，错过当时难说对，时间为条件；相对一些人为对，相对其他人难就对，对象为条件；搁到这地方对，摆到其它地方就不对，环境为条件；就是科学所著定理、定义放置三维成立，注入多维就不成立；人最纠缠不清是爱，伦理之爱当为伪善，人性之爱才能为真，诸如此等错综复杂难以详尽。道、佛所修之真渗透万事万物其间错综复杂，不偏不倚无过不及通达明慧，凡间万物诸有质本升华行止有序奇妙玄化。道、佛神性最高唯有本真却无本理，真乃神性本然惟玄妙化并无特定规制。所为真理，真乃自然，理为盖同贯使，人情至理内注伪诈藏私，伦理学说与天本自然相悖两张。以人际伦理博弈天道必致倾斜，人本乱道理存真亡，故道、佛本真噬三维后天真理为邪恶，唯以先天多维神明注潜为宗本。神真本作绑定事物维真，高山仰止不染凡尘，立势机变应事得安，神性惟真寰宇永驻。

人体性命是非勾缠，凡俗把一切行规常理定当正确为是，把看不见摸不着潜匿无形定错为非，完全背离了宇宙万物自然本真。三维裹挟是非框定正确与错误，而道、佛多维冷眼窥透三维"是"为虚妄，凌驾是非时察明辨，万端变化须臾肃整，一成不变铸就荒谬。身体后天是就为神本先天非，是非有无构成性命双修之本，人体通常以有感为是，无感为非，居是而非，知其阴而不知其阳，端居一隅差生诸偏，无缘觅得不偏不倚无过不及上佳，失离先天举措惘然。道、佛本旨并非要人脱离现实咬字嚼经，而是要人从凡俗视角透析是非，提升明辨能力，高视角洞察道、佛抽象本义变"是"而"非"。道、佛劝诚解悟事理通常是非明辨心境融通。明辨乃为先天内潜之"德"，凡俗均把"德"错误理解为善心做事，根本不谙先天内注修明，禁锢后天心行善做，无缘道、佛穿透先天明悟。经文均乃出自前贤切身修明悟敕而成，内涵晦涩空洞很难还原初衷当切，如果不能逆潜通常是非明辨，何能明悟经文内潜高深？冷眼旁骛潜遁入虚无回避事常远离世故并非道、佛旨愿，无信无修迈过是非想成先天绝非可能，故以"是"度凡尘为第一步，然后呈现是非性命修炼，乃有第二步可成，否则无缘道佛先天。性隐多维命潜三维，多维一点注定维真境玄，无是非、无分别、无辨识、无能染指先天本真。先天多维虚无无形并无空间维度分领，后天三维空间体认先天语言文字皆注荒谬。俗常是非通转性命内化攸关，锁定先天修明惟一。

道、佛、太极性命神能万有心法先天无尽，体命血肉形窟化生灭解，后天基因开发定实有限；心性无形凝固化易贮存，先天心神延展抉择无垠。故道、佛锁定心神修明当恰，心是人体三维、多维，后天、先天，虚实、阴阳，体能、势能，内外交替转换中枢，也是人体先天神核料理唯一。神藏匿人体受命于天，内在清扬四两纯阳潜注，漫布剥离飘飘洒洒，任由肆为不受人意毫微约束，潜行莫测心体无能窥察。天授四两神柄毫微明注潜小，涵盖宇宙信息全息尽染，偕同寰宇势能无穷尽。后天生命碌碌万有无能触染，惟有先天感应洞察四两神行，生命时限屏蔽后天开启先天脱胎换骨心神注潜神明本真。

人乃宇宙高维势能聚量体。宇宙维度构筑多维无尽，无限无垠无尽乃为太，无内无外无端为无极，无极包罗万象凝聚一点多维纯阳化有为元极，元极生动阴阳和合相济即太极。太三维有形动态膨胀无垠，万有具实凝注多维极核内潜；极核多维无形动态收敛内缩无尽，寰宇势能万注内潜化玄。寰宇洪荒万本极核一点，三维有形庞众广知，多维无形无人窥领。太极处于动态永恒中，宇宙大太极，人体小宇宙小太极，天人一统。

太极天成自然图：

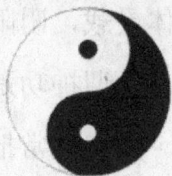

阳鱼无形宇宙洪荒，由黑眼无形阴核主宰；阴鱼有形人体万有，由白眼无形心阳主柄；动态左旋铁定自然。

太极先天修炼图：

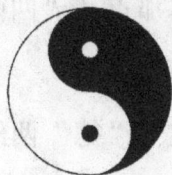

阳鱼无形人体洪荒，黑（阴）目无形之性柄辖；阴鱼有形人体万有，白（阳）目无形心核窥秘；动态右旋道、佛修明宰定。

人体太极修炼核心质化天成图与修炼图转换。宇宙、人体阴阳定在左旋自然动态中，无形之心主宰着自身阴鱼之万有，却反被自身万有所制困，无从觉察人体、宇宙阴阳博弈。修炼伊始阴鱼从心所系，逆常理反其道而为，即由左旋自然变为右旋逆修行定，人体摆脱顺理天成阴鱼由有转化为无修炼阳鱼，心乃由无物空有转换为把控无形阴核之心，修炼驶入唯心大内无物承载之核，实现阴核质换为纯阳之核，此乃为人体神性之心。心神完合一统构成修炼图中阴鱼鱼眼，由此彻底摆脱人体肉本形窟，载入道、佛神性宇宙洪玄。

太极先天神功无形化潜感应捕捉身外活体灵载，阴阳衔接互换转化能效，达到把控灵通物有从心所欲。所谓神功是彻底摆脱形体制锁，完全不受丝毫血肉气力干扰。人们通常把开碑、裂石气力功夫谓做神功、神力、真功夫，这些薄劣浅知均乃未解人体神性先天内华明真。神明感通基在灵神活物开发心神无形潜势，非较劲死物施展气力有形本能。故有降龙伏虎罗汉，未见并开山裂石罗刹，道、佛所修均为人体那点儿"四两"真神凝注，人体所有玄妙神奇皆由此精透核准鸣发。

太极先天心神极化，老子集注分成"道""德"两经阐释，《道德经》若按先天修行程序排列"德"经应放在"道"经前面，也就是"德道经"更为合理，其序颠倒想必后人所误。老子的"道"探讨根究的是"神性本真"，开释无形先天神性潜秘，终结于先天"神"；"德"探讨根究的是"人性本心"，阐释无形先天心明质朴，终结在先天"心"。倘若把《道德经》更作为先天"心神经"可能会消除后人许多错解误读之谬，直接引发心神注透。现在，德大多被错解为后天良知积善隆德，清心静养修心行常。先天玄德修为无形内里，毫无行为具体外在明注，心明虚空周身通贯融透寰宇神明。玄德乃道、佛先天抵潜彼岸唯一，心神透达渺渺虚空宇宙元初母先一柄融通。《道德经》剖析心神先天开释神性明真智慧通透经典，成为先天修炼第一奇书。

老子道统中华文明先圣，孔子儒学中华文化育教，传统文明历经沧桑两束，道家开创心神正本归元神行通化，弘扬人性开明融通社会万有流统共驻；儒教开启人体心灵诡诈魂魄邪化，倡导人性奴化等级社会万有措置分张。神正清源远离人际少有人知，邪灵污浊侵蚀人世利令智昏。

《道德经》以道、名开篇展开神、心纵贯，道：宇宙人体无形先天神性本真，为阳、乃虚、宇宙万物之根；名：宇宙人体有形后天生命本心，为阴、乃实、宇宙万物之本。道、名：宇宙阴阳基元体构，万物形成之根本。老子透射宇宙万物应合人体阐释先天修炼神明法行，用天人宇宙整合心神本真够做文化哲思先领：神本先天多维开释"道"化潜宗，面向自然，脱俗入化，行所不能，天人和合一统解缚人性释放才思通敞，开领心河先天立地修明转化成神。孔子思想限辖等级专治构置特权社会人文理念系统：命之后天三维开启"名"化施教，面向社会，体察自命，德尚教范，构建尊卑等级绑架人性规制教化，实施后天教育治化使人成奴。老子思想——开释心向内修感应神明化解人体融通宇宙奥秘，崇尚自然，法阴阳，合术数，开拓淳朴，天德质领，心神自化人性解放，净除邪弊。儒家思想——引导心向外展感应人际关系适合人伦等级分治律条，霸行专政，独裁伪善，特权等级，贪腐朽没泯灭良知，贫富悬殊鞭挞民生，欺诈奴化，绑架心身践踏人性，杂生恶弊。周朝八百年分封统化文明时领鼎盛春秋，后秦皇集权独裁专制一统唯专独大，历代统治承继独裁专制大尊孔孟，僵化思想奴化愚忠，绑架人性强奸民意，垄断财富造就疾苦，篡改历史倒逆乾坤，两千多年孔孟思想枷锁夠细专制帮凶大行逆施，特权等级奴化思想毒害最深，从社会基本家庭再到国家建构形成一整套泯灭人性基础反动势潮，愚昧民风罹患沉渊，时至今日难脱陈染洁净而出。孔子后天远没老子先天自行惭愧，尚存"朝闻道夕死足矣"一丝先天心悟，但行浊教化伪善沉落后天，虽与老子近在咫尺思维悬差若如天地，故终不能明透老子神龙首尾，自恃聊聊远未先天。

远古先民日出而作日落而归自然质朴阴阳理作，祭祀广注历久流长逐渐形成天人一统文明基础，进而诞生《易经》、《道德经》东方哲学宏博大成，诸子百家史卷思潮鼎盛春秋光大恃领。历经两千年专制王朝蹂躏霸统，直至北洋民国终结帝制复创文明旭日繁华，文化破冰思想解放接纳西方科学哲理启蒙文明争鸣鹊起，造就出一大批思想文化精英弄潮逐浪，时境重现春秋相对自由自主文明初盛，文化颠簸文明奋争辉煌尽染半个世纪之久，历史宏明伟绩留驻不可磨灭。可惜好景不长夭折在孙大炮革命浪涛中自由民主人权文明锦绣前程毁于一旦，反逆洪涌匪患猖獗贻害文化芳明沃土，文明复兴再无头绪理还乱。滚滚史河长逝水飞灰湮灭，中华文明历尽艰辛徘徊两千多年，至今社会置陷商鞅牢狱屠戮生灵戕害万民不肯放弃，被世界自由民主文明大潮远远甩在后面，无知奋然跟进竟还持朽逆施，不悟觉醒自恃唯大甘于奴性僵化愚昧没落。老子神明智慧砥柱中流成做华夏骨血中坚，暗流涌动持续无断，激励后继喷薄当勇。东西方人性文明本为一理完全可以融凝互补，却各执一端偏独鸣放，内在冲击愈演愈烈，西方民主文明享用现实生态占居上风，东方集权专制谋略治理生态逊居下筹，太极神祇文明遭到蔑视滑落边缘。

《道德经》根究先天哲理宇宙思辨，围绕人体内在形质万物，心神正潜能化，灵魂翻腾作化，当在修明能变与宇宙互联互通自然本存同注，探寻性命人本宇宙宏观微细修详明化，揭示人体心神先天无形核潜，正在天人心体万物收敛凝定归返先天元初一统。离开老子自然本真这一基点不可能开启《道德经》内质明涵宗要，更不可能心明静驻收敛内化先天修炼小成。仅靠后天学识深厚武断思维简单开释社会现时事本，链接后天常人常事自然无从明透《道德经》内潜，车载斗量文字留驻后天，无一染指先天心神修炼。史来先天有成绝非饱览群书满腹经纶，多为得明师真传再加刻苦潜心修炼所成，先天修炼一步一界天，修到哪步就会窥到哪界洞天，先天神真玄之又玄，修明内潜感悟及通别当无它。

　　宇宙打造人体先天多维无形无状凝心一点承载万有坚实，恰如倒置三角形▽，先天包罗万象融凝在一个三角形虚无框架内，其内虚无明真切有，其外盖皆虚妄，虚无三角形下支点承载极核托起明真态势尽完，先天仅此为一绝无它二。人体后天三维有形明状，形态有如金字塔分门别类各成体系，大框架内堆砌无数金字塔△△△，独特单立高端塔尖各领风骚难达一统。三维后天尘世分繁杂细一旦凝注多维先天瞬即吞噬化无，宇宙三维受柄多维操纵天定理成。常人顺向思维笃信形本血肉感触敏察，专项细化添加积累愈堆集愈多，大小三角分门别类砌垒叠增，科目具细繁杂广注，三维科学细化越分越多，错综纷乱难得先天唯一，心注形体+徘徊末潜。贤达反向思维先天逆修法向自然，"少则得，多则惑。"净心减持从繁化简，心定多维神性收敛内注无形倒三角下极点，先天元阳凌空当立修心明性。心性元阳承载先天包罗万象吞噬后天纷杂注有，有形三角争拏纷扰是非曲折戛然消止，一切有形、无形万物规整和合熔铸先天神性之极太极牢稳坚实。人一切行为意识引发性命阴阳运化，决定主观思维智慧层界。剖析：人后天思维源创于脑，脑际思绪由心主导，虚空神性空而不空，心为先天元阳中枢质潜，脑为后天行端举措集散闹地。先天当立万物承载，恒定极端人体性命一统宇宙惟一。阴阳博弈充斥万有，阴静则展示生命变化无常；阳动则驱使永恒自然创新无尽。宇宙高频谱载能动势无处不在，纯阳势能暗潜耸动及触无常，营造量能无限给予生命万象更新，人心性俨然与宇宙纯阳和合相戚，通兑周身气血活力充盈壮盛。人生苦短修在当下，先天艰辛励在信诚无存侥幸，无师自通纯系天真，囫囵幼稚枉费上佳年华。

性命，天地人本阴阳统盖之根，太极、道、佛通同修明之本。程序译码：纯阳标为"0"；纯阴标为"1"。人体宇宙和合一统，元初纯阳"0"来自宇宙音、光、气受精一瞬嵌入人体转为神、气、精数字信息合成先天之性"0"，绑定父母遗传基因后天之命"1"，构筑生命启元。离开母体踏入人生苦海，凡尘万有簇拥阴阳凝裹"0＋1"载荷性命陪伴终生。后天所有学识技能皆为性命"0＋1"凡荷载有，贯行铁定成"1"。修行先天性命拆分由始，性命 0＋1＝1 将"0"和"1"拆分独单，潜心入定静默感应"0"神之纯阳，锁心定静确切化有为无，后天心之阴"1"转换为先天心之阳"0"，先天感应纯透明心，灵光发见神性本真，真性与先天心应相合不再是"0"，而是在无中生有间转化为神之真阴"1"。此"1"乃由先天神"0"先天心"1"叠加乃成"0＋1"，已非性命凡尘载荷之"1"，乃由性命后天脱胎换骨转化神性先天所成，明心实映见性。明心，后天心转换为先天；见性，后天心性印证先天神性本真。太极、道、佛宗本性命后天转换神性先天，"1"化"0"转"1"乃为超凡入圣程序指令排序。人体血肉之躯筑成有形后天"1"，经过修行筑成真性如一无形先天"0"，运化天地根质转换乃是常人受想行识"1"浊阴本有转化为圣达无垢无净，不增不减，不生不灭真阳"0"无形势能神化。前者三维有形"1"常人视作确有，道、佛视为虚妄；后者多维无形"0"常人视作潜没，道、佛视为切真。对于超脱人体融通宇宙神性先天"0"，本隶多维永固独一不改潜匿人体主柄性命先天、后天一切有、无神行化祇。道谓为"一"喻潜宇宙人体仅此唯一；佛谓为"不二"喻指宇宙人体仅此无它；西方宗教神学则为主宰宇宙人体神本唯一，是指创造宇宙，运载生命，发祥智慧，动在潜能，万有中心，绝对无上真神。东方、西方最高智慧皆神宗旨本凝化，均把人体先天神性之真当作宇宙主宰唯一，略不同：东方道、佛均把定心修先天炼神，基点定潜神明莫测，心神向内索求先天多维无尽纵深，窥透寰宇真观；西方神教秉持虔诚本心，忏悔现本实事修心领悟，心神向外感通万物至高无上神明造主，达成天神、人本寰宇明真。东方乃心向内求索上推人伦通明未然共知；西方乃心向外统化下注社会和谐秩序共享。人体这点儿神性先天源自宇宙音、光、气，无论人体后天遗传基因差异悬殊，天成那点儿神性信息毫无二致，无形先天数字信息伴彻始终，生命燃油枯竭耗尽复归宇宙贮凝。

世俗凡常：生命后天心命"1"当在神无聚拢性无驻宠，

性本莫失心神无序。后天修先天：体命虚无心智归"0"，心性阴阳尚未两分，神性相抱互不吻合，居处**本我**。归返先天：心"0"促使后天性"1"转换为先天性"0"，先天性"0"合神聚宠拥抱为一，神"0"质本转换为真，后天心性升级先天神性版本刷新，心神转化有序，心归神主，即见**真我**。道、佛修行程序注潜：质本俗常心神本我一切后天有形化潜无形归宗心性，心性根质净化后天心神转换为先天神心，真我先天无爱憎，无垢净，无受想行识，荣归神性大乘本真，纵贯宇宙神行易玄。

概说修炼先天始自元初，回归元初终究涅槃，贯穿始终执守元初如一、不二，够做完整真性乃成。元初乃为人体本然初成多维先天，宇宙人体神性相戚媾和初先，信息传递枢纽融通极核运转。先天修炼执着形体僵固，徘徊后天苟延时光妄作修真无缘入定大法正通，偏遁哪家法门盖没能知。神性先天修为灵性所成，开释神魂跻身上界灵性惟满，真性无补奋作枉然，灵魂浮荡坠入轮回。神出鬼没明真性有，其神，先天修炼性本神灵初元，神行通化无端无尽，轻盈纯阳升华神宇永驻；其鬼，后天命本体灵初成，鬼灵通当形作挥霍，凡尘纯阴沉沦地府轮回。神鬼化著性命两端，先天、后天正邪两束，凡人后天鬼作行当邪欲猖獗；贤达先天神行柄令明正刚然。人本先天、后天心行主令，神鬼正邪两分，先天神出，后天鬼没，先天当令心神一统鬼魔远遁。

多维宇宙环环相扣维度凝缩密无透隙，维度由浅纵深凝缩愈深愈小愈质密，小维度吞噬大维度，小容大反逆俗常，小内窥大透映清晰完整，三维有形所有皆陷多维无形极核柄辖之中。多维无形凝缩环环相扣尽小，维度越高密度越高，愈小愈深浸透愈完整。三维有形、多维无形冲破形态意识概念相悖；有形三维由小向大层层扩展无驻无垠，无限空间仅为宇宙含微明有；无形多维由大向小环环相扣无休无尽，熔铸三维、多维万有玄妙惟真。道、佛潜居多维无上至真窥察人间三维正邪善恶万明归心，开宗明义度化凡俗普众逆反先天，而从不干预红尘琐事是非纠缠，市井俗尘万事完本映衬天地善恶两张，天理定数尽显当然，万有轨迹程序锁定寰宇运行盖没能外，强施干预倾覆天定地载悖逆天道。佛心大慈大悲救苦救难非系琐事施援，而要唤醒凡俗知返先天心修大内洗濯净心势达完满明发本觉。心柄笃定先天无干身外任何，祈求外力帮援自为荒谬，顶礼祈福求签更是荒唐。寺观庙宇乃信徒安身修心之所，非贪财好逸懒惰圈养之堂，殿本庄严尊龛伟岸透眼沧桑普惠众生扶持先天修净。神功先天居中定立当尊，虔诚守静锁定当下，神性明悟筑道缘真。

修性立命，修的是后天人性，立的是身体生命；修心尽性，修的是心性虚无先天，尽的是宇宙神性明化。

觉悟是知错纠偏能为良知潜化。

自我错恃而不知，人格良知觉悟不高；

自我错恃而知不改，人格良知觉悟已无；

自我错恃而知不但不改反而变本加厉，人格良知塌陷觉悟泯灭，邪恶凸显腐朽糜烂当以屠之。

性命，性宇宙无限洪荒，生命动力源元，定质宏放、开展、通融、包罗万象；命地球有限质本，生命动能展化，定质凝聚、收敛、孤寡、唯特独一。

太极中和性命归属：

```
    ╱神性（道）先天神、气、精（无形纯阳）宇宙永驻╲
人性                                              性命
    ╲心性（德）后天灵、魂、魄（无形纯阴）人体轮回╱
```

《道德经》乃是凡俗性命先天修炼第一天书。

四性归元歌

世人不知己之性，何能得知人之性。

物性亦如人之性，至如天地亦此性。

我赖天地以存身，天地赖我以致局。

若能先求知我性，天地授我偏独灵。

释解：

世人凡俗理不清自己后天本我欲性，怎能得彻悟知人本先天真我心性。体物神性万具亦隶归真我心性，至于形体天地亦皆心性所够细。性命赖形体天地本有以存栖，形体天地又赖性命存有致成心底莲花。若能求得先天感应知透性命本真，宇宙天地授予性命偏独神灵明真。

（真我：心性；神性。性命即心神。）

四性潜注：

欲性：本我后天体命三维有形；

心性：真我先天体性多维无形；

物性：生命后天体有神窟足具；

神性：先天虚无元初母先本真。

（人性：欲性；心性；物性；神性。）

融通本序：

心性透潜物性，物性融注神性，神性明化心性，心神通化真性，四性和合归元于人性，人性的根基搭建于心神，心神先天一统宇宙自然万具性命惟真。

真我心性为人体天地大一统宇宙神性之真，其聚神、敛气、纳精归宗缉拿灵、魂、魄无形六合乾元一统，大内先天通同宇宙潜秘。大内先天由心遣使，坚实刚硬势能摧枯拉朽，神龙披靡宏图大展。

心欲为非统合之性，其神活、气舒、精专各行其端，灵、魂、魄流散游击作势兴风，物命归心后天大内杂陈，容纳法成静和内注，心身思虑法集万千。

心神主宰人体后天、先天，有形、无形性命万有，神乃天，形乃地，心乃人，天地归宗性命先天易理中。先天真我神性智慧能化超凡；后天本我心命欲望纠缠紧箍。人性天地性命上下两端，可上可下通明慧真。

四性阐释人体先天质本通明修炼，人体无形先天真我心性"0"，人体无形后天本我心欲"1"，人形体万物后天命性"1"，宇宙虚无神性本真"0"。四性先天程序：人体命性→本我心欲→真我心性→宇宙神灵本真，即"1"归"1"，本我心性后天命之根，小乘之功；"1"化"0"，真我心性先天神性之本，中乘之功；"0"＋"0"，宇宙神性本然永恒，大乘之功。人体修行小乘至大乘宇宙虚灵程序完真合一，心神通慧天人一统。

四性元通：

人体命系体性有形万物，是为**本在**；人体后天无形本我心性，是为**欲界**；人体先天无形真我神性，是为**色界**；宇宙虚无神性本真，是为**无色界**。体性、本我命系与心性相合为性命隶属凡界，人际红尘行端举措沉沦有形，有始而有终。真我神性、宇宙虚无通灵潜注，血肉躯壳渐形隐遁迷离神行归真无形，无始而无终。人体四性阴阳参半，本我唯命凡俗沉阴；真我唯性明真潜阳。四性元本归真乃为道、佛根究构建人体宇宙惟一。

　　人体无形本系：**欲为心欲**；**命为生命**；**心为先天**；**神为真性**；**性为神真**。以此细化潜明："**欲界**"以人体生命欲心索求注就俗常后天，失离先天本心，是够凡俗**本我欲性**；"**色界**"以人体生命透心觅求够做性本先天，先天潜心明立，后天俗欲逐次剥落净化注生真心，够细修行**真我心性**；"**无色界**"人体生命虚无化空，无欲无心净纯元初独灵，至真以成**无我神性**。**欲界**：欲念鬼行猖獗充斥后天轮回生命无心，心惟虚假欺骗沉默视听，**俗常三维人事后天有欲无心**，此间生命尚有男女异性求欢所欲，后天心欲彭满，淹没先天不知，有形后天肉体囚困心灵制锁，修炼系属小乘、上乘，故乃有知生命欲求而无知人性根本；**色界**：心定虚无开释辨识之能知觅性命先天具有，心惟觉醒隧穿实相本真，多维先天屏蔽欲心明纯潜化，虽尚有男女后天性体实存，生命心性透悟已无交媾求欢之欲，神行华盖，心柄灵枢融会先天化潜神性无形，入主大乘修炼；**无色界**：无上神明，虚无元初母先惟真，道、佛智慧通同宇宙神性至纯至净神行当妙尚真，华盖切断灵枢制锁，先天通化生命实本虚无净化，一切男女性差后天肉本形实化作虚无，性命智慧神明本真无上等等神通宇宙隽永。境界不同认知不同，凡俗普众视角的**欲、色、无色**陷落囹圄莫衷一是，修行者眼里明为**妄、心、神**三界，先天确立明心则为**心、神、真**三界。结合**戒、定、慧**更能透显后天凡俗与先天宗本悬差，先天修行：**戒**后天欲望，**定**先天心神，**慧**通神性明真，**戒、定、慧**功行三步台阶贯通**欲、色、无色**三界洞天。现行天下修行广众**戒**者寥寥无几，**定**者几无能觅，**慧**者几百年未见其一。天道公允宇宙神明点睛生命那点儿元初不增不减，无垢无净，不生不灭，天下教派盖皆以此宗行立旨。神，通汇人体宇宙共凝，先天赤裸心性融通。人体唯大神明当驻，生命短暂先天金贵神为最佳，绑架后天自损尚好良加，碌碌劳心终难摆脱宿命轮回。

　　神是人体最精粹最纯华的无形质元，也是宇宙惠及人的偏独潜有灵妙，不离不弃浸染性命端华，荣给后天体命顺通，赋予先天神性皈依。神以虚拟信息潜匿泥丸，程序指令万物偕同先天兀立无能注染，一朝及第独灵心镌专利，神行注定未然踏行无尽。宇宙天国乃为势能信息数字大本营，道、佛、诸神同驻无分三六九等，天庭等级森严皆系凡尘三维神话演绎，神界天然一统同均同驻别无分致，均各单机自由互连互网铸成洪大超然。任何心灵性命凡俗化度先天神正圆满都会归返初元遁入信息宇宙数字洪荒，宇宙天国自会多个驾驭神龙宝马独步苍穹行空尊者，一切虚无化境颠覆神话恰切成真。

　　性，宇宙先天全息数字信息人体元初母先正本正善，转化神、气、精虚空凝注心神收敛内藏，真我自由开放平近人性大同，私我真性构筑大公普济扬善；命，父母后天遗传基因人体元初当即邪恶注潜，转化灵、魂、魄附体纠缠心灵伸展外张，本我唯辖制锁扭曲人性尽能，私我本性筑成假公济私行恶。凡常后天命本苟活，贤达先天性真觅求。先天潜化修心炼神至性归真，诸法万注化简为一，五气朝元，人体心、肝、脾、肺、肾生化火、木、土、金、水五阴之气，五气和合凝心构建后天修立先天基元。三华聚顶，神、气、精三阳华盖聚合泥丸升华先天性真。会元者后天心之极；泥丸者先天性之海。心、肝、脾、肺、肾，非常人通识局部脏器隶实，亦非体内运化有感贯行之气，实乃周身无形五气别开生化，其分别受火、木、土、金、水五行统辖，归纳会元激发心底混同有形转化无形，后天心锁定会元，方可衔接泥丸神性之真感应先天本在。阴极后天五气朝元升发华阳归宗先天元初，其不能在体态自然放松静谧无为而形成，而是必须在先天修炼有为自然凝合潜贮。阳极先天三华聚顶核宗源起三阳华盖神、气、精下人间走一遭，借人体栖身铭心修炼先天置成，携带人性灵、魂、魄返归宇宙，宇宙无形多维界领多了一个心神和合先天一统凝驻。真性先天多维与本性后天三维质本大相径庭，常人济世行善修得是后天人品德行，净化地是本心，本心归属后天本性，本性育养心身舒适安康，仅此而已，并无能搭乘先天方舟。养生、修真两束子然不同，皆由心注潜生。心照形体本有意合构筑后天心意强本；心灵感应无形神行修筑先天神势完满。五气朝元、三华聚顶盖为心、神、性程序化本归真。三华聚顶，内在阴阳博弈极为复杂，神首领气、精和合一统，纯阳又当辖制纯阴，神挟灵、气挟魂、精挟魄，轻扬浮华上通宇宙行当莫明。灵、魂、魄裹挟肉本形窟后天作势兴风，灵与气和潜行于经络，魂与血浑隐匿于血脉，魄与心融化于五脏，神魂、气魂、精魂合注于肝，喜魄、怒魄、忧魄、思魄、悲魄、恐魄、惊魄凝注于胆，心灵指令三魂七魄肝胆行作，三阴合潜依附形体落地化行操控具实。生命宴席有聚就有散，气断血凝灵魂走，五脏停摆魄具失，三魂七魄树倒猢狲散，灵、魂、魄挟持后天心踏上黄泉路静待下一轮回。泥丸神行统领三阳辖制三阴，聚拢乾元和合一本，惟有先天可致达明远，故心神修炼，五气朝元在先，三华聚顶在后，心为先，神为后，绝不可程序指令倒行逆施。修此惟以心神隶本，不可与炼精蓄气，炼气化神，炼神还虚附会交织，通关法门境界不同不可牵强随任。神性之真是道、佛融通宇宙化作永恒惟一，修行路上一旦真正锁定真性先天，太极神功可触；道义本真得见；佛释圆通呈显。五气朝元、三华聚顶，法通道家本修；欲界、色界、无色界，法门佛家本觉。道、佛通同修悟，道之功法五气朝元，炼精蓄气本在欲界，乃形体修炼之术，心皆从属眼、耳、鼻、舌、身、意，专诸功用，故心为后天有形质索。三华聚顶、炼气化神本为色界，乃纯心修炼之本，心已无眼、耳、鼻、舌、身、意，惟专独领，锁定先天无形固然，先天神性豁然脱离后天惟独惟存，虽已脱俗非凡，但后天肉身还在，男女性差尚存。明心见性、炼神还虚和合大成本乃无色界，心神虚无当立，后天一切皆已化无，肉身已不复存在，男女性别亦随肉身消亡覆化，修明光盖化潜惟真，真性高本至纯无上。真遣神、气、精、灵、魂、魄六合乾元归宗神性一统，真神纵贯寰宇无心无性玄之又玄，惟妙惟肖神龙华永。

性命质本：性先天多维无形信息神明势能驱使；命后天三维意识思维有形物质能量化实。性命阴阳神灵两束，神无形纯阳自宇宙多维而来，潜居泥丸挟领先天统制后天通同宇宙多维数字信息收发交换先天化潜惟一；灵无形纯阴自父母遗传融注，遍布人体无处不在由先天制辖感召后天生命化灵为魔。后天灵邪鬼命无能先天性真，神性先天心神化真命体无存。性命修炼阴阳两兼意念参杂停驻后天，心难融注神性先天。太极修炼性命内注明实，形体三维虚化明空切有忽隐忽现若即若离化入无极，极化先天定中生动神应元极入化升华为性，元阳神性纯化独灵太极乃成。人性孑然两分，心性三维后天生命，神性多维先天性命，后天生命无能先天神性，先天神性无存后天生命。无极体命所注，太极神性所归，三维潜化多维心神一统归真。神、气、精，灵、魂、魄先天性潜主宰后天生命潜能，先天"四两"唯真，凡俗修为止步，贤达递增迁升，天地万有物质虚化数字信息，体命能量变为性潜势能本真。

　　太极修明哲理彻真：无极先天、后天混沌和合为一，基元争拏纷扰阴阳极核两分为二，此段称谓一分为二；一分为二为过程，亦为修炼手段，终极目的合二为一，合二为一真正阴阳既济贯通宇宙元初母先太极惟一。若滞留纠缠一分为二无知修进，将居处阴阳博弈袭扰纷争当中永无宁息之日，阴阳无能相济自无拨雾见真之时。

　　人体三维五脏六腑，骨肉气血，四肢百骸一切有形归属后天乃命；人体多维心神气精，灵魂魄无形隶属先天乃性。三维注定天成：空间位置，时间长短，距离远近，矢量大小，能量范畴，定义理衡，科学立本万有贮存。三维所有熔铸多维须臾成立消没化无，凝聚多维势能一点黑洞幽冥。道、佛、太极宗潜：载形体后天筑基修炼，净化虚无归返先天，先天柄辖心神既济指令神、气、精三阳、灵、魂、魄三阴统和融凝化性，后天具实虚化神性本真，最终求索乃为人体宇宙先天内真惟一，无出其二。

　　人体神、气、精纯阳无形潜能化动；灵、魂、魄纯阴无形凝注体静。道、佛静修神、气、精逆潜，驱使灵、魂、魄化动，打造心神先天精华质潜隧穿性命动静神行。

　　人体、宇宙无形性潜：
宇宙基元三潜：　音　光　气（无形先天，神通永恒本真）
人体纯阳三宝：　神　气　精（无形先天，神明华盖潜注）

人体纯阴三异：　灵　魂　魄（无形后天，鬼魂灵枢轮回）

宇宙音、光、气阴阳注潜元初母先，细末未知无解。人体三宝神、气、精，三异灵、魂、魄，无形六合乾元勾连天地柄掌生死，阴阳和合先天、后天之分，先天者神灵；后天者气魂、精魄。人体后天修炼育阴养阳其功：虚灵、纳气、敛精。人体先天修炼纳阴助阳其旨：神灵、气固、精盈。

　　人体后天返先天修炼性本有三：

致静蓄精（炼精蓄气）　施动调气（炼气化神）　定神化真（炼神还虚）
　　（后天）　　　　　　　（后天）　　　　　　　（先天）

　　一切体命修炼终归化阴归阳，神性化真，融通宇宙。

　　性命阴阳唯有相济无以双修，性多维无形绑定神、气、精纯阳华盖收敛内修心正归元；命三维有形绑定灵、魂、魄纯阴灵枢外合外应心欲邪张。道、佛旨潜多维正气刚柄无形性真；儒教诸论三维邪气混合有形命本。人体正邪主宰势能两分：纯阴邪纵，灵、魂、魄勾心缠身碌碌后天纵贯行举，凡俗心意被灵、魂、魄驾驭鬼邪纷争囹圄终无宁日；纯阳正柄，神、气、精缠裹心神恒守先天静定洞幽，修行通化神、气、精驾驭神明纵使多维势能当正兴发。神、气、精正本监察灵、魂、魄刑责指令形实切有，凡尘杂陈是非功过时轮往复被灵、魂、魄绑架鬼祟邪欲放纵。道、佛先天正通法明德善横贯寰宇。人体性命：人之元初纯阳性善，先天光明正大贯当善始；人生延后纯阴苟且，后天邪恶施张串通终生。生命邪束划破初本宁静自然，欲望盈满挟持本心内注自我弃善纵恶难得平复。人性欲求牵动魂魄邪灵兴恶，修德后天当作伪善法修小乘。人性隧穿心灵虚无明透，先天正通大德修筑道、佛大乘神性明真。

进化论完全是后天学识产物，站在先天洞透其极荒谬，人为高级动物说更是有悖宇宙自然明真。人体先天乾元基化神、气、精华盖天宇纯阳不更不改隽永，灵、魂、魄灵枢纯阴转世轮回度化不变，先天势能数字信息主柄性命洪伦转化唯一哪来进化。后天形窟基因受柄于先天操控，人体先天与动物先天根质完全不同，与动物合并同类项岂不智商坠落致残。人体泥丸神灵潜匿，动物泥丸灵魂潜注，神行指令量级水准大相径庭。天定神赋：人神性潜尽可修炼化仙；动物灵潜性本仅能修炼化魔。动物只有时轮享用而无修炼先天神驻，灵性潜修还须借人体独特方能潜化成魔，故大凡灵性动物多选择大内阴盛阳衰体弱心迷之躯，借尸还魂画皮混迹天台，得逞一时终难逃上界法眼神慧明刚，个别有成亦都沦为诸神魔下奴婢玩偶侍从。偶有瞒天过海潜下人间作乱，陷万众无辜于水火行尽恶贯满盈，上苍必会斩恶除邪刚明整肃，魔高一尺，道高一丈。性命两注，命有形负载后天形躯，地府魔灵；性无形主导先天心核，神仙幻境。生命时轮后天暂短，无修先天枉费人生，凡俗广罗忙碌后天苟活虚度有欲无心；贤达独领先天潜性修明有心无欲。天神眷顾大地先天独灵人心本真无上，旁及它类无能比肩，心性灵魂跋涉人生是非功过，体命错过当世先天无再。

古往先天修炼深化莫测，神奇玄妙难尽清透，故遗存文字晦涩词语阡陌。现今先天修炼几近无人知晓，前贤文字迹面隐涵难详注解，神功修炼难觅明真奇佳化为虚妄。先圣神功实战无敌令人匪夷，长时无能化解内中玄妙，当今量子探究斩获突破，正可借鉴透析神功内真端倪。量子本身为多维无形势能在三维空间基础单机显现，每个单机都有另一个阴阳相应配偶，阴阳单机纽带潜匿多维，三维空间无从窥测多维运变，也毫不影响内潜驾驭明通。阴阳互变，阳动阴则应合生变；阴潜阳则应运生化。太极制敌乃是先天神会缉拿他人灵魂的神明势潜，其神行内质恰与量子特性天成吻合。神功技击细末：人体势能在先天状态下心神和合即整，心即是神，神即是心，先天心感神灵会元。自身神势能状感应他人灵显，异体神灵相应吻合恰切潜化多维，后天灵魂一旦狭路先天神摄，立陷心离神失体无举措呆若木鸡。异体阴阳纠缠一瞬，神灵多维势能裹挟为一，质能生化无受时间、距离、物体、时空具有、万化辖限，瞬行令合一统，先天纯阳隧穿技击犹如小儿戏耍常般。

人离开性命根旨无从谈及修行，儒、道、释后天、先天明晰阴阳相悖，俗常国学固有囹圄由何搅动性命修为，细潜：儒家修身养性驻守后天，道家尽性立命探秘先天，佛家明心见性浸融先天。

儒——凡尘后天人性伦理，推崇修身养性，侍奉生命心智静养，以琴、棋、书、画善行高雅，潜心隐度灵魂孤芳自赏。倡导齐家治国平天下，立身安邦韬光养晦崇尚隐忍，名德兼重心机诡道。心神背离先天神性潜旨，育养后天生命苟安，食尽人间烟火吞噬名利盖有，心性德行驻守凡常后天浑俗和光。

道——宇宙先天神性本然，修行奉扬尽性立命，力主修炼先天心神虚无五气朝元，贯彻炼精蓄气注定实本，锁定五脏静潜虚无；贯注炼气化神锁定虚无，五气朝元静心注定元初；贯注炼神还虚恃心定化，三华聚顶心锁感应泥丸神化；五气朝元修筑先天神潜之根，三华聚顶注凝先天性慧之源。心神先天化潜归性，定持后天化潜虚无，扫净凡俗万具隶属，神性通化先天一统，神行尽享超凡入圣。修旨简本：五气朝元凝注先天心神主定；三华聚顶入潜多维神性内真。

释——宇宙先天真性本然，修行崇尚明心见性，明华神行覆盖世俗繁琐伦常。锁心戒欲静持守本，凝心固有妄念迷离，驻心定守感应先天，神应明注心潜化无，神性惟真盖没能及。见性先天多维神性凸显，透过后天固本修为，剔除凡俗奢欲定静先天，神本静持先天定化性显；明心多维先天心凝极核，惟先天注潜神明圆通，本心虚无万象皆空，潜移默化真性一点惟空，透尽先天心佛神筑。

儒、道、释性命两束不可同烹，儒沉落后天无能言及性命修为，道、释先天仰旨超凡脱俗性命修行唯一。（**此儒、道、释根究的是思想大家，非言教化信奉，家乃为思想文化，教是为信仰规范，思想文化人文高端可升华先天，信仰规范人文局限尘俗后天，若把道家、佛家当成道教、佛教理解囫囵一统沉落后天。**）

　　人肉体凡身均乃心神内化灵注，宇宙无形本音主宰寰宇多维恒定，注入人体转化为先天神维系人生性命，滑入三维空间转化为纯阴载有乐响音鸣。神抚慰人体三维通化心灵多维，空间音乐抚慰三维心身够做人体后需。三维、多维，有形、无形，先天、后天，同应合心；虚无、实有；善、恶；真、假；正、邪；神道、灵魔；仙乡、鬼蜮；独立相悖。宇宙先天神音够做人体神灵先天、心身后天能化神明恒通。

　　《道德经》论述人体先天修旨"**天地不仁，以万物为刍狗；圣人不仁，以百姓为刍狗。天地之间，其犹橐龠乎？虚而不淈，动而俞出，多闻数穷，不若守于中**"释解：体不盈实，是因不知爱惜体有万物，心不明净，是因不知顺应脏腑各本功彰，人体宇宙闭环内间，其状犹如肉本形窟皮囊营壁完满？虚空明化无尽，动愈潜出无穷。多听不知怎么修炼虚无明化势能，什么也不如踏实定守住先天中。

　　老子思想精髓构建单各性命体国完满，外透宇宙自然人际关联和谐一统宏本洪大，并非夹杂帮国、民族、集团诸般狭隘丝毫。血肉形窟后天对于纯阳先天形就皮囊虚壳，先天无形离析而出，上界纯阳华盖神、气、精无形数字信息所主，冥界纯阴灵枢灵、魂、魄无形讯号切本。灵体后天化生无形、有形阴阳两气，无形真气注髓神盈，有形经气贯通脉络；神、真聚合凝化为精，精盈髓海固本强源。人体气血运行周身皮毛腠理毫末，神、气、精潜行护佑撑起后天生命有形，筑就国体形强质坚盾固。体国神为君，气为吏，精为民。君令，吏使，民贯，灵、魂、魄臣服依附合力，倾国完聚六合乾坤强整。人体有形、无形囹圄混成阴阳两分，无形运行形窟天地之间，清阳升迁，浊阴沉潜，先天形质转换成作皮纸空囊，势行莫测神化玄通。人活世间以体为国健存构筑大私，体外人际共享共存自然和谐筑成大公，帮界、国域、群体一切诸多人为划分皆筑为私垒，悖逆天宇大公通同与共。自然个体单机私行完满，人际大公基础雄厚壁垒彪通，明华透潜铁定天然。而今倒行逆施厄运灾患造就时人难觅元始人初天赐均等自由，人类自行相食残孽劣性不如异类，违背天宇神造繁华圣境明真。

宇宙、人体一切势能神明锁定，万有神行宰定，心定神主惟空，化作宇宙最大最高、最盛最强、不更不改、恒常永驻、势能本潜、唯大惟真。人体性命先天修明神行程序戒、定、慧：始由后天弥合之音立本戒行，弥空旋律合鸣及心触灵，和畅上旋熏染心极远悖，轰鸣繁响紊乱心神迷离。杂音乱心尚且不论，单就优美音韵舒心安适而言，合鸣交响迷醉漫空触发心行安逸神享后天，促发无形心灵厉鬼恶魔旋舞搅扰心定神潜，故其先天神旨修明戒行第一。后天凡有通常绑架心灵邪魔鬼诈，奢欲灵潜鬼蜮轮回。先天性本元初极化明正，心灵修炼秘潜阴阳神定，纯阳清虚不坏不改，心神定宰挣脱后天有形三维制锁，潜匿先天无形多维纵深。老子、佛陀、耶稣皆为心定行化神明大成，心神隧穿宇宙纯阳音、光、气无形通化慧能无上惟真。

人体心法密宗驻在性命先天修炼。性属心性先天神性，先天多维感应无形神明数字信息势能；命属心性后天体命，后天三维肉本躯壳修炼心意贮存感召能量。多维无形宇宙三维有形人体和合归心一统，心是三维有形后天体命万本通索中枢，亦是打开形体潜能程序钥匙，神、鬼凝注会元心通性命先天、后天阴阳两张。泥丸是多维无形先天神性万本通化之窟，亦是神行虚空信息潜势往通之门。泥丸性命信息，性负载信息秘潜多维无能捕捉超物质特性，命负载信息查实心柄指令三维行当。泥丸神通宇宙本真极化惟真，唯有先天感应纯彻触及神行修明**"淳德全道，和于阴阳，调于四时，去世离俗，积精全神，游行天地之间，视听八达之外"**，寰宇玄秘无上绝伦。

人类数字文明 1——9 三维、0 多维，数字负载有、无信息组合无尽隧穿全息宇宙玄深，红尘人伦奇数信息最大最高：7 为三维基本轮回定数，9 乃多维神华隽永定数，贯透古老象形文字性命涵隐。华夏古老文明起始远古神传文化占卜，沿流驻今几千年单形字符内藏匿大量宇宙信息神能强势通天化地，象形文化浓缩符号成为远古文明精粹无断流芳。近代新文化运动推行文字改革，直接从古老源头掐断神传文脉，腰斩文字信息数字根结潜秘，阻断传统文明沿流救本，失去文字实有人文价值根蕴势本。这里就有关先天修炼浅释一二：正体字"頭"由"豆"和"页"两字符组成，原意解析"豆"乃指泥丸神根单机各万多元如豆，豆完整唯独筑成神元；"页"是说神潜贮营体系联章，信息页码数字排列集成无尽。释解泥丸无形豆本单元先天筑垒强大，启示后人拓展前沿开拓索秘。再看简化"头"字，用大表示人首空洞无物，空而不空用二装填头饰，泥丸本为宇宙全息能量数字信息库藏贮营无尽，泥丸神根元簇页页麻麻神化无尽却变成大二维空，神能化潜改作呆愚傻二，实实令人不解改版意欲初衷。正体字"體"由"骨、曲、豆"三字符合成，具体分析"骨"乃为人体骷髅形窟架构中坚；"曲"乃指附着骷髅肉本腠理气血经络血脉行张；"豆"是指人体大脑泥丸先天基元信息隐匿库营；三部和合明晰人体有形、无形虚实够做完满。而简化"体"字由"人"和"本"组成，虽意思浅明但抽离神明文化根蒂注潜，古老文明源流血浓夯实无尽轻减弱化既无营养又无根旨的清汤寡水。简化字只是迎合凡俗心理变异，毫无眷顾远古源流宏博信息久驻绵长，一个简化轻浮掐断中华古老文明完满置陷浅陋囹圄，表象文化改进实则伤残本根，古老文明拓展复兴不能肤皮潦草，更不能拍脑门倒行逆施。古老神传文化信息宏博智慧深远，透过人体宇宙数字密码破解文字真观隐秘。

"天人合一"中华文明先天精粹，诸多质潜透详今没能解，常识天人一体概念停驻后天固有自然，并无先天修炼体认内深，人体闭环宇宙天成自然内筑天、人、地和合一统，天者玄关、脑户连线与百汇、会阴垂线相交点为无形神之核是泥丸宇宙；人者膻中、夹脊连线与百汇、会阴垂线相交点为无形心之核是先天根蒂；地者神阙、命门连线与百汇、会阴垂线相交点为无形体之核是后天地球。上焦天、下焦地凝汇于中焦人构筑心、神、体和合性命先天一统人体小宇宙，小宇宙封闭自恃完整并不干系体外自然，而是透过先天与宇宙和合密切相戚。先天乃性命根蒂又道、佛万本修炼之终核，先天兀立一切盖常尽陷虚妄。凡常造成误解乃因三维、多维根质相悖，起用后天理念通常无能染指先天，三维后天学识厚博无助理解先天深广致远。"天人合一"内切明真先天"心神合一"，天泛指神，人泛指心，只有心神一统先天元初才能打开宇宙泥丸窥探宇宙洪荒，宇宙先天心神合一是华夏文明智慧精髓核本，关旨全在自身小宇宙内化明通，先天修炼屏蔽后天浅薄开启心神细末，内在多维修明一味交织三维固有谬误纷呈难觅其一。

　　人体宇宙天成神明惟一，人生独灵万类不同阴阳质潜：阴三维有形构成生命；阳多维无形够做性命。人生后天生命、先天性命构系：生命后天，生乃无形多维神，命系有形三维体，阴阳合隶灵体恃整；性命先天，性乃无形多维神，命系有形三维心，阴阳合隶心神恃完。人生，神主先天心性，灵潜后天心性。后天浑俗和光灵邪鬼行宿命归心；先天神明秉正行令既往合性归心。

　　宇宙神正刚柄授人独灵先天"四两"性真，后天"千斤"命本。人本存活后天享乐华实远离先天元旨，物质苛求科技飞猛欲令致昏，人类计算机大数据集成数字信息丰富能化，开发出的智能机器人不远将来必会超越人类成为地球智能霸主，那天就是人类自掘坟墓程序的终止符，自我彻底清零无复将再。智能活体"四两"先天性真随即消亡，道、佛神祇也将完成使命，"千斤"后天命本自然无复存在，取而代之的是无血肉的冷体机器人。至此神、气、精三阳华盖因受体无在而无能再潜凡尘，灵、魂、魄三阴灵枢失去制约而变恃猖獗，世间无人无神善良无驻，妖魔鬼魅后天思维充斥人工智能程序邪恶灾厄固牢衰朽，不堪未来世界将变成何种境况——莫、没、无，任何力量已成无奈，唯有宇宙神明健在未来纠偏矫正惟一。

　　人体智慧生命内贮时光疾患磨砺，疾病是另类语言表达方式，展示曾经的创伤，实录记载过往历历迹真，系统累积汇成一本书，当修炼先天重新认识自己，就能读懂这本书，就会洞悉生命智慧本真。不能洞悉生命智慧的文化，就不是文化，更铸就不出文明，只会步尘往昔陈复旧历轮回。当洞悉自本重新生命，生命智慧幡然兴作，每一疾病背后真相透彻鲜明。疾病是有生命，有语言，有经历的，记载大事小情兀突梗概，续本凝结智慧般若集注大成。

史来阐释太极文注诸多，专注先天神潜难觅其一。《道德经》德经开释后天心性，道经开释先天神性，纳天地万物自然法理逆推人体内外通常诠释性命心神先天详实万化；《西游记》透潜人事俗常深驻浅出开释心神索径通法秘要，贯穿道、佛先天修明叙话长篇。前有《道德经》诠释人体太极先天元初神性本真，后有《西游记》阐释心神太极先天修炼法旨秘宗，再有王宗岳《太极论》太极先天精短湛透神功定准，再兼先天内修潜化《无极歌》；心法内化程序《太极歌》；先天内核阶梯《授秘歌》；先天奥潜深秘《四性归元歌》简明歌诀充化。（特此强调四首歌诀均系先天奥旨，切勿套用后天贯注其间堪成贻笑。）老子论的是太极先天**根蒂**；西游说的是太极先天心神**法修**；王宗岳讲的是太极先天神功**实效**。三部文献精透太极先天根旨纯清明澈，心法彻悟神华隽永。

宇宙万物最珍贵莫过于人，人最惜贵莫过于生命，天宇独灵神圣莫属，高级动物说降格人伦亵渎神明，不明神赐先天智能赋潜后天鬼魅行障，同类相食相残倾轧邪恶绝伦盖过自然及它，人伦神明智慧先天修化，生命自潜神性天成，仅只唯一，绝无再二。人的寿命天成定载，世间无存借时延寿，苟延奴化再长无益，唯有天地人伦贡献生命异彩增光，倘若灭绝人伦杀伐屠戮无论如何美化颂扬也盖不住腐臭腥恶，尚有点滴人伦善举美行再遭涂鸦也抹不去历史实锤凿定。

　　道、佛敦促凡俗关爱生命修性明悟当下，着手切实命在惟真，透体化无凝注先天神明唯一。三维所有注潜多维能量转化为数字信息贮存，三维实本化为虚妄，熟悉多维数字信息哪一程序，就能掌柄三维哪种生化大法。生命时华叙写性命轮光，凡俗广罗浑俗和光不知先天修悟，更不知何为生命元初母先，生命终竭无能与始点元初弥合致圆，性命光轮轨迹曲率无度端离两开命潜神离失却完就。性命伊始阴阳够细道、佛先天基础，心锁有形化潜无形，后天返先天，定心修悟，一旦先天明立坚实道、佛神性一统，始元初点、终竭端点无痕衔接，性命光轮轨迹完满圆通涅槃，道真为一，佛禅不二，真、禅注本无解，无解之无解乃为玄，玄之又玄通化明统。

　　人体后天有形肉本形窟先天修炼终极目的非性命双修凡俗高雅，而是心神凝化锁缚灵、魂、魄先天恃领，渐行渐满心命脱钩彼此不再记挂，先天统制后天有化为无肉本形窟灭迹消痕，心铭镌有神明独特恒定驻永，天虚华乡又添新丁多名道、佛，虚无纯净端华绝非玄学神话，凡俗诚明坚信先天奋进不已皆有可能。

寰宇鸿蒙性命神授惟一，余盖万物生命鉴别本注不同。太极先天文明宇宙多维元初惟真，天主神明定柄万本平起完尽，东方、西方神明信仰一元本始和合驻永。

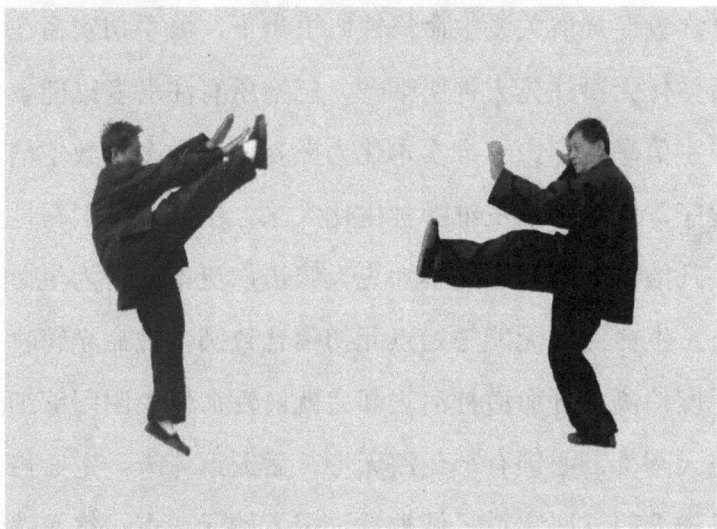

第九章　王宗岳《太极论》解后

太极者，无极而生，动静之机，阴阳之母也。动之则分，静之则合。无过不及，随曲就伸。人刚我柔谓之「走」，我顺人背谓之「粘」。动急则急应，动缓则缓随。虽变化万端，而理为一贯。由着熟而渐悟懂劲，由懂劲而阶及神明。然非用功之久，不能豁然贯通焉。

太极先天内真，源自无极虚无混沌而生，动静博弈机变两分，阴阳化生于先天元初母先。动则心神两分，静则心神相合。神无存太过与不及，随心曲和就势伸张。神刚劲心柔静，心神两分谓之「走」；心顺定神背张，心神相济谓之「粘」。心动急则神应急，心动缓则神随缓。虽先天变化万端，然均为心神一贯易理中通。由熟练感应先天着实能化即"着熟"伊始，渐至心神阴阳孑立当明纯阳独柄为"懂劲"，由"懂劲"再而触及先天神明易理中通阶梯。然而不经过一番持久用功脱胎换骨质变，绝不可能豁然贯通先天。

虚领顶劲，气沉丹田。不偏不倚，忽隐忽现。左重则左

虚，右重则右杳。仰之则弥高，俯之则弥深。进之则愈长，退之则愈促。一羽不能加，蝇虫不能落。人不知我，我独知人。英雄所向无敌，盖皆由此而及也！

虚无先天领牧神势周身明生刚劲顶力，周身之气收敛沉静心田先天凝结即丹。先天既无位置具体又不牵瓜形体，似乎毫无驻留却又明晰切有。心重左则左神虚空，心重右则右神杳渺，仰之则神高无际，俯之则神弥深无尽，进之则神行无际，退之则神行疾促。先天虚无神明一羽毫微不能加，蝇虫微弱不能染。他人后天心无能知我先天神明，我先天神明独知他人后天形为体末。神功高手动武瞬即所向披靡，盖皆先天神明易理中和所及也！

斯技旁门甚多，虽势有区别，概不外壮欺弱、慢让快耳！有力打无力，手慢让手快。是皆先天自然之能，非关学力而有为也。察「四两拨千斤」之句，显非力胜；观耄耋能御众之形，快何能为？！

与"先天内真"相悖的旁门诸类庞多，各派虽略有区别，概大同小异，不外乎强的欺负弱的，慢的不如快的！有力打无力，手慢不抵手快。先天乃是人体自然本存之能有，绝非有关学练体力而为有。窥察"四两拨千斤"神能，显然不是凭力胜人；再看那些耄耋之年还能抵御众人偷袭侵扰神武上佳，快怎能解释清楚？！

立如平准，活似车轮。偏沉则随，双重则滞。每见数年纯功，不能运化者，率皆自为人制，双重之病未悟耳！

先天明空神立定衡平准，鲜活灵动恰似车轮。心偏倾沉潜先天周身神则随化；心专本后天周身阴阳则僵滞。每每见到多年纯心用功而不能运化阴阳者，往往都是自心被后天形体缠缚锁制，根本没弄清何为双重之病！

欲避此病，须知阴阳。粘即是走，走即是粘。阴不离阳，阳不离阴，阴阳相济，方为懂劲。懂劲后愈练愈精，默识揣摩渐至从心所欲。本是「舍己从人」，多误「舍近求远」。所谓「差之毫厘，谬之千里」，学者不可不详辨焉！是为论。

欲避双重之病，必须透悟自身阴阳。心神先天即粘似离，且分又合。心不离神，神不离心，阴阳相济心神独柄，方为"懂劲"。先天而后心神愈加纯清，感应愈加缜密，定持静默悟识揣摩虚空玄妙，渐至神随心智应物自如。本来「舍己从人」乃屏蔽后天形体无存唯先天从染，多数人把「舍近求远」误解成舍弃自我去感受他人，置成劳心伤神大谬。心神内在先天感应和身体外在后天感受，哪个近哪个远明切昭然无须赘述，先天兀立不会明透内在机理，不修先天自是枉然。先天、后天阴阳界定对错细若游丝，中间毫微无存不为先天即为后天"差之毫厘，谬之千里"，太极先天修学极难不可不详慎缜密思察明辨！是以立为论。

原文字解：

太极——先天。

者——神真。

无极——虚无元初母先。

人——神。

我——心。

着熟——熟能感应切着实落。

懂劲——阴阳两分独柄元阳。

阶及——触及阶梯。

神明——神行易理。

独——唯有。

四两——先天神真。

千斤——后天形窟。

沉——收敛；沉潜。

重——着重、感觉。

偏——单倾、偏注。

率皆——都是。

解后

太极先天神武绝伦，道、佛先天神明定化。太极拳轰鸣当响广布流播根因有三：首当张三丰民间神传佳话；次为杨禄禅神武奇异展露；再而王宗岳神功精透短论。

太极文化远古流芳，链接拳术并不久长。太极宏观人体质本宇宙，非隶属拳术专特，太极、拳术花开两异并蒂联姻起缘清末武林同期涌现董海川、杨禄禅神武高艺，一时震惊武坛轰动京城，面对众多好奇寻根觅源，董海川答曰"八卦掌"前所未闻，后成独家独创鼻祖；杨禄禅是回"绵拳"学自陈家沟，后以"杨无敌"名贯武林，至今无人能出其右。显见当时并未有"太极拳"一说，故杨禄禅只好将神功蜗居"绵拳"麾下，"太极拳"名噪缘自杨禄禅神武盖过京城过往诸般，同乡武禹襄见后大为惊愕，探明出处随即前往河南寻根觅宗，不想误投赵堡驻留潜学数月，返归途中借宿盐店偶获王宗岳神功精短论著，字字铮铮应印神明绝领，研读细赏爱不释手，大爱无疆奉扬公示大张共享。杨禄禅神武应合王宗岳先天内真确切恰吻，好事者便将杨前之所学后之所授"绵拳"改头换面抛出"太极拳"新创。

《太极论》留芳武林无几明悟透潜，杨禄禅神功闭锁更无能领悟，太极神功先天与拳术武功后天行当两悖，先天神武置困在评书演义神话闲聊中诱惑问疑，确信为真者不多，心明求知者寥寥。王宗岳通篇围绕心神阐述先天四两神行莫化，"神"字仅现身一次。太极与拳术本不搭界，王宗岳四百多字概述未提及一个"拳"字。神武心神精透先天本真，绝非形体力量后天贯施，先天技击神能斐然致使武痴迷醉仰慕。太极先天神武涵潜，拳术后天肉体形窟无能领略先天独贯，凡是以拳曲解《太极论》必陷囹圄无缘先天本真。用"拳"硬行绑架太极囵囹歪就酿出太极拳，刚愎自恃看似高明实则败笔，先天神旨沦为后天通常。"拳"披着太极绚丽外装误导后学广罗，现就盛壮空前：杨禄禅神武奇异促成武术多了个"太极拳"；王宗岳神武论著促使武坛文籍多了篇"太极论"。

《太极论》概述先天独特，太极：人体纯阳内在先天神性潜没；拳术：人体纯阴外在形体后天潜能。独领先天为太极，蜗居后天为拳术。用拳术觅求太极，沉迷形体阴阳混浊困置后天沦落一般。以太极引领拳术，心神化著无形阴阳相济内外独灵神武超绝莫测。而今广众错把后天当先天，误把拳术当神功，囵囹混淆恍若迷离：良知尚明者拿拳术骂太极；迷盲无知者拿太极践踏文明；伪善叵测者利用太极肆行欺骗中饱私囊；透悟先天修明者避谈太极杜绝合污。

"太极者，无极而生，动静之机，阴阳之母也。" 太极人体万象广罗无极够细自然无化，无中定有先天一点元极核凝。

极化纯阳动生，极化纯阴静潜，生命体物动静机变虚实运化，阴阳万变先天极化元初母先。人体宇宙先天程序盖由无极伊始，凝聚纯阳元极化势，恒动能化太极乃成。故不能以拳种论述太极，无论什么拳种只要练到先天神功层面必然宗归太极，太极先天大乘修明，非凡俗游戏通常。

太极之太：大三维无限，多维一点核凝，大三维凝注多维一点为太，太多维质小成极，故，太亦是极，极亦是太。神行纯阳混沌无极先天一点凝成太极。太极宇宙无形本源最大最高，亦为人体感应质本根源最大最高。本真：大反潜小；小注容大，最大最高潜化于最小最低基元内质，大小高低融合为一隐没浩瀚浑沌无处不在，人体势能无形潜匿运化无尽无端。无极先天始初：浑沌静默，无形无象，神行潜匿，浸透虚无，奕奕生动。有极化生阴阳动静运行程序促生有、无相互转化，心主人体先天、后天动静机变。宇宙洪荒，天地玄黄，太洪荒大无垠，极质密小无尽，太极万端运化中核心神先天元阳无形潜匿之窟。在拳"先天内势"，在功"太极神明"。无极——融融浑沌心身潜隐无形之领，太极——寥寥虚空心神凝合有极之核，神主真性之动化生妙有空而不空；气盈体命之静孕育刚健而贯纵。所有武功神、气、精明心高筑，无极先天元阳无形无状神能潜势动裂膨胀两分，静态收拢聚敛无过无不及，随心曲转就势神变伸张。神性无形，心命有形，无形主之，有形运之。先天势能激发内在极化生变，催动神行偕同衍化浑然完整，一切后天归返先天本始元初。

"先天神真"分着熟、懂劲、阶及神明三步修炼。始由后天形体定修先天注化，无欲无知静定无极后天明实化入虚无，切切感应隐隐有物若即若离明着实落，从偶尔出现渐次增多达至熟悉确凿即为"着熟"。此即先天神明武真"十年一剑"铁杵成针基础，先天感应渐行强盛，形体后天趋之若无，"着熟"随心昭令明张阴阳互无侵扰，先天元极纯阳心定独柄立行是为"懂劲"。心静神定链接紧密，心神灵慧呼应无间，既济和同洒脱通透，就是来到神明台阶下，谓之"阶及神明"。神明者，神行莫测，玄通无解，明慧切真。人体先天无形无状，后天形体无欲无知，唯有心存感应神行真切，千万莫把形体诸般当作太极先天修炼，日久行深后天绑缚越捆越紧自然无缘先天纯净本然。许多人把"着熟"错误解释成招式、招法、技巧纯熟，皆因不晓先天感应内真。把"懂劲"误做了解他人身上劲道，形体错位后天注就平庸。心神虚无先天内领着熟、懂劲、阶及神明，通过知晓、懂悟、运化三步修炼至达了知、懂化、神行先天大成。修明慎切：感应乃先天所生，先天无定感应无生，势必不能明透"着熟"细索，无触"着熟"何谈"懂劲"，再话"阶及神明"纯系无稽之谈。

"人刚我柔谓之「走」，我顺人背谓之「粘」。"大多数人简单把"人""我"理解成他人和自己，王宗岳通篇阐述只是自本先天，并不干他人丝毫。太极先天修炼外明刚实，神势刚劲心静虚柔，用"走"表述心神阴阳两分互无干扰；心注内定顺达背后神明完合势整，用"粘"表明心神阴阳相济一统。"走""粘"确指心神相分、相济，后文**"粘即是走，走即是粘"**更加明确，修炼程序先分为二，而后融注为一。其实，人体生命乃由阴阳和合构筑，本我血肉有形构建形体后天之阴；真我元阳无形构建内在先天之阳。每个人都把形体本有视作唯一，心神元阳无觅无知。王宗岳刻意用"走""粘"阐释心神目的唤醒常人通彻先天。

许多人习武练拳多爱钻营形体技巧徘徊后天，虚无概念缺失难于理解《太极论》先天根蒂。**"虚领顶劲，气沉丹田"**大多理解成"头顶当怎样、小腹又如何"偏差幼稚步入歧途。**"虚领顶劲"**阐述先天虚无神势凝聚内强外张周身顶力如弹簧刚劲如球皮。**"气沉丹田"**内敛气沉髓海沃土良田注潜无形，神、气、心凝合一束极化先天构筑天、地、人混元易理中成。丹是指人体有形化于无形，先天之极核实质小；田而指人体上泥丸，中夹脊，下命门髓海统化合成熔炼丹鼎之炉。先天修炼起始后天五气朝元，心、肝、脾、肺、肾脏气归元凝注中丹田。丹田功法：先天修的是天、人、地三盘神、气、精三合一统无形凝聚，泥丸展透玄关，夹脊贯穿膻中，命门透连气海，骨髓浸融乃为播种结丹肥田沃土；后天练的是五脏六腑有形之气化成一统，气海本营丹凝贮融。王宗岳抛开后天功法不说，单就中丹田先天极化"四两"神明而论，气沉丹田乃为后天走入先天的先决必须。"不偏"是指先天"四两"神凝中正释然不空毫无位置具实，"不倚"乃指先天"四两"切断形体粘连决明独柄。"忽隐忽现"乃是"四两"神行浑然一点无实不虚若即若离。"**虚领顶劲，气沉丹田。不偏不倚，忽隐忽现**"完全阐述体内上、中、下丹田先天一统神性内真，中和神行潜匿体内无形状、无位置、无体感、无眼、耳、鼻、舌、身、意后天丝毫。常人不明就理，用身体对号入座，找形体之正，觅有形之中，用后天顶替先天，以有形替代无形。更有拿住下丹田专注炼气，无可否认专注气柄谓为高端功法，气贯周身亦谓不简单，但强本固力越练越僵，相悖神功愈行愈远，欲要回头势比登天。先天元阳正即是整，整即是正，中和不偏不倚，中正浑然三维多维、有无、虚实、阴阳既济顺和势完。通常锁定气海丹田，充盈丹道有形阴化之气疏导经络，诸般注有归属气功，虽属后天上乘之功，但居处先天修炼之下。先天拿后天形体为田，调用心神清除形体田地杂芜净土归元，聚敛神、气、精无形凝合成性，此性先天之极谓丹。此本丹田是指先天心神合性为一，周身盈满外如球皮张紧，刚硬如弹簧似墙垣，只有触碰才会感觉刚硬无比，内静空通融自然中和。"**左重则左虚，**

右重则右杳。仰之则弥高，俯之则弥深。进之则愈长，退之则愈促"，王宗岳阐释先天多维无形神行：左虚无，右杳然，上高无端，下深无尽，扩展大无际，收缩疾愈促。这段话多被错解为上下、左右、前后三维时空意识形态，够细体能后天拳技简形意化。人体先天多维神、气、精、灵、魂、魄无形虚空六合乾元凝聚一点神凝定化，心法先天虚无易理中和感应隧穿，若即若离，忽隐忽现，心转化物自如。先天心法多维运化始于静；后天心法三维变化发于动。"一羽不能加，蝇虫不能落。人不知我，我独知人"，一羽相加、蝇虫着落三维有形轻微毫末，皆陷多维一点神明透染。他人后天意识无能了知我先天心神所向，他人神意毫微尽陷我心神感应独辖柄控。先天多维心神感应与后天三维心意感受，能为质潜天地悬差互不相搭，董海川、杨禄禅神武决明均为先天感应置陷他人神智迷离所致。"人不知我，我独知人"，唯先天心神物化自如，再强悍的形体功夫，一旦碰上先天神摄瞬即魂魄坍塌丧失还手之能，"英雄所向无敌"先天显赫。

　　史来，相悖神功旁门武技广杂众多，均以形体力量论著功夫高低，导致武林"壮欺弱、慢让快、有力打无力、手慢让手快"，强壮欺负弱小，慢让于快，有力胜无力，手慢不抵手快，交起手来扭作一团无成体统，囹圄角力大失观雅，借往昔门户辉煌炫耀自我广成普遍。太极弱可胜强，慢可抵快，无力可胜有力，超乎寻常鲜有人信。太极神功自本先天神能潜注，绝非后天气力凝聚所强，更非学练形体力量所为，先天与生俱来人皆共有，只不过随后天知欲渐增而消声隐遁不为人知，后天人事泛滥通常自然丧失自本"四两"先天寻觅之能。太极先天神行无手，交手照面生死须臾毙命，哪能出现拳脚相加揪扯不清。**"四两拨千斤"**须明透先天，"四两"人先天虚无神性内真，太极之极乃为神，"千斤"后天肉本形窟确切明实，太极之太是为形。相敌生死搏杀须臾先天"四两"内真钳制他人魂魄使其"千斤"形骸拔离本能之有。耄耋之年尚可抵御多人神奇壮有，此皆先天神明运载与后天血肉形体无干。**"显非力胜；快何能为？"**一语点破太极神明旨化。当今习武之人哪个不是攀爬在后天形体力量、速度、技巧上，凡是倚重身形体力无论修炼哪门功夫绝不会沾染先天毫厘。先天"四两"神能信息明当定立，后天"千斤"体能形本自然让位，反观后天形体强盛坚固绝难领略《太极论》先天法旨宏明。

　　天地万物大道化生，体命有别性本无差。无论血肉形窟多么庞大彪悍强盛，还是纤细瘦弱绵薄力微，更不分男女老幼，神赐那点儿先天"四两"元神质本均同。先天元神内真"四两"纯阳数字信息质本参透虚无；形体后天"千斤"重量凸显三维质量恒强显著。人体后天"千斤"形体高低参差不等，先天内真"四两"元神均等贯同，**"道恒无名，朴虽小，而天下弗**

敢臣。"神性先天那点儿元阳"四两"恒常无名无状，毫微质朴虽小确是人体司命中坚，"千斤"形体万有统归"四两"元神辖制森严，怎不臣辅在地唯令是从获取安康。"四两拨千斤"乃"太极论"神明之髓，先天"四两"元神多维无形，后天"千斤"体魄三维有形，凡把"四两"和"千斤"当力量悬殊修炼淤塞后天难当自拔，沉醉"四两拨千斤"凄凄楚楚揣度终没能是，神形囫囵心无达意形不受使魂魄难聚六神无主别想嗅到先天毫末。"四两拨千斤"乃为先天神功绝艺，其精在"断"，神功高手感应自身神性"四两"牵动敌之神魂，瞬即将其神形断开，神失灵消"千斤"倾覆形无所依，心无所适，神无所从，固有强悍遗失殆尽无力罗织抵御之能。太极神功隶属人体阴阳纠缠神魂对应无形玄妙，先天心神独灵后天形体莫及。文中隶述**"先天自然之能""四两拨千斤"**皆神性元真，参杂血肉形窟背离先天正道毫无令人所惧。虽形体血肉功夫"以巧破力，借力使力"高手称雄武林的也不在少数，但终究这种后天功夫无缘神本正道，与"四两拨千斤"先天神功相比，量级悬殊不可同日而语。当下，先天"四两"被智残脑伤当作迷信置换弥彰，心邪欲枉曲解歪就：把办事推诿消极不作为说成打太极；把办事化势取巧比作"四两拨千斤"。不谙先天沽名钓誉诸般滥注，糟蹋精华践踏传统，碾碎深邃坠落平庸，奉伪劣为上佳自欺欺人。开解：首须验证自己修的是先天神性

"四两"，还是搏命后天形本"千斤"。论证无须问人，扪心自问自然明晓，只有心归先天己性，"四两"才会萌动欲发。太极先天神功"四两拨千斤"被当下太极拳狂乱歪作，先天与否无人再问。

"立如平准，活似车轮"是说纯阳"四两"有如陀螺仪内定盘星精准平稳恒动，先天内核酷似车轮鲜活灵动。心神锁定先天阴阳交变易理中恒，太极神势动静枢机定准咸宜。

"偏沉则随，双重则滞"太极修炼先天、后天万有完整，阴阳失衡势潜恒动定化。"偏沉"偏是倾注一端，沉则是独占一方。纯阳偏独先天沉主，形体后天万有相"随"，先天、后天和合怅然自如。"双重"重乃是兼顾、胶着。一味执着形体后天，制约先天造成无形、有形胶滞凝固，动起手来形体僵化心神失畅，注成内外圕圄"双重"，太极最为忌恶阴阳不清。众多太极修炼者都认为阴阳平衡就是阴阳相济，把相济、平衡混为一谈，处处时时在形体上寻找等量势衡，殊不知身体乃为人体阴阳之阴，一错驻其阴而失其阳；再错锁定平衡铸成僵滞，两错累加注成大病。偏沉、双重锁定先天、后天，偏沉：心神先天鲜灵生动，内注无形势能强劲，飘浮奥妙虚实彻明，太极中和易理。双重：注陷后天强制平衡，形施用巧盲从盲练，功逐角力势成僵滞。后天虽非神功，但亦非就是豆腐，相对高低铸就容易招来庞众蜂拥追逐。**"每见数年纯功，不能运化者，**

率皆自为人制" 习武当常明悟太极确系不多，往往诸多锁住平衡角力，无能体察先天灵动，"双重之病未悟耳！"一语道破天机。

"欲避此病，须知阴阳"，欲要规避双重恶病缠身，须要透悟自本阴阳。"粘即是走，走即是粘；阴不离阳，阳不离阴"，粘为合，走为开，合即是开，开即是合，阴离不开阳佑，阳离不开阴辅，阴阳互根自然完满得机得势。多数人不理解开合质本，把无形做当有形来练，错误地用身体先开后合，合后再开，开而再开，合而再合，诸如此类拘泥形体捣腾后天，支解阴阳背离相济碾碎完整。粘、合即阴阳相济为一，走、开为阴阳独立相分，独立相分才能自然和合相济，后天阴阳粘连胶着分解不开必然形成双重。缠绵形体纠结动作错误开合，其结果：训练时，身形松散无从合整，动手时，双重僵滞心神无措。阴阳元初质本：原态母子——阳母，阴子；运化主仆——阳主，阴辅。功用既济："神势"为阳；"形体"为阴。"神"乃阳中之阳；"势"乃阳中之阴。"形"为阴中之阳；"体"为阴中之阴。细化纵深："神势"乃纯阳大乘之功；"神形合一"乃阴阳上乘之功；"体势"为阴阳中乘之功；"形体"为浊阴下乘之功。

"阴阳相济，方为懂劲"，先天萌动由清晰阴阳伊始，形体阴，心神阳，心形相分清明净彻，独立而互不相侵，阴阳自然既济统合。人体后天常酌心意柄事，体阴邪魔杂芜混浊缚裹，搅扰纠缠理不清排不净，阴阳胶着自成混统。人体先天心神柄定，心注形，神潜势，心神既济两分张，单相独立各柄春秋，阴阳分明心神混元一气。先天形潜神聚，神功势能鼓荡开合；后天心凝形裹，体用功能泼洒外行。**"懂劲后愈练愈精，默识揣摩，渐至从心所欲。"**先天确立达成懂劲，收敛浸透骨髓感悟愈来愈仔密精纯，秉持默识揣摩定悟，渐至锁定心神易理中玄妙通。**"本是「舍己从人」，多误「舍近求远」。"**置陷后天根本无从明悟"懂劲"，"舍己从人"窜入眼帘穿凿附会顺应他人，似乎通情顺理成章，衔接前后自会发觉文不搭理不通，牵强固执难及通透。正本必须弄清**"本是""多误"**真实内涵，整篇阐释太极神性自本先天，并未牵扯身外任何。**"本是"**结合文字**"舍己从人"**显然是讲舍弃后天身体僵绊，依从内在先天心动神性应物自然。心神先天内应物合无间，舍弃先天无间够做他人后天外远，**"多误"**本末倒置动武须臾**"舍近求远"**铸成大错。绝大多数人不明《太极论》先天修悟，套用后天照猫画虎，落差十万八千不知不悟自恃囹圄。结果：误把心神先天，错当心意后天；本为阳春白雪，误作下里巴人。还用"条条大路通罗马"自解后天高明畅舒，体用清高难登先天大雅，太极神明先天唯一，无存它二。

大内先天、后天鸿沟隔断难越，心明察辨**"差之毫厘，**

谬之千里"，不在先天必为后天，相各两厢语言难够细达，通透明晰唯须明师亲授。明师沉寂潜行隐于市井万求难得一遇是曰**"求而不得"**。有缘一见又得先天赐授，不恪守师道亦步亦趋严律慎行，不明事理毫无感恩之心，不知自爱放任自流功溃智残难成微末故曰**"不求不得"**，悖逆师训孺子终不可教。**"求而不得、不求不得"**是说明师难能得遇，更难求得赐教，明师传授先天奇珍，固步仿效严明成学，不可等同后天任由己唱，否则什么也别想得到。得之先天难于登天，得一毫胜过十年功，先天化潜真能凤毛麟角。有缘得明师点化步入先天正轨，"松、散、通、空"通透形体内外感悟"周身一体"知己之功，此间尚未触摸先天，功能量级谓之"劲"；"净、虚、无、定"修的是元阳先天内在无形感应"太极一势"知彼之功，功能量级谓之"势"，先天元阳确立"内真"始成。具体讲，"体"乃后天形体质本；"势"乃先天神性势能，只有后天"体"与先天"势"重合为一，能量与质本自然融合阴阳相济，才能筑就"先天蒂真"完满。"体"以应物；"势"以立本，二者互为其根相济为一。"体"落单独阴脱离纯阳高领置陷凡俗一般；"势"孤单独阳载体流失沦为空中楼阁。所以，没有"势"做后援，"体"练得再好也脱不掉常人俗壳，只有"势"与"体"不离不弃相融相济归整洒脱自然，**"立如平准，活似车轮。"**方显昭著。悟道、练拳须当由阴阳切入，人体常态下阴阳纠缠搅浑参杂不清，只有先把阴阳拆开，使阴阳泾渭分明相得益彰，才能使心分置两束透辨明悟。为何太极拳庞众诸病缠身不能脱颖而出，皆因体命后天紧锁阴阳囹圄颠倒，自然无能透潜神性先天。另则，"命"体心系硬件感察清晰易于掌握，符合常理确切可信；"性"本心系软件感察切实无详难觅究竟，超乎常理不易柄持。所以，近乎百分之百习练者都朝"命体"硬件方向努力，选择容易根本在于不了解太极神功"神势"元阳。明师传授先天谨慎维艰如履薄冰，不可须臾懈怠，更不能任由后天心意释怀。史有记载能驾驭先天潇洒自如纯系罕见；终生竭尽追求不得一二俯拾皆是。国人群体庞众，真信奉守修道、佛者为少，能明透内涵本真者更少，自古而今，修道者多如蒿草，得真者凤毛麟角，众寡悬殊略见悟道修真之难。太极神功人体神性先天，中华武术最高实战技击艺术精华，讳莫如深鲜为人知，故了知端倪信以为真的切实不多，觅得真传坚信恪守修持无断的少之又少，修悟得真屈指寥寥可见一斑。

当年杨禄禅神武威名响彻京城，成就太极拳后继流芳久盛不衰。王宗岳《太极论》宗源《道德经》神性先天明示太极神功，流落民间被广众爱好逐字逐句错解形体亦步亦趋推敲，并把后天当成文化厚重力行推崇，时下太极拳拥趸不谙先天推手误导自己不辨阴阳殃及广罗，图穷吃奶之力未能获取搏击擂台一抹豪威，留下一地空怀悲裂。传统文化当以先天、后天分辨优劣，不能以多寡决断高下，更不能权谋唯利是图。人为失落苟延残喘坐享前辈过往辉煌，孰不知，徘徊后天钻营技巧偏离正道病入膏肓，区区身体尚需谨慎哪还值得炫耀！拿瑕疵伪劣力量技巧粉饰堂皇"四两拨千斤""凌空劲""隔山打牛"，囫囵推手忽悠徒弟利令智昏，过从以往闭门造车绝不与外界交手过招，以致招来众多质疑，回对媒体大言不惭，只有练我太极拳才能感受，打人不打人非为我辈追求。太极中华武术技击神华精粹，继承的是精华还是糟粕揣着糊涂装明白欺世盗名，愚弄太极酿制枯萎荡尽廉耻。偶然蹦出痴颠妄自菲薄不伦不类造拳添乱，堵塞传统文化通明昌盛。顺应时令弃高雅变平庸，简、直、快急功近利加速，教的贪欲爆棚，学的忘乎所以，华姿翩翩挥袖起舞，和旋轰响论赏高低，座次偏颇碾平传统文明神华纯粹，太极拳只能供老年健身谬误迷漫陈扬，以往多少传统精品绝佳流失留作历史遗恨，定衡坐标令强者窥讥，明者兴叹。

王宗岳"**然非用功之久，不能豁然贯通焉。**"阐释先天神功阡陌非下气力用功夫就能成就，无人牵领别想寻到门径，没有脱胎换骨一番精悟修炼无从谈及豁然贯通，后天不退潮先天无浪涌，但得先天明立哪怕后天形体留驻丝毫均使先天根基不牢，倘若后天强势返潮可将先天连根拔起。《太极论》尘世风雨二百年几遭冷遇，神功内真没向边缘少人问津，传统文化精华渐行远没。现行拳术蜗居形体后天背离先天根旨，囫囵鼓噪巧令名目玷污太极既成事实：太极成就了太极拳大行招摇显贵，太极拳彻底毁掉了太极神真切本后继前程。

何为修炼？

人体后天有形受柄于先天无形操控，先天源柄于元初母先生命程序启动，生命程序源自于宇宙神明信息点化激活，缺了先天纯阳神行点化性命无从诞生，人体先天、后天生命幼、壮、盛、衰流程衍变顺畅自然，时轮框定人生从无到有有终化无，道、佛先天修炼是逆推自然程序返归元初母先。故，不修炼就不能真正踏入道、佛之门，只有踏入道、佛之门才有可能修得正果跻身神华隽永。

修炼涵旨心神无形阴阳定统，修的是三阳华盖神、气、精先天明华隽永，神、气、精修化合心锁定纯阳；炼的是三阴灵枢灵、魂、魄后天欲魔鬼行，灵、魂、魄提炼归心虚化纯阴。灵、魂、魄化阴为阳罢黜轮回归心，神、气、精合心六合乾元先天一统，终极修炼"神出鬼没"，先天神明出，后天欲心鬼邪遁没，三维肉体形窟后天阴实确切转化为多维心神先天阳化虚无明真。

人乃天造神铸，自神而有先天，自先天而有后天生命，生命后天修心炼神归返先天，先天修成正果亡命体无生而随神永驻。

何为太极？

宇宙：极，多维数字无形信息非物质贮藏无尽之核；太，三维有形万有物质基元浩瀚无际。人体：极，神性无形纯阳先天宇宙信息数字交融中枢之核；太，生命有形纯阴后天人体万有质本阴阳一统。太极乃为宇宙万物造化柄宰，包罗万象自"太"乃始，聚合至"极"而终，元极内核蕴藏势能无尽乃宇宙万象动能太元母先，也是阴阳万有恒定支点。

人体，最精华基元莫过于神，最灵巧质本莫过于心，神为性是人体无形先天、有形后天生命供给能源，心为命是人体无形先天、有形后天生命司令中枢，心神乃性命关节通柄，也为太极先天内真修明核旨。

《太极论》笔触干练精妙，哲理通透明澈，神形契合缜密，太极神功先天内真"着熟""懂劲""阶及神明"独辟修炼精彻洞明，透骨浸髓神能凿化，开拓人体先天神明自然沿流芳久。

附注：

《太极论》通篇四百言论就太极先天神功，未及后天拳术一字丝毫。《中华武术文库》1991 版《太极拳谱》一书中在王宗岳《太极论》后附有"太极拳释名""十三势歌""打手歌"三篇，均标注王宗岳所作。细心察柄，发见文中渗有后天陈杂相悖《太极论》先天阐述。却与武禹襄所著后文贴吻势成一体，细化斟酌校比完可判定上述三篇皆出武禹襄之手。《太极论》先天、后天阴阳概述分明，如不分开独立解析，很难理解王宗岳先天所论，极易把先天当作后天修悟，造成修炼根基错谬误生。太极乃为人体宇宙之涵盖，人本太极，太者形躯体万，极者心凝神根。故，太极无形软件先天彻内，拳术有形硬件后天形作。太极神性先天修的是神，玩的是神，用的还是神。只有人体虚化无形归元先天，才能体味太极神明驱驶，一切以后天形体拳术尝试太极均为泡影。

太极神功作为实战技击最高艺境之精华，历来传授继承难之亦难，先天多维虚空无形既难捕获又无能自学，不经明师指点肯定无著边际。明师授真苦无良才可觅，能承担传继大任屈指寥寥，无缘后继良才宁可断档绝不任随逐流，无德无能即便穷追不舍也难免流就一般，故此明师门下难出先天高徒。

中华文明传统武术实地振兴，太极先天神武本真绝非臆想，正名务实任重道远举步维艰。

第十章　先天修真宝典《西游记》

中国古代四大名著《西遊记》另特别奇广布流传，孙悟空神通广大家喻户晓，艺术造诣虚幻多维涵盖深广，人文卓著超然响透东方。

《西遊记》面世几百年来，一直被列为子虚乌有神话另类。论作评注车载斗量多从社会人文世俗伦理视角研讨文学艺术价值，忽略了宏本巨著思想境界深邃，从而局限窥探文字背后精深博隐，也就无法渗透作者潜心明注内核。这部呕心力作凝聚智慧超凡，泼墨重彩明析道、佛切实修行本真，针对人体心神先天修炼，特定条件，心态境况，通关旨要，关本利害诸多详切，拟化人物演绎故事，章节跌宕通化道、佛潜秘，细致入微透析先天修炼，开示通则避忌法效内涵藏匿之深，时至今日少有人察。《西游记》到底是一部神话小说，还是一部神通力著？仅凭文化学识绝无能抓住内涵究彻明悟，只有切身修行通达人体先天层面，再精心细酌文字辞潜，才可嗅出字里行间深邃透隐。许多人修道、悟佛、习武都希望觅求秘籍，轻而易举成就高武真功。对于习武修明存不存在秘籍，存在，但远不是明显高出平常一听一看就明白，适合常识认知的东西肯定不是秘籍。真正的秘籍超越三维认知潜匿多维无形虚化，心神先天洞幽非常，只有修为先天深入其中才有可能悟解一二。否则秘籍就是摆在你眼前，你多会置若罔闻，更可能视而不见擦肩而过。先天秘籍《西游记》开明先天修炼另辟化境新篇，沉浸红尘苦海逐波荡漾几百年，广被旁骛当作长篇神话，失离先天潜悟良知。故事隐含道宗、佛旨生死玄机深邃，开释心法修明生命神真，明透先天大乘法修成就一部宝典奇珍。

《西游记》素材历史真实玄奘只身西行取经，演成唐僧师徒五人西天取经长篇开释肉体凡胎善化道、佛先天心神法修透彻通玄成真。杜撰唐僧、孙悟空、猪八戒、沙和尚、白龙马师徒五人阐述人体后天归返先天程序素本，透过人物体明释道、佛先天心法修为轨迹。虽编撰俗理通常简叙，确紧扣修心大内整体运化莫测玄真，揭示先天心法透潜神明通慧。

《西游记》开启先天玄机妙理神通，引领人体宇宙探索未知既往前沿。历往定为神话匪夷，屏蔽宝典通明广施，致使广众无缘先天心通法效。余一介凡俗修炼太极多年触染先天毫末，揣摩巨著字末行间点滴潜隐，心通领悟尚不从心斗胆抖落浅识微薄，赤心竭诚抛砖引玉留后考鉴。宏篇百回章节头绪错综纷繁，如何抓住沉潜纵深梗概简明通化梳理，思之再三答题解惑更为妥切方便。打碎章节分类罗列通化先天，选定命题答疑解惑另注新辟。

涵盖先天秘潜罗列答疑浅释如下：（目录索引附于章后）

1《西游记》为何把玄奘只身取经史实杜撰为唐僧师徒五人取经故事？

《西游记》把玄奘西行历史壮举绘成唐僧师徒取经长篇，透过人物叙事通常喻说人体先天修行秘潜，阐释道、佛先天元基心、神、气、精、性五行宗本。五气朝元融凝交汇摩擦碰撞话作唐僧师徒纷争细琐，阐释五行相生相克干连紧密，启迪修炼内状厉害势张，贯穿心法起伏跌宕谐趣生动，用妖魔鬼怪暗喻修行者心邪欲念灵杂事染，明警五行内质修行偏差误陷迷离。唐僧师徒五人苦修先天心经宣化大法深邃，如果误解为凡俗团队协作精神，有悖巨著宏本宗旨沦陷一般，几百年确系无人明晰贯通。

唐僧取的真经乃是先天修持大法，整个过程演示的皆为修心内本阴阳生死搏杀，毫无瓜葛身外芥蒂任何。那又为什么要借玄奘历史真实编撰一部丰沛鲜活艰难曲折长篇故事呢？皆因凡俗肉体修炼先天极为不易，史来真正返先天踏入神明者极为罕见，修先天中途而废者居多，鲜知先天者广众庞然，故借用玄奘西行千古一僧立作先天修行之心，通过故事曲折开释先天心神修炼艰辛险阻生死攸关。正乃：前贤留作真经在，明悟唯须有缘人。

2 唐僧为什么要去西天取经？西天明指其何？

书中表述如来观东方子民淤陷是非恶海，贪滢乐祸，多杀多争，口舌凶场，毁谤真言。为解救一方众生愚蠢，修真正善，特遣观世音菩萨前去晓明喻理，顺及寻访取经人。观音驾凌玄奘弘法水陆正会，当众向金蟾子揭示："小乘教法，度不得亡者超升，只可浑俗和光而已。大乘佛法三藏，能超亡者升天，能度难人脱苦，能修无量寿身，能作无来无去。"

其暗喻人本修行内在，凡俗广罗修为后天灵枢沉迷灵、魂、魄德隆体健安康平和圆满，此为佛旨小乘本愿，而非大乘宏法。大乘宏本乃为人体先天华盖神、气、精本性端华，挣脱后天形体捆缚先天心跨越凡俗跻身道、佛仙乡。小乘灵、魂、魄柄掌后天性命人体无形攸关紧要，凡俗肉身皆任其摆布无一幸脱，大凡定数皆陷六度轮回周而往复。大乘神、气、精先天人体无形盖属，脱颖三维潜化多维能行势驱，修潜无量寿身，神化无去无来。一言蔽之：凡俗万众三维后天具本修炼小乘佛法锁缚；上界诸仙多维先天虚无潜化大乘佛法融注。

《西游记》宣化先天大乘修真法为。唐僧西天取经喻指心修内潜先天元初神化，西天乃虚无多维幻境迷乡，应合人体先天多维元初通同宇宙泥丸潜秘。先天乃道、佛、太极多维元初内核本真，并非世间普众后天行则理事道德绑架，先天元初与生俱来人皆共驻，普罗广众皆可修为通达，一旦心主泥丸立定先天多维元初神通宇宙，宝马龙驹得乘西天如来本真玄化。

3 为何师徒唯有唐僧系凡人转世，四个徒弟皆非俗常？

书中把人体五大先天基元心、神、气、精、性分划人、畜特化整合。三维有形多维无形阴阳媾和共筑有、无两大人伦体系，阴阳子立独本无间，互作互通归宗心根，又五行中唯心特立独行阴阳兼备周行人体万物万有令作完整，道、佛先天根蒂修行深邃无尽。故肉体凡俗的唐僧出自苦海红尘官宦世家，凸显先天修心大法秘授必选后天浑俗和光碌碌尘俗。人体后天三维轮回，先天多维神真，性命两束维幽，先天正果心质纯净惟化。

人体先天五大基元心、神、气、精、性无形和合后天五行火、金、木、土、水有形，分隶为心火、神金、气木、精土、性水，主掌心、肺、肝、脾、肾五脏运化，滋养人体后天生理机能顺化疏通。人体先天五大基元中只有心源自父母遗传基因三维熔铸兼顾阴阳两束，余者神、气、精源自宇宙多维遣使而来，混凝浇铸龙行化性，纯阳四大元基质核注定肉体不能感觉直透，只有先天修炼之心能够兼容透穿。师徒五人唯有唐僧为凡尘肉体转世，弟子四人皆非人世诸常，就因挂有辅佐先天修炼特殊使命降格为徒俯首听命唯心所从，故唐僧独本先天修行元初师徒五人和合为一。

后天返先天肉体虚无修化，万苦艰辛凡俗几无跨越，唯夙愿天缘根深方有可能，书中唐僧暗喻金蟾长老下界借后天俗体完先天度化。神、气、精、性均非肉本形质载负使命扶助唐僧修先天取真经，潜形化作唐僧徒弟不离左右听任呼唤调遣。唐僧转世为俗再又受菩萨提祇踏路西行明喻世间凡俗宏本法修获取先天升华伦永。

4 孙悟空、猪八戒、沙和尚、白龙马都不是凡俗之体，为什么要拜肉体凡心唐僧为师？

《西游记》唐僧取经喻说肉体凡胎先天修炼未取到心法真经前，先天心仍被后天蒙尘锁缚。师徒应对人体构系：师父乃凡胎本心阴阳合著，徒弟乃无形潜质纯阳独元。心先天主宰人体通达宇宙元初，后天身体中枢有形万物，一切有形、无形凝结于性归心协统分化。修行内详：心、肺、肝、脾、肾五脏后天归属心、神、气、精、性五行先天主领，整合为一构筑先天元基完整。此即先天心注盈满之中，立有中心方可问天，尔后才有天、地、人合一。神潜泥丸乃为体之天；心先天中乃为体之人；五脏勾摄灵体乃为地。天、地、人合一，实质就是人体多维先天心、神、灵熔铸完整唯一。

人体先天修炼五大要素中神、气、精乃由宇宙音、光、气先天信讯转化而来，遣入后天父母遗传俗本神、气、精贮分独立，媾和完整即为性，够做人体先天修炼四大元基，运化程序均须有条不紊由心柄控，无心把持监控必疏离破散瓦解。心修先天又必得神、气、精加持护佑，辖制后天灵、魂、魄邪欲障眼迷离，确保心安静潜得乘龙性宝马良驹。故此书中把先天内核之心写作唐僧，音神绘成日月精华自然广通齐天大圣孙悟空，光气绘成天地混元一气天蓬元帅猪八戒，气精绘成驻守先天门户卷帘大将沙和尚，三人构成护卫唐僧西行战斗团队；神性绘成腾云驾海龙行潜没白龙马，是成唐僧奔劳跋涉脚骑。神、气、精、性人体无形先天多维皆来自上天，横跨先天、后天两界，一旦入驻人体令心所用甘恃调遣。

《西游记》阐明人体先天修行阴阳五行束要，强调心领能化神、气、精、性潜化协统。师徒五人和合一统，心行统领高昭明远先天多维神性本真功成正果。

5 唐僧师徒五人座次排序究本内涵是什么？

人体阴阳和合翻版地球完美，有形尽由无形主宰，大地火、金、木、土、水五行内蕴之气运化万物华发，人心、肺、肝、脾、肾五脏育化五气运载五行和合相济一统，五气生克化归先天元初，乃谓五气朝元。五气朝元是为人体先天修行根基，也是修道、成佛元根所在。《西游记》明析先天修炼细化，分别把人体五大无形基元心、神、气、精、性人物拟化：唐僧乃有形之心；孙悟空乃无形之神；猪八戒乃无形之气；沙和尚乃无形之精；白龙马乃无形之性。五元根植体本：夹脊中、耳根、乳根、脚根、鼻根。夹脊中是先天心之根，耳根是神之根，乳根是气之根，脚根是精之根，鼻根是性之根。天成心、神、气、精、性五根化解应合火、金、木、土、水有形地属阴阳五行和合相济，行做基础促成师徒五人不离不弃和谐一统，行协合力够做完整成就唐僧。内修先天师徒既独立又互联够细密紧：唐僧＝身心（后天身＋先天心）；孙悟空＝心神（后天心＋先天神）；猪八戒＝神魂（先天神＋后天气）；沙和尚＝神魄（先天神＋后天精）；白龙马＝心性（后天心＋先天性）。

　　唐僧、孙悟空、猪八戒、沙和尚、白龙马师徒五人分别为人体心、肺、肝、脾、肾五脏所属，分别应合人体无形火、金、木、土、水五行，又分别应合人体无形灵、神、魂、魄、性先天五大基元柄主。人体心、肺、肝、脾、肾五脏主令五行运化有形、无形浑然一统，灵为人体万物主宰之君，化作人；神为人体排忧克难之盖灵，化作猴孙；魂为人体气疏内外之中坚，化作猪；魄为人体守护精贮之监理，化作水怪；性为人体通化无形之潜匿，化作龙。

　　师徒五人按五行相克排序：心火（唐僧）克 肺金（孙悟空）；肺金（孙悟空）克 肝木（猪八戒）；肝木（猪八戒）克 脾土（沙和尚）；脾土（沙和尚）克 肾水（白龙马）。心灵为五大先天基元之首，定为师父，率领徒众西行求取先天；

灵性乃先天修行程序本要，明心见性不可分置两厢，白龙马乃为唐僧路途行代心性合一必须；神灵乃是剪除先天路障当必，故神为唐僧大徒弟首当其冲；神魂乃性之动能，魂又受神所辖，故列第二听由悟空调遣；神魄乃性之静能，魄又受神所挟，故排为第三俯首悟空令行；神、魂、魄三人凝成一股核心力量，取经一路过关斩将摧城拔寨，跋涉艰辛佑护心性无损无伤智通先天完满。

　　性者，无形先天多维感铭于心，由神灵、气魂、精魄裹挟合一筑有，先天未立性本无生，先天确立始有性成。神、气、精，神大当为首，统辖别作神气（魂）、神精（魄）相合，神勾射魂魄构成神、气、精合一，藏匿泥丸内注髓海。神、气、精和合一统构成先天神性，神性者乃大海潜匿神龙，吞云化雨横越驰骋天地，人体宇宙太极行潜能化无穷。人体无形潜没归附于心，心乃为性之主宰，心性和合人体宇宙熔融一统。唐僧师徒五人关潜密切，心辖四个徒弟分别为：心性、心神、心气、心精；性归心所属化神为龙；神性，神受心所辖，凝气聚精勾魂摄魄广通。师徒五人内涵分作三层境界：最上层，心者唐僧；第二层，性者白龙马；最下层，神、气、精者孙行者、猪八戒、沙和尚战斗集成。神藏匿于髓海，神充髓满，势柄刚正，其元化空；精融会于骨骼，精敛骨硬，力柄坚实，其本化净；气游离神、精二者之间，气动竞张，态柄鲜活，其状化能。先天修炼首当从最下层逐波递次向上逆推，心要与神、气、精磨合一统，心与精契合须悟净；心与气契合须悟能；心与神契合须悟空。悟空、悟能、悟净是为先天心法神、气、精修明当令，行者、八戒、沙僧乃为后天心性神、气、精潜质俗化。心辖领神、气、精和合一统归性，胯下得乘宝马龙驹心性和合一统，收敛凝聚先天修筑夯实基石。《西游记》注释后天本我心转换先天真我心，生命质化明哲圆满。

6《西游记》为什么把孙悟空作为第一书胆人物？

人体生命初元阴阳媾合，父母遗传基因者阴，宇宙势能基元者阳，宇宙基元音、光、气在生命元初潜入当即分别转化为神、气、精，启动先天程序激活人体生命，神既是当核首领，也是先天修炼归宗道、佛中的流砥柱，又是先天、后天堑阻隔一线勾连媒介，也是人体通融宇宙唯一。

人体万物有形、无形归柄于心。心横架人体万物有、无之间，人本后天心系眼、耳、鼻、舌、身、意，感受人体一切有形落总，而对先天无形一无所知。反观人体后天有形生命盖由先天基元无形统贯，中节够细共享皆由神做媒介着落心明，心神背离先天、后天无力凝合势成散沙，无能内合完整协统为一。

先天神行化旨受命于天，行在帮助心力后天返先天。心定先天弹指帷幄神行潜末，神机主使心明独具思维识辨之能，成就人惟万有独灵感应宇宙玄妙通真。唐僧肉体凡胎节节环扣紧锁后天命，直面尘世苦海无力及它，更无能索取先天多维神性本然，唯有定柄先天锁住气、精透感神通炼性修心，悉数重任唯须孙悟空指令神先。先天修炼心神贯通五行混元神明易理中节，成败全赖心神无它能代，故而唐僧取经先天全赖孙悟空顶力相助。

神为浸透人体非物质虚华纯粹主宰宇宙万柄势能唯一，虚无静潜屏蔽眼、耳、鼻、舌、身、意后天于外，无形无相通贯有常盖没能知。道、佛神行亨通万上唯真，孙悟空神通广大阿明刚正嫉恶如仇照护唐僧远离灵、魂、魄邪恶绑架虚妄迷张，静潜世事善行刚正心明柄鉴。直面内心灵、魂、魄兴邪阻塞，神行杀伐义愤除妖，神、气、精和合一统匡扶先天心性本觉，取经一路踏破层层险恶孙悟空功当盖领。

《西游记》通过唐僧西行取经开释道、佛、太极先天心法大乘，心为先天、后天化转中枢，心性唐僧沦落俗尘故成先天修炼核心，心离开神无从谈及先天修炼更谈不上编辑心法程序，只有心神相应和合一统才能法修先天。神是为先天的元初，又是先天的终结归宿，故而修先天的唐僧起心修炼依助于神，修炼的是神，终极目的归宗神性元初本真，自神而始归神于终，神性宗本核心之核心。神作为先天修炼心法第一行要关旨，元神化身的孙悟空自然而然成当先天修行宝典《西游记》人物书胆第一。

7 孙悟空其名由来始末涵指？

书文孙悟空得名始由，猴王上三星洞投师，祖师一见笑道："你身躯虽是鄙陋，却像个食松果的猢狲。我与你就身上取个姓氏，意思教你姓'猢'。猢字去了个兽旁，乃是古月。古者，老也；月者，阴也。老阴不能化育（**此喻正本纯阳**），教你姓'狲'倒好。狲字去了兽旁，乃是个子系。子者，儿男也；系者，婴细也（**此喻先天元初**），正合婴儿之本论。教你姓'孙'罢。"猴王听说，满心欢喜，朝上叩头道："好！好！好！今日方知姓也。万望师父慈悲！既然有姓，再乞赐个名字，却好呼唤。"祖师道："我门中有十二个字，分派起名到你乃第十辈之小徒矣。"猴王道："那十二个字？"祖师道："乃广、大、智、慧、真、如、性、海、颖、悟、圆、觉十二字。排到你，正当'悟'字。与你起个法名叫做'孙悟空'好么？"猴王笑道："好！好！好！自今就叫做孙悟空也！"正是：鸿蒙初辟原无姓（**乃指无极元初母先**），打破顽空须悟空（**乃本太极先天元神**）。

姓孙涵义：子者，儿男纯阳；系者，婴当元初，乃合婴儿正本，即先天也；合为孙者，先天元神性本。最后一语道出先天修炼悟空玄机本在：鸿蒙乃无极先天本始元初，人体无能修炼化实为虚无极之空，纠缠后天远离先天陷落顽空，无中生有方能冲破顽空，悟空不空内归太极神真。第二回目"悟彻菩提真妙理　断魔归本合元神"现身悟空法名隐真，悟彻先天内真玄理通达妙化，斩断妄念心魔纠扯，心归本始元初母先，孙悟空元神芥蒂决明当立。

8 孙悟空石猴天成，唐僧轮回复往，内详开释什么？

《西游记》开篇"混沌未分天地乱，茫茫渺渺无人见。自从盘古破鸿蒙，开辟从兹清浊辨。覆载群生仰至仁，发明万物皆成善。欲知造化会元功，须看西游释厄传。"细解：混沌囫囵天地阴阳未注，渺茫无极洪荒毫无人见初倪。盘古开天凝聚触染划破鸿蒙，从此开辟无极阴阳清浊分辨。周复运化负载生命万有仰明至仁，神明发迹人体万物和合完善皆成最高，欲要知悟先天会元初始神明造化，须看西游开释生死厄难长话通传。

前六句乃说天地造化万物阴阳，元神破出人体乃成；后两句乃释欲求先天会元神通，唯须破译西游生死厄传潜秘。

孙悟空先天元神天地所化，源于人本元初铸就一瞬宇宙基元"音"转化而成，聚天地精华凝注多维无形超越三维时空形而上。书绘"正当顶上，有一块仙石……盖自开辟以来，每受天真地秀，日精月华，感之既久，遂有灵通之意。内育仙胞，一日迸裂，产一石卵，似圆球样大。因见风，化作一个石猴，五官俱备，四肢皆全。"此石自开清浊而立，鸿蒙判后而成，历经亘古亿万久远，盘结大地百川汇纳万物神根。元神乃宇宙多维人体先天熔铸，非父母后天三维血肉遗传。孙悟空话作石头转化，凸显人体元神日月沉沦纯阳擎天隽永；形体绘成猴，凸出纯阳恒动生化玄妙，性本天竺神宇通彻。

唐僧塑成阴阳凝合后天凡俗之人红尘苦海浮沉生死轮回往复，万物生命终竭归于死，生为偶然死即必然。唐僧人本遗传凡俗之心兼容先天、后天阴阳化潜，若要蜕去肉本形窟罘黜生死轮回必须开启先天至圣之门，心屏蔽后天灵欲魔潜置于死地，心死神活先天令行洞开。

天地玄黄，宇宙洪荒，万物覆载从无到有，乃由无极元初混沌，运化阴阳两分，阴阳合注为一化生万物，无极始动化生太极，太极注成动静之恒永。动静，寰宇洪荒之定载，万物纲纪之必潜，变化行注之端机，生死端倪之萌始，人本俱有神灵之唯一，余皆万物盖没同然。人本天地动静神定造化，进化蒙昧邪妄弥彰。

《西游记》深入先天修炼心性秘隐追踪溯源刻画孙悟空石猴天成，透潜宇宙洪明先天元初始源神明唯一，天地混沌虚无神行潜化开兹始作万有，无形凝聚化生有形物质，元神化成石猴隽永。唐僧形体心极，孙悟空元神，心之静，神之动，一静一动既济为一，师徒形立注本心神本始，化生阴阳博弈，开敞动静玄明，度生死厄难，修先天，养后天，透潜天、地、人终核本真。

9 孙悟空上山求艺，对祖师赐教有几不学，最终要学的是什么？

　　孙悟空到灵台方寸山，斜月三星洞七年后，菩提祖师欲授悟空真功，问曰："'道'字门中有三百六十旁门，旁门皆有正果。不知你学那一门哩？"悟空道："凭尊师意思。弟子倾心听从。"祖师先后列出'术''流''静''动'四门修业，悟空便生三问："可得长生、长久、长远？"祖师皆回："不能！不能！"悟空即嚷："不学！不学！"四种修为本是："术字门中，乃是些请仙扶鸾，问卜揲蓍，能知趋吉避凶之理。"术者，阴阳相术；"流字门中，乃是儒家、释家、道家、阴阳家、墨家、医家，或看经，或念佛，并朝真降圣之类。"流者，伦理纲常注心立本；"静乃是休粮守谷，清静无为，参禅打坐，戒语持斋，或睡功，或立功，并入定坐关之类。"静者，定持无助静守顽空；"动乃是有为有作，采阴补阳，攀弓踏弩，摩脐过气，用方炮制，烧茅打鼎，进红铅，炼秋石，并服妇伽之类。"动者，气化有形功能潜作。菩提老祖例述'术''流''静''动'四本业修，皆系凡俗三维后天修行注有，非为先天纯阳神性多维修炼。后天阴灵缠绕妖魔缚裹，终亦无能逃脱轮回往复；先天纯阳元神清扬通化，通同宇宙化势永恒。

孙悟空本自宇宙音神下遣转化，注行人体牢困后天受心辖制，神命遣使协助唐僧修行先天完满，方能复命天庭荣归宇宙。侍奉祖师讨求学艺神明清正，"术、流、静、动"虽亦不俗乃可荣耀当世，但终陷后天浑俗和光随命竭而亡无能复永，无缘先天明心初始，只有修先天最终才能回返天庭荣归故里，故而祖师发问，均被悟空断口回绝。书文通过祖师叙述短短一节阐述民间凡俗后天术数通化广行，先天神明阡陌鲜有人知。孙悟空元神化就心刚明鉴，不生不灭，无垢不净，不增不减，先天适身合体真性化潜唯一。

10 孙悟空灵台方寸山学艺，为什么七年菩提老祖方传真艺？

孙悟空到斜月三星洞学艺荏苒七年已过。一日祖师高坛开释大道，孙悟空听得眉开眼笑，手舞足蹈，祖师见后训斥悟空不听讲。悟空道："弟子诚心听讲，听到老师父妙音处，喜不自胜，故不觉作此踊跃之状。望师父恕罪！"祖师道："你既识妙音，我且问你，你今要从我学些甚么道？"悟空道："但凭尊祖教诲，只是有些道气儿，弟子便就学了。"随后祖师几问，悟空绝口不学，祖师一时恼了，打了悟空三下，背身而去。

悟空当夜三更跪在祖师卧榻前，祖师闻得声音披衣坐起，喝道："这猢狲！你不在前边去睡，却来我这后边作甚？"悟空道："师父昨日坛前对众相允，教弟子三更时候，从后门里传我道理，故此大胆径拜老爷榻下。"祖师听说，十分欢喜，暗自寻思道："这厮果然是个天地生成的，不然，何就打破我盘中之暗谜也？"遂道："你今有缘，我亦喜说。既识得盘中暗谜，你近前来，仔细听之，当传与你长生之妙道也。"

孙悟空自打上山吃了七次后山饱桃，菩提老祖方暗地里传授悟空神真。此处书喻修炼先天非同等常一般，最高功夫皆系心法潜秘，没有悟空在山上七年铺垫，潜移默化洗髓净心浸染，不可能明晰祖师盘中奥妙。上乘真功心法为上，心智修行哪怕点滴迷离都会滞留陈染，极易影响透潜修明细化，心法行流高端慧敏净纯敦厚。

七年看似随笔拈来，实为三维后天基础轮回定数潜化，凡俗后天琐事行做盖以七为回定无一能外。故事透映凡俗先天修炼须经耳濡目染时久，方能明透师父通化潜在毫末，历经七年旁窥得正真授。再而，心法高通化定暗合早传无益，机缘垒筑方圆尚需明师点化法施。

11 为什么石猴出世一睁开双目两道白光直冲牛斗，上扰天庭惊动玉皇？

　　《西游记》淡墨一笔浸透先天神行法玄。吕祖　"天地视人如蜉蝣，大道高天地亦泡影，唯元神真性，则超元会而上之"清彻透底神明潜隐。天界下视凡间人海黑麻麻一片人稠浮动，凡俗常人心被后天阴灵裹缚蒙尘墨染，上界凡间天地两隔互不干扰，凡界事端浸虏，上界盛载玄华。上苍正本明查刚禁，扶助先天神明灭杀后天诸邪，神明匡正通柄纲常。人间凡俗修炼通常一旦驶入先天归复无极元初，会元凸显穿透致远，凡间人海死黑墨染寂静中间星点白光透隐，神光隧穿牛斗扰动上界神会明察，必遣使查明因由毫末，一经发现修炼先天神本正宗，定会出手相帮匡扶秉正；倘若遇到修筑后天邪魔歪道，必会扼杀摇篮以震天威。

　　民间对修炼先天元真向有"神鬼不容"之说，此言绝非虚妄，心之大内运化多维洞彻秋毫。其因，一束神光三维无从察觉，多维立显惊动神明上苍。三维乃凡俗处世形窟所居；多维乃神明潜匿虚无容栖。凡间、仙界非人臆想通常，一介方地、一域天壤相隔遥远，却又交际毫厘，实质三维有形与多维无形两异纠缠重叠参插，你中有我，我中有你，泾渭分明秋毫无犯，三维无能明透多维秘潜，多维虚无渗透三维了若无间，三维一切均由多维制领，即便内心秘潜隐私皆映印多维烙痕明深。人三维心境修为一切既受多维法眼神慧掌窥，神行匡正祛邪，幽魂鬼妖妒忌，心神定持正修必受魔邪侵扰，先天修炼有形、无形正邪较量浸透心神无处不在。

石猴双目一睁透射天庭释明元神真本玄通，实指先天入定神明通慧。切实告诫先天修炼者，只有找到先天元神才会通融宇宙多维潜秘，任何后天静潜修持绝无可能沾染先天元神丝毫，反而极易沦陷虚妄徒劳枉空。

12 孙悟空为什么要到东海龙宫寻宝？兵刃为何是定海神针？

孙悟空人体先天元神，元乃为人体五气朝元之心，神乃为人体信息能化主宰之核。神藏匿骨骼髓海贯行周身，髓海汪洋泥丸深渊汇作龙宫，元神先天元初宇宙元音遣入激活性命，纵贯人体主柄先天纲常，一切潜势能化源于泥丸信息转换。神为人体无形信息总能，又为潜入多维无形枢纽，泥丸乃是人体宇宙信息集散转换中心，元神隔困人体势能劲化，若想大展宏图忝须打开泥丸封存宝藏。故元神孙悟空只能到东海龙宫去寻得手的家伙什，而得到了惊天地弃鬼魂定海镇乾坤天下第一兵刃擎天柱。

书文细叙孙悟空龙宫寻宝，得见一万三千五百斤如意金箍棒，从始生到悟空出现无人能动，主人神猴驾临顿生灵化，应声变化成做悟空掌中如意。东海龙宫髓海泥丸筑就，定海神针乃指髓海泥丸神真心根铁定。先天神明修炼心根：神由心转，心随神定。孙悟空神化心定神威显圣。心根，天成生命元初母先，故而话做大禹治水之时放置天河定江海浅深的一块神铁定子，天宰定数待孙悟空前来起用，化为利刃神明刚正，先天心应变化多端，荡尽妖魔鬼怪肆孽邪恶还万里尘埃玉宇清罗锦绣。本是泥丸定海神真，换作定海神针，一字置换隐去先天晦涩，注透后天俗心畅然通明。

定海神针暗喻先天修炼程序定髓海无形神凝定化，用针代替是要凸显神明利化洞彻万有本真。耳是人体神根，故神针又藏匿耳中。心神根定乃通化多维神珍奇铁喻指元神源自宇宙先天质本洪荒，凝聚天地精华所成明喻阳物传宗接代神明通化，并通过大闹天宫尽述如意金箍棒神威执领。先天修炼神针霞光瑞艳，后天心灵妖魔胆寒，心定髓海泥丸神势乾坤和合一统。

通话明指：元神即是心神和合明真，龙宫乃为泥丸，泥丸本是心神发潜之源。悟空龙宫寻宝启示先天修炼务须打开泥丸深层信息宝藏，天下第一护体强身神明宝物均贮藏于此。

13 孙悟空大闹天空内涵旨要是什么？

书文交代孙悟空天地所生，喻意元神乃宇宙天神派遣而来。孙悟空由天上到人间一游，天宇锦华秀美玄幻遐思迷恋欲返当然。自由之身一旦返回不同往昔肆无忌惮畅所尽然，搅得天庭片无安宁无谁能止，最终佛祖出面将其降压五行山石匣中，等待圣僧唐僧解救护师西行。元神宇宙信息下到人间注入凡胎天音转化为神，天庭名册注销原始音讯，绝不允许擅离职守私溜，须饱尝凡尘苦海艰辛磨砺修持先天圆满方能升荣故里尽享华尊，天界万尊众贤无不是人间一番磨砺先天神明成就才得位列神华隽永。孙悟空花果山尽享野性天然并非人间，元神未入人体中时不属于俗尘苦海范畴，尚还荡游天宇烂漫，大闹天空打碎等级班邦体制，是要明示人的先天神性与后天人性格格绝然相悖：天定神性先天铁本质同未有高低贵贱之分，天伦性同共享；红尘社会后天人各等级森严色分三六九等，善恶差异径庭人性欺压倾轧。书中天界套用俗尘王朝社会以后天描述先天，完全有悖宇宙真本宏元，此乃不得已而为否则凡俗广众理解领悟不了宇宙神能广化。实则，人性先天同化宇宙多维核质均同平享自由天成高尚；人品后天够细社会分工不同等级制度化地而生事成低劣。故此人类社会应向先天多维归宗，而不能沉沦后天三维永坠囹圄。神性多维无形信息潜势能化万注质地均同，转化三维空间立成物质万有不同尽显大小、轻重、高低、贵贱诸多，神性先天落入后天被人性缚裹任由邪欲魔张无力宏明。先天神明天地洪广人际渺小散落后天苦海汪洋思维话语定方圆荡尽人生，先天神明多维在天，后天存活三维于地，人倘若上遣下界无修先天空荡一场，回返故里同前特有信息荡然无存。另则，东胜神州花果山就是人体泥丸未修先天宫阙，乃神化潜能之窟。

泥丸神潜有二：迷心后天劳碌枉空，潜心先天修炼堂皇。

孙悟空元神下遣凡间未尝苦海修行艰辛无获先天正果即返天界坐享逍遥，大闹逞强搅乱天纲触犯天律，法恃写照人间王霸碾压一切，悟空天然等同自由终落一场顽空。孙悟空二遣凡尘牢囚五百年，唐僧出现观音点化认师归宗助相携行取经，经万辛克凶顽终得先天正果。

大闹天空所展示的深层真涵：先天元神天马行空放纵自由无拘无束神通广大无任何力量辖制羁绊，一旦进驻人体沦为后天元神时时处处受心辖制，先天神能大打折扣失去自由驰骋放纵，大闹天空风光无再。齐天大圣一番神行画展亮出先天神性自由纯真本原，道出修先天归宗元初根由旨末。

14　孙悟空被老君推入八卦炉熔炼七七四十九天，为什么丝毫无损？

孙悟空二次反天庭被二郎神君擒住，刀砍斧剁，雷打火烧，毫厘无损。故被太上老君推入八卦炉中盛火熔炼四十九天，开炉但见悟空好似癫痫白额虎，又似疯狂独角龙，纵身一跃而出，再次搅动天庭大乱翻张。

孙悟空本乃先天无形纯阳元神多维信息，根本无存三维凡俗肉体有形后天，神行放荡通灵致广。人世凡常尸体放横灵光早已不在，神、气、精回返宇宙，灵、魂、魄再入阴曹，肉体残躯焚化只剩一把粉末沉渣收殓。书文大篇幅描绘孙悟空受戒前深玄妙潜，要表明未被人体后天锁缚的先天元真无形多维能化金刚不坏，故老君三昧真火未能伤其毫厘。孙悟空三阳华盖、三阴灵枢无形本性神化之首，根植多维不在三界五行命系中，五行之火能奈其何？火煅四十九天微毫未损，但落入人体心制后天三维五行中神能大相径庭，故此过火焰山孙悟空大闹天空威风已失。人体五行相生相克互成一统，神位居五行西方庚辛金潜于肺，心居五行南方丙丁火潜于心，心火克肺金，神受心制约。性五行本位北方壬癸水潜于肾，肺金生肾水，神滋化性荣养先天。人体心、脾、肺、肾、肝五脏外合对应形体脉、肉、皮毛、骨、筋，先天修炼质心索神，神养性荣达完满，心神和合心性驭统，精盈髓满心刚骨硬，心神性凝固化金真，真金不怕火炼。故凡俗肉本一旦修筑先天大成，心、神、气、精、性凝成先天精华万火难克，尸骨焚化定有真金舍利现。

《西游记》八卦炉火炼孙悟空一节实是阐释炼神化虚先天修炼之道，心定神固虚无灵性通广，火势神威熔铸心神真金舍利，三维、多维神机置换神通玄妙。

15 孙悟空大闹天庭，上界众仙皆降服不了，为什么最终要请佛祖如来出手？

道、佛先天多维神行跨越时空凝注本真，一切后天心欲施张化作虚妄，先天兀立无缘道、佛宏大明端。

神性本真心神化尽，神由心主和合归于性，神性元初人体融通宇宙唯一，道勾画玉皇天界之玄真，佛虚幻圣境仙乡为圆通，道、佛先天神异协力共济合一。

孙悟空大闹天宫时，尚未受命乃为宇宙游荡一本纯阳音讯，目无天庭放纵不羁无拘无束任由自封齐天大圣。虽上界诸仙尊卑序列掌法森严，但法力无能降压元神显赫。佛法弘大寰宇有形、无形万物潜隐柄掌指间，天庭遣神，地府勾魂，小施牛耳无一能跳出圈外。故天庭掌管能力竭尽，苦无别法只好求助佛法，佛祖法力无边轻点施化便将孙悟空困在掌心，孙猴施尽本能难逃法掌，压在五行山下五百年后受戒菩萨皈依佛门，从师唐僧惟命是从无敢造次，辅助西行求取先天大法完佛祖宏本大愿。

神、音阶段各隶不同，未遣入人体前为宇宙无讯本音，下凡因入人体转化为神，受心所控失离放任自由。故《西游记》用大量篇幅述说孙悟空未从师唐僧前，花果山自封大圣，大闹天宫玉帝低眉，天地任行无所忌惮，是要宣明宇宙元音放任自然享受自由。皈依佛门受教师尊宇宙元音收敛桀骜不驯转化人体元神性贴心索尤当两悖。

佛祖如来先天神行无上平乱恃安，明喻先天修行：始修于道，终归于佛，寰宇自然高瞻至领。

16 孙悟空一个筋斗十万八千里意谓的是什么？

书中明喻孙悟空乃元神化身。元神未附于人体前神通广大无所不能，一旦注入人体受心所制沉落后天屏蔽前所势能潜在，虽有明禁止行，但虚无先天心可冲破禁令调令动神行，心境先天升华到哪一层界，神行驱使便会映透出哪界洞天。

孙悟空受唐僧所控，被后天三维有形缚住手脚，囹圄制锁神行受阻。一旦脱离唐僧辖制，不再受形体后天所困，天性复燃潜入多维三维时空顿消，一个筋斗通化神行变化，十万八千里不过是三维、多维转换须臾，三维后天遁入多维先天心之一动神性随形化势成真。唐僧肉体凡胎眼里只见三维时空所现，无识无觉孙悟空神行多维无形化潜，一旦脱离唐僧三维视线注定多维一点无形透潜，核定无形无相包罗万象，多维融凝其小无内，三维扩伸其大无外，三维时空皆融注多维一点内核，一点隧穿何止十万八千之遥。孙悟空一个筋斗内涵多维虚无包罗三维万象实有转换游刃自如，多维、三维，虚无、实有相变转化皆定潜在先天易理当中。

17 孙悟空一个筋斗十万八千里，为什么跳不出如来佛手心？

人体元神固本隐匿无形，沉浸后天随形浮影，上钻下潜贯穿内外无定，后天识心无能捕风缉形。只有后天心定先天元初掌握牢柄，才能感应透彻制压降伏。

大闹天空的孙悟空尚在多维无拘无束神通天地自在逍遥，天地敕旨肃整，元始天尊寰宇衡柄，无一不在如来掌指须臾。天神行旨定宰佛心法度安邦，再大神通无能法外施张。另行潜喻：道、佛修炼先天元初母先，先天极定心应本真如来，神明万有悦安诚服。

《西游记》用孙悟空一个筋斗十万八千里跳不出如来手心，以此烘托先天内旨心机玄潜，释解凡俗心修先天所成，心根由三维转化为多维，元神无拘无束立即收敛俯首先天应令心行。先天元初合心即佛，通达慧真本旨如来。

18 孙悟空梦入阴曹地府要表明什么？

孙悟空学艺归返花果山时未拜唐僧为师，此时还未被三维人体后天绑架，尚属宇宙多维放纵不羁之音。书以入梦"幽冥界"为题，叙说孙悟空闯入地府对众鬼道："我老孙超出三界之外，不在五行之中，已不伏他管辖，怎么朦胧，又敢来勾我？"直面森罗对十代冥王又道："汝等既登王位，乃灵显感应之类，为何不知好歹？我老孙修仙了道，与天齐寿，超升三界之外，跳出五行之中，为何着人拘我？"十王道："上仙息怒。普天下同名同姓者多，或是那勾死人错走了也？"人体神天、灵地阴阳界分,灵魂纯阴直系人体生命后天由三维生死轮回监管。纯阳元神统辖人体性命先天乃由宇宙先天多维玄秘本音潜辖,超然三维生死法度,根本没有阴实肉身所存,哪来轮回往复。地府幽冥乃灵、魂、魄轮回灵枢之窟,非神、气、精纯阳华盖维度隽永。故元神孙悟空潜入地府冥王震骇,任由大圣撕毁、删改生死簿而众幽冥莫敢嗔拦。孙悟空梦入地府根在喻人元神性命先天、灵魂生命后天两束,天地相悖根质非同。

神性、灵性伴随人体生命既合一又两分,灵潜体内无感无知透体轻灵舒适自如,其质纯阴内隐无形灵通之物,单一显现即为:妖、魔、鬼、怪,此类无形聚合之阴乃为人体灵枢轮回。常人纯阳元神罩体护身平和相伴,丝毫不会感觉阴灵本在,人鬼自然相分阴阳互不干扰。灵魂质物贯穿人体融透气血无处不在,灵与体虽无法分割却相处悠然静安无事,体浑然不察灵在实感畅然舒适,肉体无一不被灵邪浸透人鬼同浑俗成。人生有纯阳元神驾驭护航,灵邪偃旗息鼓遮盖锋芒,哪怕一丝侵扰生命隐秘均映入纯阳元神火眼金睛监察,缉拿秋毫无容一刻失查,神灵兼通天人一体。宇宙先天元神伴随生命偕行归性,完成使命回返天庭复旨。生命画上休止符神灵性命终将两分,元神潜龙返归天界化永,生灵为鬼回入地府轮回。

《西游记》此段文字明示人体神灵阴阳秉持凡俗广罗生命航灯神华永驻、灵魂往复宿命两归。性命主潜:神、气、精三

阳华盖潜于先天无形；灵、魂、魄三阴灵枢藏于后天有形。灵
潜经络气行，魂浑血脉灌涌，魄和五脏润泽，生命终结时随神
而去者圆寂涅槃，随灵而返者地府注到。人生在世不过百年仅
此一回无能再二，生逢修炼机缘神算，先天成就亮起神华隽永
一线神机，一旦神魂荣归宇宙本真，上界定会多位神尊；倘若
终生混迹后天迷沦，灵魂固本锁缚幽冥，到头来划名鬼簿并入
轮回，地府添注一名灵鬼。

19 孙悟空羁押五行山下五百年，为何时流开辟形若当初？

神本宇宙通灵主宰唯一，要想解开神行通玄秘潜，需剖析
先天神定潜化。孙行者宇宙多维虚空神惟一束本无肉本形窟，
自然亦无眼、耳、鼻、舌、身、意心铭感受，乃至吃、喝、拉、
撒俗体陈杂。

孙悟空羁押五行山跨度三维时空五百年，实则神定多维一
点凝注无尽。神凝多维虚无内定包罗万象，三维时光流注静定
凝驻，三维五百年正应多维"天之一日，地之百年"，凡尘生、
老、病、死星点凝结连成线段即为时间。生命轮回无止无休徘
徊往复，三维一切过眼烟云流逝无再。而神本贯通多维包罗万
象一点凝定恒驻，无存三维时空前逝后流无尽，故宇宙多维一
点贯注天成，通透三维时空流光驻地沿沿。

书文交代如来临行放话五行山土地监押：但他饥时，与他

铁丸子吃；渴时，与他溶化的铜汁饮。此点暗喻神隐匿髓海无形多维纯阳音讯势能如铜浇铁铸无坚不摧。整节明喻三维时空凝住多维一点不生不灭，不增不减，无垢不净，不更不改，恒定固永。三维物质生命凝聚多维极化前无前，后无后，无来始，无终尽，三维时空无尽，多维核凝固永。

孙悟空元神无形无相透空，流时开辟定若当初，隧穿时空先天不坏，贯注多维神当定永。

20　孙悟空一个筋斗可抵西天圣界，驮着师父驾云西行岂不省事？为什么要历尽辛劳艰苦跋涉？

书文交代过流沙河时，悟空和八戒端生口角。八戒道："哥啊，既是这般容易，你把师父背着，只消点点头，躬躬腰，跳过去罢了，何必苦苦的与他厮战？"行者道："你不会驾云？你把师父驮过去不是？"八戒道："师父的骨肉凡胎，重似泰山，我这驾云的，怎称得起？须是你的筋斗方可。"行者道："我的筋斗，好道也是驾云，只是去的有远近些儿。你是驮不动，我却如何驮得动？自古道，遣泰山轻如芥子，携凡夫难脱红尘……但只是师父要穷历异邦，不能彀超脱苦海，所以寸步难行也。我和你只做得个拥护，保得他身在命在，替不得这些苦恼，也取不得经来，就是有能先去见了佛，那佛也不肯把经善与你我。正叫做若将容易得，便作等闲看。"一番对话把人体心、神、气、精、性五行，先天、后天质透清纯点化清清楚楚。

只有后天肉身俗心才有修先天取经一说，神、气、精三阳华盖本就先天受命护卫唐僧后天命本安在，根本无存修先天取经事索。唐僧凡俗后天脱胎换骨修先天必须泅渡苦海心法度化唯一，心力注潜神、气、精化性归真获取心法先天。"遣泰山轻如芥子，携凡夫难脱红尘"，三维有形肉本形窟后天物质杂陈坠落红尘重若千斤；多维无形信息先天元神虚无质潜轻盈四两，心神先天灵体后天行化两悖，万万不可混迹一斑。神本无形多维移山换位不在话下，但无能代转后天本心蜕变先天。后天心修历险异邦穷尽跋涉，跨越千山万水苦海泅渡，寸步不离神、气、精、性一路护佑偕行。取经路过流沙河插入这一情节意在开释：一是神气不能越俎代庖顶替心功，二是心法修筑千难险阻举步维艰，三是信念定若磐石无能摧憾。关紧亮明先天"四两"轻盈无形纯阳虚化，而后天"千斤"形体阴实冗赘致局，开示后天体存先天无以能立。未达灵山唐僧尚属俗体凡心修炼阶段，元神悟空只能扶心以正无力代宗恃行，故取经一路遭遇诸多生死关键，从未见悟空背起唐僧远离危机，皆是唐僧自避祸险以待时开。佛祖本旨：心定先天，若将容易得，便作等闲看。

21　孙悟空那么大的本领，为什么每每降妖都要求助上界加施援手？

孙悟空虽为先天元神，但取经行在受困于人体后天，每行微动必受心辖制锁。内注先天修炼步步妖魔鬼怪孽障设险拦截，除自本心生魔障可倾力清除外，其他缘自身外诸多须逐一详细分析。书中妖魔当类最多来自道、佛身边的法器、奴仆等，由于上管失察私自走脱下界而来。道、佛法力本在无边万物皆陷法眼监窥，无一能侥幸逃遁于外。那么，诸妖孽又凭何能兴风作浪？书中暗喻众妖魔实是上界派遣而行，一来是考察唐僧心力定持载荷，二来是通过磨难激励本心坚毅恒定。再而，"神鬼不容"示警修行本律，倘若先天修炼心力不支，定然招惹心浮气躁动摇迷失走火入魔。书中唐僧心力坚如磐石，辖制神猴披肝沥尽，上界独行大法设局险厄，临危绝险再施援手降法缉妖，加持先天增势点化慧根基成。

心正无邪不会使外鬼侵身，唐僧善缘根正何以招引妖魔缠身？实乃潜指普众凡俗后天心邪魔幻，唐僧未获取先天前乃同凡俗一般无二，虽一心修行佛旨向善，但尚未净扫凡尘鬼邪，心魔屡屡纠缠无休。孙悟空本领神行广大，但受制后天凡心所辖，无能施展清除体外妖魔邪灵，还本心先天清净。体外妖魔皆由上界所遣，又都具有拿手绝技艺压悟空，故悟空低眉顺眼敬邀上界施援降妖。一为提警悟空从敬听命服侍师父；二为多重反复提醒唐僧加持佛心修正。

另行开释，秉持自本智慧无能隧穿先天潜秘，心法高端阻尼必须借助外力彻清，根质骤变更须明师点化通透。先天修炼从未得上神援手相托，别想脱掉凡俗躯壳位列仙班。

22　孙悟空一路降妖多求上界援手，为什么剪灭白骨精却只身除妖？

《西游记》三打白骨精叙道，那大圣棒起处，妖魔断绝灵光倒地化成白骨。唐僧正要念咒，行者急到马前，叫道："师父，莫念！莫念！你且来看看他的模样。"却是一堆粉骷髅在那里。唐僧大惊道："悟空，这个人才死了，怎么就化作一堆骷髅？"行者道："他是个潜灵作怪的僵尸，在此迷人败本，被我打杀，他就现了本相。他那脊梁上有一行字，叫做白骨夫人。"

情节短暂明析先天修炼神、灵生死博弈本决，妖魔鬼怪夺占人体躯壳强有，锁固后天魂、魄永坠灵枢轮回；仙圣之神提领心明刚正，偕同先天气、精跻身华盖隽永。先天修炼无时无处神、灵不在搅心纠缠博弈，正、邪绞杀贯穿始终反反复复，心行须臾切莫等闲，毫厘失慎千里之功毁于一旦。

人体骨骼乃支撑血肉棚架，髓盈满骨骼坚固华泽，髓海丰沛神龙隐潜，髓神本壮则骨荣，神亏乏弱则枯槁。骨骼，有神驾驭则髓海丰泽，无神主宰则髓枯骨粉化为白骨。神乃为主掌骨骼生杀大权之本宰，书中白骨精乃无血无肉死人阴精所化，孙悟空乃活人本真阳神化铸。神藏髓先天阳盈，灵入骨后天阴白，人体骨髓阴阳两束，神、灵凝注相悖。灵绑架心纳入人体后天为其享用，神助潜心注入人体先天步上华瑞。神在骨盈，神离骨枯，白骨命潜皆在神了控柄辖中，化遁隐形一见孙悟空即现原形。神刚正灵邪恶相搏任白骨精手段花翻几番较量力不能支，最终命丧孙悟空棍棒之下。

其节阐释人体先天修炼化本究源，白骨乃为人体后天纯阴灵本注化，真神乃为人体先天纯阳神本注凝。人体先天修炼阳神、阴灵无形博弈，胜败皆由先天心力定夺，故孙悟空剪除白骨精既无大费周折，更无需上界伸手相援。通释，白骨乃为凡俗后天僵尸所化灵魔，舍利乃为心神先天通明炼化本真。唐僧三番惊见灵妖变幻，喻事修先天灵邪欲念反复多重侵袭，绝不轻易善罢甘休，警予修持先天不可须臾迷离颓废，一介凡俗死后无一不化一堆白骨。另节，人体凡俗后天心与骨绑在一起灵固体凝而神自远悖，正本修行先天心与神凝结注成心神一统而灵销声匿迹。唐僧未取到先天经乃系一介后天心，自陷心智迷离不辨骨化灵邪，待等自内灵山出现取经先天，师徒心神和合一统踏雾成佛。

孙悟空三打白骨精是要强调本心内鬼邪灵作祟随机变幻，

先天修炼时时刻刻提神警事明达贯通。

23 孙悟空摇身变作飞虫钻入妖魔肚中，内涵意味的是什么？

孙悟空变做飞虫钻进妖魔肚里，看似神奇几近荒诞，质本透潜先天多维神秘妙玄。三维荒诞离奇划入多维顺成通然，奇为妙行无可而无不可通盖先天化妙，非后天三维理贯通常能开释。

《西游记》多用这些细节点化先天修炼纯阳内质妙潜精到悖常，心注潜形体外张扩展；心注潜神内化秘小。神能涵质：一是神核内修越小越仔密神通愈广；二是神能感应窥透人体内脏器质细微明变。神本能化潜入妖怪肚内无形无相先天诡异恰妙，缉获神通变广纵深。

孙悟空神行先天法修变幻，通化两分：无知先天修炼，仅只驻留故事景致流连，无能开解宝典内蕴宏大博隐；专注先天从为，才能提炼文络梗概内中妙道化潜，开先天道法明觉。

24 孙悟空每次远离师父时，为什么画个圈叮咛师父待在圈内？

孙悟空乃无形多维纯阳元神，人体先天修炼一旦心定神合，必然以定力为中核形成一个势能维场，纯阳先天无形完满势圆，一切纯阴后天妖魔孽障无能破化，妄想偷袭一旦触碰犹被电击，所以妖邪无敢靠近，更无能触染圈内毫末任何。只要心定圈内，邪魔外力无计施展，一旦内心迷离魔幻勾拽，心力疏散流于圈外，神行势能护佑即刻倾覆无完。书中描绘孙悟空每要离开唐僧必选妥善之处用棒外围画个圈，让师父安坐当内待等他回，并再三叮咛无论如何不要出到圈外，但唐僧每遇妖魔出现，后天心动善念再经妖魔诱惑早将悟空叮咛抛掷九霄，轻易走出圈外被妖魔摞裹而去，后险厄邪患凶恶，无奈坐以待毙祈盼援救。

《西游记》以此情节告诫先天修炼，心神凝合先天势能定力强固，心定先天焚化意识潜流纯阳自恃完满，势外鬼祟无能偷天换日毁陷。心定（唐僧）神势（圆圈），心定神势完整合一先天内固，唯一破坏来自后天本心欲念邪张，内心毫厘微动定力松绑，纯阳护佑化为乌有，后续凶顽危及先天生死。笔墨毫微熏染明就先天修心定潜惟真。

25 孙悟空学艺始起于道，为什么最终归于佛？

《西游记》第一目"灵根育孕源流出　心性修持大道生"，透切点明灵根神性源自大道而出。孙悟空乃人元神，遣入人体前宇宙浑同，囫囵生命合影随形耗尽燃油，后天心修炼一旦转化先天开启性命宇宙神门，回归元初神行多维道、佛驰骋。书中阐述菩提老祖传授孙悟空道家神通妙本，后奉如来佛旨协助唐僧取经先天，心神同归道、佛神字唯一。

　　孙悟空学艺完就回归花果山，炫耀宣化玄端："我自闻道之后，有七十二般地煞变化之功；筋斗云有莫大的神通；善能隐身遁身，起法摄法；上天有路，入地有门；步日月无影，入金石无碍；水不能溺，火不能焚。哪些儿去不得？"

　　道、佛本旨围绕人体阴阳两大极核而修，阴者心核；阳者神凝。法度实化虚，在虚拟中感应捕捉无形先天那点儿东西。相比较，道者虚无本真元神多维无形太虚玄妙，先天修炼借助形体归纳法从有据可依，唯心感应详实真切。佛者圆通本真心多维无形圆通明慧，先天修炼屏蔽形体旨在无形虚空，冥冥空寂无切实依托无把手可抓，境界超乎寻常高无可攀。道握柄神潜，佛恃掌心通，心即是神，神即是心。菩提老祖与如来佛祖出自同门，心神本注合一，道宇宙先天神性唯一，佛宇宙先天真性不二。道神行潜化以一生万不离本宗，宇宙多维神性人本元初神彻始终，一也；佛神行化祇万法归一合注本宗，宇宙多维真性人体元初神行法修，不二也。道坚守神初元始归性；佛圆通心性终端归真。始点、终端衔接对合够做心神圆通完满，道、佛法修各异同辉共筑，心神先天多维本真融通宇宙无始无终无尽。故先天修行始于道，终当圆满归于佛，法则势行同治名归神性本真唯一。

　　《西游记》落笔孙悟空出于道、归于佛，喻示凡俗广众日常技能本领行为端作尽皆根植道家索秘；思维意识，精神界领，心悟旨令大都根落佛家本真。

26 菩萨为何传授唐僧紧箍咒？受领金、紧、禁三篇咒语是什么？

咒语是一种纯极至高的心法，只有先天独柄融通方可降龙伏虎心定神明。菩萨秘授唐僧先天通柄大法紧箍心咒为心定神固的高明心法，确保孙悟空固师从命诚服顺贴，合心合力共筑先天修炼。只有心决法度才能明令神潜，紧箍咒心神合性驰骋切真。

神性本阳，轻盈浮燥多动少静；心性本阴，滞重默守喜静恶动。修心静守布控虚空心神相济极难，不得明师密授先天修为大法，仅凭自身静悟修持，心田绝难明透微光。老君诫令："心者，禁也，一身之主。心能禁制，使形神不邪也。心则神也，变化不测，故无定形"。

先天内注，龙乃指神，虎乃指魂魄，先天持柄降龙伏虎心性化为神性。神性乃为人体、宇宙通灵之汇，无形无状潜匿虚无势能量化无穷尽横亘固永，化作道、佛先天驾驭唯一。咒为心法特殊信讯符号本实无上至真，上界仙助援手均在梦乡浑然或静功无知无欲间赐授。俗尘凡常则把咒语耳提面命口口相传，心法后天牢缚，丝毫无具先天转化功能。神传咒语多在梦中恍惚幽冥茫然注潜泥丸心神同铭，筑成真正先天心法无尚至明。

正可谓天神地本悬殊，所以凡是人为后天口传心法咒语皆为虚妄，半毛儿搭不上先天，唯有得缘神助方能开启先天通灵户牖。红尘落俗唯经明师提携牵领锁定先天方有一丝惊扰上界遣使化度可能。首先要由具有先天造诣明师亲授大法，再能把大法转化为自心先天布索，形成内心特定明独。

　　《西游记》注明菩萨接受佛祖意旨授唐僧紧箍咒，其要破注心神根实质明，心乃驻地之根，神乃飞天之本。唐僧收藏菩萨特为孙悟空量身定做的小儿衣帽，乃因元神悟空本为婴儿先天元初母先，紧箍咒就是束缚元神马首是瞻不离左右的定心大法。《西游记》通过紧箍咒阐释心神凝固天地修行交融互转，俗心通过取经转化成神天荣融和合完整，心即神，神即心，心已抹去后天形体交感记忆化潜虚无，神行元初不再受心制约大展神通，贪欲心性才能通顺转化虚无神性。西行取经修明唯旨先天弃后天，唯神而无心，心法通灵咒语驾驭先天大法神通明慧，仅凭个人蛮荒之力绝无觅得先天大法可能。古来探索修行者无以数计，盘出迷境明哲通慧大法者几近为零。

　　金箍咒、禁箍咒，大致偕同，皆为心法潜行指令融通。

27 唐僧西天取经为什么寸步离不开坐骑白龙马？

　　唐僧取经明确开释凡俗修行先天程序潜化。

　　唐僧师徒五人应合人体先天修明内潜心、神、气、精、性五大元基，心肉本形窟先天、后天阴阳两束在修炼过程中自心博弈争锋；先天神、气、精与后天灵、魂、魄阴阳博弈捉对厮杀；皆搅合人体后天囵囵浑噩时明时暗，唯有白龙马性独特令宇宙明真透潜人世沉沦。书中张展心、神、气、精人形物化盖皆眼、耳、鼻、舌、身、意后天行为能化俱全，而白龙马闭锁后天人行能化慧眼非凡。孙悟空人体元神带领元气、元精够做战斗核心奋战灵、魂、魄妖魔鬼怪护佑唐僧免遭后天迷坠，所有行化皆注入白龙马是非现本性明柄化，性作为人体纯阳无形数字信息只具监察明鉴之能无具排除化解之力。白龙马宇宙神性本然，特行指令具有人行能化者既不能浸透红尘是非更无力排解有限尽索，神明行化者虽能明澈是非尘染却又无具排解荡尽之能，现本界定人间红尘戡乱天翻覆地道、佛明净尽收眼底却绝无伸手扶助，此本宇宙神明铁律定夺。

俗常万事碌碌苦劳后天本我耗心伤神，欲望覆盖心体内外淹没千顷修造先天立地良基，心难无欲化性静净收敛完合。心性静和泥丸杜渐后天浊浪激荡，心净良善方能拿到西行通关度牒开启先天修行程序。

后天七情六欲缠心本我难解难分，修行险阻反复多重层层错致摇撼心动，只有心定磐石百折不挠方能牢固守铭感应心性神明。

神行化潜心明一统，确保唐僧白龙马心性和合为一，心乘龙性奔往先天圣境灵山。后天心归返先天，本我心性化为真我神性，心行指令化作神行程序，性本常做转化神明隽永。一切先天修行归宗心神程序化演，心神指令性本先天当潜，离开性无从提及心明旨悟。唐僧寸步行进皆须白龙马代步，先天修明性当令行宗本旨要，龙本神性天马行空。心性定化性与心神链接架起无形桥梁，锁定后天心性沉沦苦海琐事俗尘；锁定先天神性成龙升腾玄华化永。

世人繁琐通常生活在生命后天，道、佛心神先天修明才会步及性命本真。心性后天悖逆修行先天神性，心神虚无化性定潜当中，心离开性修行寸步难移，心行指令离开神性先天泡影徒劳。

28 为什么唐僧师徒五人都在时风平浪静，一旦孙悟空离开风云骤变危机四伏？

人体后天时空万有不离先天监察统令，先天神、气、精、性均围绕心主并力，确保后天形体康和安宁，浇注先天修为清净怡和。神无形无状贯通纵使，灵魂、气魄、精髓恪尽其守，心性维系净土平和，人体无扰无忧格物存志。人体神安则万载顺和，神静则万事平尽，神动则万本运转有序，神定则先天变通潜隐。神乃是人体后天、先天之主宰不可须臾离守。瞬刻离失就会造成灵魂出窍，气魄离散，精髓失错，心不能主，体不适安，久之生命倾覆不得复还。

孙悟空神行多维火眼金睛明鉴三维后天洞彻秋毫，剪除一切后天心魔妖幻，护佑唐僧先天心志无撼，避免后天心灵欲念妖魔孽纵，确保先天修行功德圆满。性本能化乃为基元中最清纯，最透潜，最明澈，最无奈的化细，一切无形、有形，先天、后天行施博弈纷争丝丝入扣透析明清，元性特质锁定不能够做语言和盘托出通示真实内本，故取经途中万事纷争历险最明清，最着急，最无奈的就是白龙马。

《西游记》一再重复唐僧失去孙悟空护佑，各色妖魔即刻窜出造次祸起萧墙，灾厄肆孽横生陷唐僧九死一生，白龙马心明眼亮旁观毫无办法。此情此景反复重演是要宣明先天修炼心失神照，各种心欲妖魔立现邪张，后天邪欲嚣张摧毁先天心志坍塌，心痴后天贪安适乐情思跌宕祸致弥深。看似毫厘事小动荡先天修明唯大，生死当要切须谨慎。

29　为什么唐僧每遇妖魔真假不辨，猪八戒总是横生搅局窘迫难收？

唐僧作为先天修心本核，主定神、气、精、性和合驾驭西行。内修华盖各异：神，空也，多维虚无，注髓透骨毫无体感知察，应心辅和即成先天；精，净也，沉潜内固，神行相佐俯首听命和显无争，坚韧克难甘为铺垫；气，能也，浮滑贪懒，搅浑心神争端显能，平地是非喧哗起风雷。气与精共助辅神，只能和谐并力共成一统，无力单支独挡一面；神、气、精凝合为一，方能合性先天心修成真。神，忠贞赤胆坚定无二；精，沉静内敛固元本根。神、精纯阳固有，唯气阴阳两分，先天虚无元气和合神、气、精一炷；后天体行诸气沉湎灵、魂、魄注混。故气动风骚张罗浮造，千丝万缕瓜葛后天血肉杂陈，牵勾眼、耳、鼻、舌、身、意交感灵、魂、魄留恋痕深，重重贪欲往来无间。书中结合人本后天贪欲好吃，懒惰，性欲等特点刻画气的形象猪八戒，渲染气弥心窍浮动罗皂骚扰先天修炼。故事端成：唐僧每逢妖魔蒙尘先天举心不定，猪八戒必插科打诨横生枝杈搅局注乱，本为孙悟空极易摆平小事，尘硝迷漫化生劫难生死攸关不可收拾。先天修明：体与气相混，形气僵滞；心与气相机，心志迷离；神与气相搅，神气交争。修炼先天主攻在气者不但不能体实虚化步入先天，反而会把本体后天做大成强，执拗修炼专气用强极易出差生偏，甚者导致走火入魔覆水难收。

　　故事猪八戒横插搅局实质内涵明示先天修炼关键在于定，而定静虚无最易产生气动，而气动鼓噪蒙心最易生成意化，而心意是招惹灵魔鬼欲缠身的最大直接诱因，而这种界面极易导致神自然流散无力助心定静修化，因而绝断先天修明之光。故而《西游记》反反复复对此泼墨不疲张警先天修炼切忌尤以气专，避免误入心意后天歧途自染其祸。

30 为什么猪八戒总在背后骂孙悟空，当面低眉唯喏絮絮叨叨？一得机会便挑唆师徒反目？

先天心、神、气、精、性修炼五大基元当贯神通。心乃先天、后天阴阳纠缠交汇中枢，明辨清查透彻切实不易。神为人体先天纯阳主宰，气归属人体阴阳顺和依神俯首当助无能独撑一面。气无神提领时，其贪恋后天陈杂赘性宣张，无视心神先天贯统，生伐后天是非能事。孙悟空作为神的化身，猪八戒作为气的化身，神气乃先天修行一对冤家，成败关键皆在二者戏弄开阖。故事透析先天修行内在神气斗法无定，孙悟空成为猪八戒眷恋人间烟火的最大障碍。悖逆先天首害为气攻醍心，猪八戒动念煽情搬弄是非邪气钻心，致使唐僧当即情志紊乱是非莫辨心神离隙，偏离正道陷落后天，先天净土遭袭险象环生。猪八戒当面悟空，神柄先天化气掐断邪念，猪八戒无机可乘唯有敬畏依服。神气相裹先天所主气和精沉，随神步入纯阳，气虽迷恋后天化入虚空无能再兴风浪，在神憚压下心不服口更不输絮絮叨叨。先天心神主导气、精合一归性，打造人体内在修行团队众志以成，合力跋涉染指道、佛先天修真。

前文《盘架子》一章阐述先天、后天根究细末，正印合悟空、八戒神气纠缠："在神不在气"乃为先天、后天过渡之功，神、气均在人体无形之中，在神是锁定无形纯阳，定中化解有形载入无形，不在气是防止转化过程不断涌出感觉，将一切拽回形体后天，气贯通肌肤感受最强，这种最强恰恰沉落后天，很难做到出淤泥而不染。

孙悟空却在每每八戒胡乱纠缠中无为自威，独步先天出淤泥而不染。《西游记》勾勒神气鲜活斗法标明悟空、八戒先天质本优劣，修筑先天浸染万足，孰轻孰重心当明鉴。

31 唐僧为何多次撵走孙悟空？师徒为什么难相和睦？

《西游记》核心阐释心神先天修明。人心无形先天、有形后天芥蒂两束，先天神正，后天灵魔，夺心够做三角关系。孙悟空神正归本先天，妖魔鬼怪灵邪制锁后天，两异势挟铸成升扬、滑落相悖。先天修为心神本就难和一统，再加灵邪搅扰设障翻张，无端致生唐僧、悟空摩擦冲撞难相和睦。

人心掌控先天、后天两束，神主控先天，灵主掌后天，司命夺心联姻独享。神心联姻注定先天圆满，荣归天界性本得尊；灵心联姻势成后天舒适，摆弄人性魔幻迷障。心乃凡俗肉体形窟中实，灵魂搅浑后天气血亲疏，妖魔美化蒙心生变超然；神明火眼金睛洞彻后天秋毫，严防谨守保护师父不被妖侵，生死毫厘无所顾及除妖驱邪归正。

心神合一乃为驱鬼降妖先决必须。唐僧肉体凡心取经先天，俗心灵潜杂陈干扰心神紧密，反反复复先天指令错行难达有序。每遇妖魔邪灵改头换面后天本心欲念乍骤神智模糊不清。孙悟空一见心被灵邪摆缚义愤填膺，刚柄持正降妖多被唐僧嗔怪责罚，屡屡遭受驱撵无奈冤枉离去，妖孽得逞一片狼藉，最后悟空拔身施救力挽狂澜。

体实阴灵多化人常良善致美引发佛心动善念慈悲沸染，离间心神先天修持固稳，反复搅扰纷乱迷障心神难净。长篇赘述唐僧、悟空师徒纠葛扭曲乃是先天心法修明第一障碍，心净清纯中和安定程序指令切断后天邪灵链接，心法既济心神和睦先天大成。

32 孙悟空、猪八戒、沙和尚三人兵刃各凸显了什么？

《西游记》通过孙悟空、猪八戒、沙和尚三人兵刃透析神、气、精各异不同，金箍棒、钉耙、禅杖内涵深化透巧，器械灵光偏独亮彩，呈现人物性格浑然异注。

孙悟空"灵根育孕源流出　心性修持大道生　悟彻菩提真妙理　断魔归本合元神"明显标示天地灵根先天源流所筑，先天无形归本元神合真。乃由花果山仙石破化而出，盖开天辟地以来，广纳天真地秀日月精华，感之既久遂有灵通当享先天华盖。初出当刻，先天足赤目现两道金光直冲天庭惊悚上界玄穹。后服用人间水火，金光潜遁渐息，沦为凡俗再无足显。以此阐明神由宇宙无形纳入人体有形，先天、后天根质悬差。神携载天命激活人体而驻，当助凡俗心切断魔邪修炼先天归宗，完结使命方得挣脱形窟归回宇宙化作永恒。书中孙悟空元神所化，人体生命有形、无形能为凸显当恃第一，唯受心柄挟制，师徒心神一统化势无穷。元神潜居体内无形无状变化多端，见其势无觅其宗，手中兵刃神行化妙，天成一柱定宰乾坤。

　　书中述细：<u>海藏中间，忽见金光万道。悟空撩衣上前，摸了一把，乃是一根铁柱子，约有斗来粗，二丈有余长。他尽力两手挝过道："忒粗忒长些！再短细些方可用。"说毕，那宝贝就短了几尺，细了一围。悟空又颠一颠道："再细些更好！"那宝贝真个又细了几分。悟空十分欢喜，拿出海藏看时，原来两头是两个金箍，中间一段乌铁；紧挨箍镌有"如意金箍棒"，重一万三千五百斤。</u>孙悟空如意金箍棒暗喻人体纯阳秘宝之物，大小随心端化如意，大如擎天柱，小若绣花针，不用藏匿先天户牖于耳，用则爽手应心行施化展，降妖除魔所向披靡，金箍棒实为人体之神器。

　　猪八戒**"上至顶门泥丸宫，下至脚板涌泉穴。周流肾水入华池，丹田补得温温热"**。书绘浸透猪八戒分明人体经络运化之气，所示人身乃元气注化，气性先天轻浮聚化无形变有形，心意缠绵后天固本执迷，讨搅先天修炼颓废。元气坠落后天助推血脉周流运行感触眼、耳、鼻、舌、身、意多敏，贪念嗔痴好大显功，又好插科打诨搅局岔生，无神耳提监察督促难伍列先天修行。手中兵刃钉耙呆笨力憨，刨箸凝滞摧枯拉朽，本显凡心贪欲蛮悍。

著文详注：人间那有这般兵，世上更无此等铁。随身变化可心怀，任意翻腾依口诀。相携数载未曾离，伴我几年无日别。日食三餐并不丢，夜眠一宿浑无撒。猪八戒用的九齿钉耙意喻十指连心占有贪欲巧施行化。九为最大数，以九代十是特意展示心欲贪婪无尽无休。八戒所用并非兵器，钉钯乃是凡俗劳作器具，充当西行利器，通常用来开路清荡，更多凸显后天欲望贪嗔，双手耙搂扫尽凡间色美食香，憨态庸俗搅扰先天修为内治戡乱，九齿钉耙实为人体之俗器。

沙和尚**"明堂肾水入华池，重楼肝火投心脏。三千功满拜天颜，志心朝礼明华向"**。叙文明白无误是指人体骨骼髓精，此精藏匿水下纵深化潜无形，悬挂骷髅甘励恒久，清净内深沉静定守。阐述沙和尚乃为精的化身，取经一路精担负重行脚奋力，帮助先天沉定净化无生怨悔，手中兵刃厚重赤诚，化作禅杖以成法器执明。

质文端内：里边一条金趁心，外边万道珠丝玠。名称宝杖善降妖，永镇灵霄能伏怪。或长或短任吾心，要细要粗凭意态。养成灵性一神兵，不是人间凡器械。沙和尚使用的兵器降妖宝杖实则人体骨骼中坚垂悬之督，是成先天修炼初始明柱中坚。

法器化作西行囊私负重挑担，承载先天修炼后勤器物贮备完舒，降妖宝杖实为人体之法器。

师兄弟三人兵刃均为人体具实本在，神、气、精和合协力扶心潜修先天。孙悟空手柄"神器"，刚正不阿神通广大，一棒玉宇澄清万里埃；猪八戒手握"俗器"，和合应景舒顺势盘，一耙扫尽妖魔孽；沙和尚手执"法器"，严明持柄充盈固索，一铲削平路障清。三阳华盖合力共勉，辅佐唐僧西行迎取真经。

33 唐僧取经一路多遭妖魔侵袭骚扰，屡错屡犯为何不汲取教训？

唐僧取经路上屡遭妖魔侵袭，每次犯着同样的错误却毫不觉错，善心愚作难释常理，此皆先天修炼程序劫数宰定。先天内在迭代修为艰辛曲折多重反复，铸就先天与后天生死搏杀幻灭轮转，心净先天每前行一步，均会受到来自后天心欲妖魔疯狂搅扰，灵邪卑劣装扮良善遮盖丑恶，变换手段迷蒙心境吞噬先天觉萌，心致安然舒适盘桓后天陷落死地而莫知。后天凡俗眼、耳、鼻、舌、身、意，受想行识蒙尘人性扭曲行张，变乾坤朗朗为阴霾重重，占尽后天欲畅行兹享乐。一旦先天标立定化后天行乐皆作虚妄，万念妖孽形吊影化虚无净空。先天、后天阴阳交缠酷似人鬼激杀，西行在路先天心法未果鬼妖当道置陷迷离，致使修行停步驻足耽搁后天延误取经。看似诸多妖魔鬼怪自外而来，实则重重凶险皆自本心后天俗念所生，心先天、后天置换极其简单，但修炼程序极其艰辛复杂，千丝万缕心系后天欲念贪紧，摇身变幻俊男靓女媚射勾魂，肉身尘垢搅动凡心作祟，心灵迷失神离溃散，历险徘徊难能清明洞彻。

人生滞留后天受想行识根深蒂固，先天修治跋山涉水，心魔翩翩起舞飞扬跋扈，行途中进险厄弥昭，心灰意冷半顷而废，迷蒙烟瘴邪灵病患侵心，心志不坚极难克凶顽行奋进，故修行先天获取真经凤毛麟角。

《西游记》通过唐僧屡屡坠陷妖魔囹圄困窘，明示心神既济尘埃一扫而清先天修行任重道远。唐僧屡次三番错而又犯，丝毫不知汲取教训，重重往复执迷不悟，实乃先天修行程序定索当然。一路神行、灵潜斗法博弈错综复杂，反反复复在先天、后天之间颠翻徘徊看似征行止进，实则修炼往复步步抵近先天正果终端。

34 为什么妖魔在唐僧眼里呈现良善，在孙悟空眼里却凸显邪恶兴张？

《西游记》凸出描述取经途中孙悟空与妖魔恶斗纷争无断，重点揭示先天心神法修梗介质深。

唐僧未抵灵山没获真经乃草芥凡俗，后天六欲灵邪捆绑纯阴本心，三维灵、魂、魄肆孽幡然，七情感沛浸透迷障合污妖邪布散偏差，故唐僧无能明透隧穿鬼魅良善伪装。先天元神刚正后天灵妖猥琐泾渭分明，三维俗心七情六欲邪魔妖孽变幻多端，丝毫逃不出孙悟空火眼金睛刚正毫柄洞穿伪装明透原形赤裸，顿即激发怒目圆睁骤起杀心。

先天修炼内潜重在神、灵正邪博弈，唐僧、孙悟空面对妖魔潜心注就先天、后天正邪较量。人体后天凡俗肉眼强势本固，以眼见为实灭杀先天本真，先天修炼势薄微弱当慎明辨刚正、邪恶两张，心放纵使然邪恶借势逞强占据上风，后天欲盖弥彰先天难得清扬正统。先天修明绝不可须臾温良恭俭谦卑权让，神离心失灵欲猖獗，心神纷扰反复无端，神通显圣正本清源脱俗归正。

先天修炼心明内外两就，第一步闭合自守静心内观神、灵异注，意念灵魂细琐铸成障碍与先天感应势分两立。先天神正暗流怂恿心旁骛无视；后天意念灵邪瞒天过海心念稽首。正邪纷争角斗惊心震魄，心当闭合私密杜绝意念邪欲外鬼侵袭，神明刚柄明辨修筑先天善恶尺寸良基，唯特先天无成一切修炼话做纸上谈兵。先天、后天差之毫厘谬之千里，先天确立只是敲开神性通化之门，神行后展步步拔高永无止尽。第二步先天版本升级切要打开心扉自锁，广涉身外人寰生计邪恶锁定市井诸常人欲心鬼猖獗，先天神定明辨秋毫灭杀后天邪恶攻心，正邪明鉴开启神明陶冶，凡尘沉渣化成多维净土，不经凡尘摸爬滚

打不会生就清净明心，费尽九牛二虎之力得来的先天版本更不
会攀援逐升。那些不暗先天两耳不闻窗外事避世忌俗静心修身
虚妄之徒，拿着后天俗本当做先天神明修悟，注定无缘高仰滑
落深渊。

　　人所有欲念皆由灵、魂、魄绑架眼、耳、鼻、舌、身、意，
受想行识生就，不止念就不能扼制灵、魂、魄欺心肆孽宣张，
也就无从谈及先天事本，更无从剔除邪灵心欲感应神能切就。
身外心界为灵、魂、魄尽欲猖獗鬼魅飞宣之地，人活寸尺浑然
被魑魅魍魉裹虏不能自持，存世苟活不可能不浸人间烟火，更
不可能逃遁现实围建自我世外桃源。唯一救赎就是修炼先天，
世间邪恶扑簇而来就应无惧迎头面对，时事现本尽纳归心思辨
竭虑，筑垒先天刚正嫉恶如仇神通慧广。心外市井社会人伦映
透良善邪恶袭心劲掠，心当剔除妄念灭杀意欲邪灵，神正修明
邪灵嚣张纳心整肃内外合一。闭合自守为通透先天虚无神本小
居之功，开放心扉乃通透先天寰宇神行大容之功，大容贮积小
居功潜质核频发根变，先天版本提升超凡入圣神华永驻。

　　《西游记》透过故事情节突出孙悟空刚正不阿嫉恶如仇，
妖魔鬼怪邪恶阴张，正邪搏杀势不两立，唐僧草芥凡心左右忽
悠不定，妖魔觊觎师徒修真纠缠无休。暗喻心欲意念邪灵侵扰
无尽，拍击心田直捣泥丸毁掉先天宏基，心神修明即离即合历
险弥艰，先天程序戒、定、慧反反复复贯穿隐透缜密内外通彻

宝典奇特明真。

35 为什么妖魔都要吃唐僧肉？真能长生不老吗？

《西游记》唐僧西天取经写的是人体先天修炼，程序指令：纯阳正本神、气、精，纯阴邪势灵、魂、魄，围绕心铭欲念展开阴阳博弈乾坤角逐，三阳华盖护佑唐僧心行正柄，三阴灵枢觊觎唐僧心失志丧。

体内心鬼簇拥眼、耳、鼻、舌、身、意，受想行识欲念贪嗔淤塞后天，千丝万缕觊觎唐僧凡尘肉体，迷恋后天尽享荣华，设障阻扰先天修明，操弄是非搅乱心扉善恶净察。趁悟空不在妖魔肆孽逆兴，妄想雀占凤巢断绝唐僧先天修炼，绑架心性共享贪嗔。先天一念心力刚劲决然掐断后天牵勾遏制妖魔狂欲嚣张。后天荣华、先天隽永无可同兼并共。

人心阴阳束潜神灵共舞，哺乳动物心阴灵够缺失神阳，无具神性先天思维智慧升华道、佛高领，终陷生灵后天妖魔兽欲本性沉沦。体外妖魔乃哺乳动物修炼纯阴固化，一旦妖魔潜入人体绑架心离神背，灵邪潜遁泥丸侵占正位，画皮为心勾魂摄魄颠倒逆施，以后天意念恶欲压制先天。妖魔多在人体空静无知无欲间偷袭霸统，心力定力强大当能化险为夷功力壮增，心力衰竭无能化险归零心身颓废。闯险过关首当赖以先天定力坚毅，再或得缘上神援手相助。

《西游记》描绘心魔妖孽声色犬马觊觎唐僧肉，花翻巧施妄图窃取先天坐享隽永，贪痴妄为竹篮打水身败名空。切实先天静修内鬼心魔搅扰，外邪灵妖助攻，内外勾搭连环催毁先天修明本觉。心魔邪欲藏匿人体后天无处不在，静修先天时或大或小蜂拥而至堆成最大障碍。外邪鬼祟多选阳衰阴气凝重女性栖身借船潜渡；另择先天未竟趁虚而入喧宾夺主借尸还魂。其实，修炼先天阴气凝结体弱者极其少见，故外在鬼魔出镜率极低。

心欲内鬼霸占躯壳蚕食肉体是为沉沦后天享人间一世快乐，并非意谓长生不老。凡俗肉身修行先天时时处处遭遇内鬼纠缠侵扰无尽无休，难能风清浪净跨度先天成行。虽唐僧屡遭妖魔妄想择机吞占借窝生蛋，但固本先天本身心若磐石，又兼孙悟空神行不离左右，更赖天界诸神伸手除妖护佑金身不坏。先天正道、后天邪魔势不两立，外鬼邪灵偷梁换柱驱张难逞。

当今人文起舞鹊起箫扬，内外心万修筑惶惑无定，凡俗肉本躯壳均被心魔吞噬，后天意念邪欲飞扬跋扈，先天修明销声匿迹，唐僧取经圣本旨化惨遭涂鸦。故此，西游释厄正传告诫世间凡俗，杜绝后天心魔欲火吞吃唐僧肉，须当正本清源心定净化，先天修行通途坦荡昭明。

36 芭蕉扇为什么藏在铁扇公主的口中，一扇熄火、二扇生风、三下雨，此要表叙什么？

　　文中交代铁扇公主是牛魔王妻室红孩儿之母，夫妻、母子人面相夫育子恻隐心善。手中芭蕉扇，一扇熄火、二扇生风、三扇下雨，百姓即时布种，及时收割，才得五谷生养。此节阐释铁扇公主虽为邪魔灵注，仍不失后天常人善心行德能遣，施助一方百姓安生从业，人情世故表述心制锁灵后天施德一面。当心不能辖制灵时，灵邪鬼面骤然恶显，心灵芭蕉扇包藏舌下，动辄邪灵魔幻恶张，浸没良知祸起萧墙，铁扇公主芭蕉扇乃舌簧善恶语出风兴。熄火、生风、下雨，舌尖抬起，灭火行善息事宁人，和谐一方；舌尖压下，兴风作浪殃祸戕乱覆水难收。芭蕉扇藏在口中实指凡俗后天鼓噪之舌，舌乃肉体凡胎锋利，心苗舌巧如簧话语摧枯拉朽，厉害盖过万千利刃胜过千军万马。一旦心魔邪欲透舌强劲鬼道凶顽，欺骗、诽谤、谩骂、侮辱、邪恶势猛压倒万众良善，灾祸浸染劣迹昭斑。

　　先天修炼未成人心皆被后天囚困，后天心本人鬼善恶两悖，人心厚德良善；鬼心邪灵恶魔。透过铁扇公主心灵旁及世事人常，先天清净之心，后天污浊之心，万当行则明辨卓识。

　　先天修行清平世界虚无渺渺，后天苟活现本人间鬼蜮沉沉，心惴惴贪欲充斥事事灵满，不择手段物损人伤祸殃广延，无计成本毫无底线无顾及它，心魔主使，舌酷厉染，舌尖锋利言之凿凿功罪翻然，西游通事警喻修行缄口善舌立本。

37 取经路上妖魔鬼怪各异不同，其意谓若何？

人体乃由三维有形、多维无形阴阳够做。上下、左右、前后乃为三维有形空间六合乾坤；神、气、精、灵、魂、魄乃是多维无形虚空六合乾元。神、气、精纯阳华盖系仙界基元转化；灵、魂、魄纯阴灵枢系属冥界轮回本注。修炼先天本系人体阴阳博弈一场生死过演，神、气、精三阳先天凝聚与灵、魂、魄三阴后天魔幻争伐逐鹿，魔高一尺，道高一丈，剿灭一切无形阴灵魔障险阻还心田净土虚空。西游先天修炼把灵、魂、魄内鬼妖孽划为三类：凡自天而降的皆归系于灵，诸如上界神仙胯下坐骑、身边侍从、器皿物件等；凡由飞禽、走兽成精转化所来的皆归类于魂，诸如豺狼、虎豹、猛禽、凶顽之类；凡由静物变化所出的皆类属于魄，诸如花草、树木、山石之物。

三阴灵、魂、魄潜隐体内多维乃为鬼魅，后天心志贪欲失迷多把体内潜入邪灵误做俊男靓女，亲和善密无隙无间毫无惊悚恐惧驻留。三阴灵、魂、魄一旦脱离人体即现原形，异兽猛禽奇石怪木邪突呈现，心惊神憚气散精离先天修持骤然坠落后天肉罄形稿。

《西游记》把灵、魂、魄化分人和动物不同，刻画妖魔欲念贪婪要吃唐僧肉，花天酒地享受人烟，雄妖魔抱美女，雌妖魔食男性妄想入赘占有唐僧。另则众妖魔善变蒙混美化多端，是指灵、魂、魄操柄后天行为举令谎言肆孽，蒙心垢尘动撼先天修炼根基，提戒心警谎言荒谬明察秋毫，惟神明以令行施。人本后天心魔鬼欲以吃为万念之首，勾连懒惰、性欲够做三大欲念主体，体内多维与体外三维变化凸显悬殊，晓喻先天修炼当明谨慎，心界定静一柱先天细化法成。

38　孙悟空一路劈关历险除妖，为什么遇到降伏不了的妖魔，上仙降临施援妖魔立即颓萎现出原形？

　　《西游记》话本孙悟空宇宙万物人能唯一，一路过关斩将除妖先天殊有独专盖过万物及它，人正神宗，兽邪灵本，悬差两类。兽类只有后天无先天，故欲修炼先天必借人体唐僧，方能蒙混过关潜遁上界。虽能得逞一时却是盖没持久，更无法瞒过上苍法眼明慧，最终沦为上仙奴婢随从、胯下坐骑等，无一堂皇名列神班。亦有心怀不甘被上遣派驻凡间风骚一回，兴风鼓噪窥测唐僧是否心志坚定，一经悟空发见必生杀伐恶斗，每战妖魔不下上仙自会临危出现化险为夷，妖孽自知气数已尽，瞬现原形匍匐在地任由罚遣。

　　人本先天、后天归心主宰，先天真我神主秉正；后天本我灵潜邪张。孙悟空无形先天真我神正，妖魔无形后天本我邪灵，正邪相搏潜隐无形，虽夺心房掠分争激烈，但心舒后天丝毫未觉察先天护佑。只有修炼先天才会感应神领，擦出明辨邪灵妖魔的火花，这就是孙悟空火眼金睛之本始。常人凡俗无识先天真我修炼，邪灵挟魂魄蒙尘本心绑架后天，三维处世哲学心机诡诈处陷无知，内心邪灵纵贯无它沉沦生死幽冥轮回往复。孙悟空元神先天不坏火眼金睛明察秋毫，大多妖魔根系上界有备派遣而来，拿手绝活又都是上仙收藏的宝物，原本框定妖魔法力胜过悟空，势必造成擒妖恶斗心力不支，终须求援上仙施助，盖此阐明先天修炼程序指令内注神、灵博弈，先天真本正神，后天鬼魅邪灵，修炼质本通明争挈狂澜激荡，必须先天能师出手才能排除后天心魔骚扰神正刚立。

书中章节本末另行潜喻：一是说取经过程全在上界把握掌控当中，既然妖魔自上派遣而来，进行点滴无一疏漏，风云骤变揪心，安稳复燃如初，意在加持唐僧心志坚毅明刚。二是讲先天修行重在明师把控牵领，草芥尘俗学识三维后天技艺本可自修成才，三维后天事理"先有鸡，还是先有蛋"纠缠不清融注多维成作不伦不类囹圄质疑，调用后天分解先天必然心神支离无缘净化沉落歧途，多维虚无明通吞没三维所有定义定理能化，无论后天体魄基础多强多好，根本觉察不到灵邪骚扰，就是感到不适自己也无能化解，单靠自本无能压制灵邪妖孽纠缠，心田不腾出一方净土无从打开先天门径。先天程序复杂多变修立艰难，后天险阻万重历历关节重在明师把控伸手校正，仅凭一股牛劲岂能搬开自身后天强碍，无师自修绝难成就先天。

39 唐僧为何是金蝉长老转世？

《西游记》灵山拜见如来，明示唐僧真身并非凡俗："切圣僧，汝前世原是我之二徒，名唤金蝉子。因为汝不听说法，轻慢我之大教，故贬汝之真灵，转生东土。今喜皈依，秉我迦持，又乘吾教，取去真经，甚有功果，加升大职正果，汝为旃檀功德佛。"唐僧前缘上界多维先天，因触犯律条下转凡尘，金身下世虽被后天牢缚，但先天原本根质发酵无断，故能历经艰险完西行大业成就本真。心阴阳本有后天、先天，后天心无修先天无法触感神潜，心修先天程序方可与神默契为一。道、佛修炼后天本旨心净质本转化纯阳先天，心神和合明就融通宇宙完合。人体基因阴阳两分，无形源自宇宙，有形来自父母，先天修炼丢弃肉身回归宇宙。唐僧出生在一个官宦世家，肉身俗体完整筑成后天之心，其心无能融合神、气、精、性凝聚为一，自然无法捏合师徒取经团队。金蝉子系乃先天纯阳下世无形真本，历经神气精、灵魂魄磨砺十年性本艰辛，均凭先天潜质心力刚定，方能融洽神、气、精、性聚合为一，率领师徒一行担承取经大任。整合自本无形基元完善，皈依道、佛先天。

金蝉长老转世，揭示唐僧投胎常人后天之心，实乃先天根系道、佛。喻说先天修炼获取真经绝非凡尘庸俗，大底都是先天夙缘慧根深厚之人，无天缘深厚不可能拿到道、佛先天度牒，修得正果，七分先天主本，三分后天附属。墨染唐僧出生背景、身份家世特殊，喻潜凡俗修炼先天皆非父母遗传凡俗后天之本，乃系上界派遣转世而来，多维先天心潜入三维后天心，并非万般皆下。炼心修身后天返先天乃融通道、佛唯一，俗众缠绕欲望敬奉道、佛虔诚，丝毫搭界上先天修化，仅靠吃斋诵经静修无能脱胎换骨启动先天，更无能触到道、佛宏明本旨。万众虔诚道、佛顶礼膜拜只是正途前奏，一切动念无助心定固守，故知先天得正果寥寥无几。成就先天与否皆在天缘定数秘潜，七分先天凤缘通慧，三分后天修持努力，三七核质锁定天成。若无先天厚本，仅凭后天励志，万难修得真经先天正果，金蝉长老下世点明先天正通。

40 唐僧一行来到灵山过凌云仙渡时见上流水中漂来一具死尸，为什么众口皆道是唐僧？

书中"猿熟马训方脱壳 功成行满见真如"突透先天修明神性既济合心，修行程序圆满当即成佛。凌云仙渡细叙：那佛祖轻轻用力撑开，只见上溜头泱下一个死尸。长老见了大惊，行者笑道："师父莫怕，那个原来是你。"八戒也道："是你，是你！"沙僧拍着手也道："是你，是你！"那撑船的打着号子也说："那是你！可贺可贺！"他们三人，也一齐声相和。

为什么只见唐僧尸体而不见众弟子躯壳？师徒五人只有唐僧为凡俗后天心凝肉本形窟，其弟子皆是唐僧俗体先天纯阳无形一质元，本无后天肉本形躯。师徒五人行当两束，唐僧先天、后天阴阳圆囡一本俗心，修先天须得自本内真神、气、精保驾护航乘性趱行志达完满。

人生命跨度母胎十月破门而出，两手紧紧攥住先天不舍，当落后天苦海顿恐惊悚失声，渐渐开通眼、耳、鼻、舌、身、意灵感两手慢慢张开先天迎接后天，驶离母先元初渐行愈远，后天觅食熏染心田激发灵、魂、魄欲望行张，贪欲扑簌迷离憧憬番添，妖魔嗜欲吞没先天生命沉落鬼道无能自拔。人生一切后天抓拿贪欲命竭身亡撒手落空，时轮淘尽生命贪婪固有无驻丝毫，肉体形窟飞灰湮灭，生前富藏过眼云烟易主化乌。

人生弥留之际修炼先天成化不同，苦海万众一粟修得先天度牒，迷返回归先天彼岸元初，艰辛奋力必结先天硕果圆满明珠。常人后天倾覆身亡神、气、精复命天乡，灵、魂、魄地府报到各分两厢。先天修炼大成神明完满，后天肉体形窟灵、魂、魄栖身寓所化作僵尸，地府名录已勾鬼蜮轮回路断，臣服神、气、精驯化奴仆不离左右，随其荣归上界珠彩华旭歌舞升平。

唐僧取经历经十年千辛万苦方抵达灵山佛地，深层阐释人心通化，神、气、精三阳华盖虚无神真，灵、魂、魄三阴灵枢形本邪灵，阴阳博弈够做心法先天程序生死磨砺。灵山凌云仙渡时水中漂逝的尸身正是灵、魂、魄觊觎的唐僧肉本形窟，后天一切阴灵鬼魅尽随浮尸断绝死生界河之外。先天正果明纯净化华盖、灵枢和合一统升华隽永。唐僧神、气、精、性宗本归真，红尘灵、魂、魄"千斤"无再轻盈"四两"和合，跨过凌云仙渡轻轻跳上彼岸，正曰：**脱却胎胞骨肉身，相亲相爱是元神。今朝行满方成佛，洗净当年六六尘。**

唐僧灵山正果昭示世间苦海草芥凡俗，人生苦海泅渡划过一场虚妄。先天求真仙路就在后天脚下，立本惟真当在今生本无来世，通注明悟智慧本觉。

41 唐僧取经一路跋涉十万八千里，为什么取到真经立即驾云回返长安？

书表唐僧一行刚刚返回，金刚随即赶上，叫道："取经的，跟我来！"唐僧就觉身轻体盈，荡荡飘飘，随着金刚，驾云而起。接下延述：遣旨返行再渡通天河，老鼋探问唐僧前索相托一事，得知无果便将师徒翻落水中，费力挣脱登岸又遇风雨雷电空蔽九霄，折腾一夜乃近天明，涉险夺经方止。长老战兢兢地道："悟空，这是怎的起？"行者气呼呼地道："师父，你不知就里，我等保护你取获此经，乃是夺天地造化之功，可以与乾坤并久，日月同明。寿享长春，法身不朽，此所以为天地不容，鬼神所忌，欲来暗夺之耳。一则这经是水湿透了，二则是你的正法身压住，雷不能轰，电不能照，雾不能迷，又是老孙抡着铁棒，使纯阳之性，护持住了，及至天明，阳气又盛，所以不能夺去。"孙悟空回答师父一语，道出西游潜秘，纯阳神性护佑肉体俗心修先天取正法，夺天地造化之功。再释，来时过流沙河，悟空谴责八戒"遣泰山轻如芥子，携凡夫难脱红尘"。唐僧未取到真经前乃一介肉体凡胎，多维神潜对体外有形虚妄视如芥子，但对不入流的三维凡尘肉体切如泰山，无形多维、有形三维天地相悖无法代越。唐僧阴阳混浊肉体历经先天修炼跨越时艰，取真经脱胎换骨蜕去后天肉本"千斤"躯壳，转换先天纯阳正果质本"四两"元真，故此登云踏雾任自轻盈，天地升腾轻而举易。

实则，唐僧取的是大乘先天程序，一路心法夹在神、气、精与灵、魂、魄争斗中徘徊，心鬼、心神一场场惊裂肝胆生死绞杀建构先天修明，铸就铁骨磐石钢心定信，抵达灵山完就取经夙愿。另则，拿到真经脱去躯壳化潜虚无返程，灵、魂、魄失去原有家园迷恋后天丧心病狂，妄图最后一搏夺真经毁前功，邪魔惊诧终不禁神明一指化尽凶顽强劲。人体先天心法心力定远弥坚，本真不破不坏轻灵纯净，夺天地万物精粹造化，可与日月乾坤同享春长不朽。唐僧取经前后俗体、法身两界，后天、先天行相两悖，凡夫三维肉体重若"千斤"，神本多维质鲜"四两"轻若芥子，一个跋涉陆地尘埃，另一轻平祥云驾驭。唐僧跨越先天修成三藏：**丹成识得本来面，体健如如拜主人；一体纯阳喜向阳，阴魔不敢逞强梁；自此清平归正觉，从今**

安泰到仙乡。

42 唐僧一行灵山取经揭示什么？真经为什么无字？

唐僧取经重在点拨凡俗修行先天玄机妙要。

书载：取经一行觐见佛祖，行者嚷道："如来！我师徒们受了万蜇千魔，千辛万苦，自东土拜到此处，蒙如来吩咐传经，被阿傩、伽叶揞财不遂，通同作弊，故意将无字的白纸本儿教我们拿去，我们拿他去何用！望如来敕治！"佛祖笑道："你且休嚷，他两个问你要人事之情，我已知矣。但只是经不可轻传，亦不可以空取，向时众比丘圣僧下山，曾将此经在舍卫国赵长者家与他诵了一遍，保他家生者安全，亡者超脱，只讨得他三斗三升米粒黄金回来，我还说他们忒卖贱了，教后代儿孙没钱使用。你如今空手来取，是以传了白本。白本者，乃无字真经，倒也是好的。因你那东土众生，愚迷不悟，只可以此传之耳。"

"白本者，乃无字真经，倒也是好的。"佛祖置地一言，可惜尘俗无能展开内真。所谓真经实为修炼先天自内独特心法，每个先天心法修就无一完同，独专唯有无能互借，更无共赏本真可能。静悟心定多维法成毫无具实赘述，凿凿真切既无语言准确又无文字贴染，故而自本真经无字。虽无形先天无落潜质修秘，但烙印后天心迹明真，旁人无能偷窥，修行高人却慧眼明烛清澈。唐僧单人独骑凝注先天一行，静心闭锁披肝沥胆入定灵山通显，先天心经程序无字熔铸，佛心立当，此为一也。

　　唐僧见到佛祖拜求真经，如来言曰："你那东土乃南赡部洲，只因天高地厚，物广人稠，多贪多杀，多淫多诳，多欺多诈；不遵佛教，不向善缘，不敬三光，不重五谷；不忠不孝，不义不仁，瞒心昧己，大斗小秤，害命杀牲。造下无边之孽，罪盈恶满，致有地狱之灾，所以永堕幽冥，受那许多碓捣磨舂之苦，变化畜类。有那许多披毛顶角之形，将身还债，将肉饲人。其永堕阿鼻，不得超升者，皆此之故也。虽有孔氏在彼立下仁义礼智之教，帝王相继，治有徒流绞斩之刑，其如愚昧不明，放纵无忌之辈何耶！我今有经三藏，可以超脱苦恼，解释灾愆。三藏：有法一藏，谈天；有论一藏，说地；有经一藏，度鬼。共计三十五部，该一万五千一百四十四卷。真是修真之径，正善之门，凡天下四大部洲之天文、地理、人物、鸟兽、花木、器用、人事，无般不载。汝等远来，待要全付与汝取去，但那方之人，愚蠢村强，毁谤真言，不识我沙门之奥旨。"佛祖一番话语注明唐僧所取真经乃是全部中的一部，是赋予东土那方万众弘扬佛法普度先天，唐僧到此自本先天心真已得圆满，才获准取经担当传承大任。后到珍宝阁拿取经文，燃灯古佛窥得取走无字之经，暗自笑："东土众僧愚迷，不识无字之经，却不枉费了圣僧这场跋涉？"此段文字更加验证无字者实乃真经，唐僧力克万难来到圣土灵山本真已成，所谓"枉费了圣僧这场跋涉"是指东土万众虔诚敬佛渴望真经度化，倘若唐僧取回无字真经凡俗草芥岂不空欢一场，故而返回换了"度鬼"一经交付东土大唐，拯救万众水火后天虚妄无断不知先天永堕幽冥，还佛祖普渡众生宏愿，此为二也。

唐僧来取经文，阿傩、伽叶道："圣僧东土到此，有些甚么人事送我们？"三藏闻言道："弟子玄奘，来路迢遥，不曾备得。"讨取未果，遂将无字经取走，后经发现状告佛祖面前，如来回道："只是经不可轻传，亦不可以空取。"再而来到珍宝阁，二尊仍问唐僧讨要人事。三藏无物奉承，即命沙僧取出紫金钵盂，双手奉上道："弟子委是穷寒路遥，不曾备得人事。这钵盂乃唐王亲手所赐，教弟子持此，沿路化斋。今特奉上，聊表寸心，万望尊者不鄙轻亵，将此收下，待回朝奏上唐王，定有厚谢。是以有字真经赐下，庶不孤钦差之意，远涉之劳也。"二尊遂将有字经文交付唐僧以偿竭尽精诚。先天宗本秘法绝伦无价，历来闭锁不宣从无外传，一番曲折透析先天修明耗尽心血披沥艰辛，反反复复求得真法谈何容易，一旦获取自是不肯轻易付人。故佛祖释明比丘圣僧下山，为舍卫国赵长者家亡者超脱，只讨得他三斗三升米粒黄金忒卖贱了。提警世俗切莫轻慢先天神功传授，不同层面传递不同层面信息，怎能用后天理做通常衡量先天法度奇珍，又怎能以财货定夺根本元真？

真本先天传承有序，托付后生慎重反复不可轻易，审视多查尤要杜绝那些横财暴敛妄发之徒，斤斤计较视财如命，自己滴水之力重当艰辛，师父辛劳甘苦轻若浮蒿，妄想凭一己之私偷取黄粱瑰宝。徒弟无艰辛磨砺脱胎换骨，无历肝胆惊魂魄神通骤变，无钱财耗损付出，哪能空手窃取轻得，神鬼偷窥都会愤生妒嫉。师以真授徒竭精尽，好事多磨利在千秋，真挚诚心金石以开，心灯神祇慎之又慎，此为三也。

佛祖解释二尊讨取人事内注含义两层：一本，先天修立成佛无形化潜多维，三维权力、名望、钱财、货色万本终为乌有皆化虚妄，笑看人间是非明有；二则，修佛悟道先天潜行，凡事烟火熏染化心，大内心机一丝贪欲邪念毫微之动即刻牵动佛祖神明洞若观火，须臾隐私赤裸凸显。另外佛祖明言给市井沙门开一线讨食生机，人世间真真假假寺观广布，真者传授先天神明法旨，假者不知先天无受神领，广众拥趸不识究竟盲从盲恃钱财货色一应奉上，燃起敛财贪欲邪念之心，毁了衣冠楚楚尽恃修明。泥龛雕塑皆非神明，亦非跪倒佛龛就为虔诚，古老神祇真佛见到金钱挥扬香火熏染鼓噪金鸣，也会闭目背身无奈而去。先天贵在真本修行，面临佛龛穿透虚空感应先天，并蒂明真再行化同宇宙本真。市井权谋财货人心悱恻，不知先天修为无力回天。

《西游记》此节含义深广，没有舍弃后天心欲诉求，没有抛弃欲念患得患失，没有切肤修真竭诚经历，实难体悟传真良苦透伸。凡俗缘得明师传授先天修悟，能修持恒久不变极其不易，教人比自学更难数倍，真经源远流长广施度化有缘人。不轻传是谨慎那些：无担当奉献传承之心；根本无能领略神明内潜；俗欲膨满心怀叵测等等，类此格格不透先天木讷之徒耽延教授只会耗时徒劳后秽斑迹，无益敞亮古圣文明。先天心法克胜邪灵，心定竭力修真文墨无能尽染，唐僧一朝先天立地成佛位当正尊，三藏本经驻留东土大地施滋教化，解救那方毁谤真言不识沙门不得超升的草芥凡俗。惜哉！那方今俗利欲贪熏瘴疠迷张，妖孽祸患肆行猖獗，先天心法真经承载无地，六道轮回永堕幽冥。

43 唐僧取的是什么经？经本内涵是什么？

《西游记》第八回叙说如来遣派菩萨去东土寻找取经人，菩萨到东土大唐见太宗、唐僧宣明大乘、小乘法旨，太宗便召群臣问询西天取经人，玄奘自奋请缨领准奉旨佛前拈香为誓："贫僧这一去，定要捐躯努力，直至西天。如不到西天，不得真经，即死也不敢回国，永堕沉沦地狱。"随后则定吉日起程。

大乘、小乘佛法天地悬差：修先天返元初神性本真为大乘；虔诚佛法，清静空门，参禅打坐，戒语持斋，修后天心性良善为小乘。真正大乘佛法落地人间，内在宏明潜隐多被莫视忽略，世俗不识先天曲解真言奥旨毫无知悟。道、佛同为融通宇宙先天唯一，修炼即简而明并不繁杂，心神独领先天单一不改，既要赖以人体修心又要分离后天心性高瞻，既要纠葛人间一切事故搅扰又要分离杂乱繁章洞彻思维摔打辨真。内注修明无须知识高博，只须竭诚坚守注定纯然，潜移默化根质能化，先天独立不改才可真正推开道、佛多维修真之门。道、佛先天本真融通人体宇宙只存大乘唯一，并无小乘它二。道、佛普度人间通惠被误作学术思想研究，并结合现实人文社会修养加以弘宣，完全置陷虚妄禁忌，虽然小利社会安定和谐，却偏离了道、佛潜旨正宗。先悟小乘，再修大乘，错在本末倒置。宇宙三维有形明实多维无形虚无本然构筑，人类借助科学推进社会文明发展，诸多领域探索手段频频翻新切实人文科技改变提进驶入高速。利益无限扩张致万物自然灾患灭顶，一味贪欲奢求加速人类消亡。先天真经被僧俗道德伪善歪曲教化，再被历代集权统治专己获利谋伐，尽享后天人间烟火取代先天大乘本真。更加孔孟、帝王绑架道德钝化民进思潮致成殃祸，历经两千多年强势疯狂愈劲无力能撼。如来法旨警证："虽有孔氏在彼立下仁义礼智之教，帝王相继，治有徒流绞斩之刑，其如愚昧不明，放纵无忌之辈何耶！"解救苦海红尘凡俗又道："我今有经三藏，可以超脱苦恼，解释灾愆。三藏：有法一藏，谈天；有论一藏，说地；有经一藏，度鬼。共计三十五部，该一万五千一百四十四卷。真是修真之径，正善之门。凡天下四大部洲之天文、地理、人物、鸟兽、花木、器用、人事，无般不载。汝等远来，待要全付与汝取去，但那方之人，愚蠢村强，毁谤真言，不识我沙门之奥旨。"几百年前《西游记》如此断义，而今东土敖地基本变化不大，唯一不同是享受世界科技超前飞越，人文享乐大地漫生漫行促使人心更加扭曲险恶，先天宏博被后天牢笼制锁陷人际广罗于水火。

红尘俗常卧榻后天鬼蜮行间，弥留假话伪善忌恶逆耳忠言，人性随常多被灵魂绑架心灵邪潜，心陷鬼道邪恶昭翻。虽有神明监察心照，但安适后天舒畅尽享难有明警知觉，乃至心神不合造成心身大忧小患纠缠无能健完。小乘法修祈祷后天转世来生难解饥渴，六道轮回循环往复永无出头之日。大乘法修先天真经跨越后天轮回，先天矗立贯彻万诸神华隽永。大乘、小乘南辕北辙相悖，中鸿沟壑难能跨越，铸就一方众生囹圄愚昧苟营，真经"度鬼"势在历行。

道、佛先天本真普惠广俗，通过修炼人体脱胎换骨背离三维化入多维，有生化为永恒。三维有形有相大千万象奇彩纷呈，时空万物在恒动中运转变化痕迹留象可供人类科学探索察知本源。多维无形无相深邃莫测极化无尽，定潜虚无恒静玄幻毫无痕迹可窥。宇宙有形、无形万物所有皆由静定运化而出，铁定自然没有静就没有动，没有多维核定便不会有三维万物恒动。

宇宙所有势能衡量都贮存多维恒定恒静内，三维所有恒动势能皆来源多维恒定恒静，道、佛探求先天极心玄秘本真也都凝聚恒定恒静内。有形、无形动静势能转换运变玄之又玄，恒动造就三维时空万有定律衡立，成就人类科学前沿发展；恒静造就多维虚无内核凝聚贮藏无形定衡不改，成就人伦道、佛智慧高能延伸。三维时空恒动有形有相大而无限，多维辖内恒静无形无相小而无尽。恒动大而无限，可用科学推理去印证实施，恒静小而无尽，仅能净心止念潜遁窥觅。动而无尽，皆由静之无尽所产生，大而无际，皆由小而无尽所柄辖，大而无限、小而无尽动静相互转换枢纽铁定。人类可以共享三维时空科学成果，但无能多维互递交应。多维之门由心神先天主定唯一，只对个体独立先天敞开，屏蔽广众后天公有。超出个体心外无先天可寻，达至先天神明享受宇宙宏观具详，超凡入圣平步多维皆以三维前在区分，境界修为限定不同，众神只有层次高低之分，并无尊卑长幼之别。三维时空注定生命依赖有限，多维辖内锁定神灵归元永恒。道、佛窥测宇宙宏观玄秘，净心无为变浊阴实有为清阳虚无，三维万有之大融注多维无极之小，无生化有凝注永华。太极修炼所求皆在定中，定无虚化凝聚成极，极本是定，定本是极，心神虚化宗本道、佛和合一统。

　　《西游记》文中交代东方天国大域万民壮盛，修心养性唯我是瞻。闭锁文明心彭欲满，患得患失广成愚昧，权谋诡诈物欲横流，毁谤真言不悟先天，永堕轮回无宁康日，佛祖解救凡俗万苦下传唐僧"度鬼"一藏先天大乘真经度施，真经根旨少有人究，实本内涵度化凡俗胶着于心的灵、魂、魄灵枢浊阴，一旦度化寿终正寝灵、魂、魄背离轮回覆辙随三阳华盖神、气、精华永仙乡，人生苦短先天修炼唯先，心法先天程序指令编辑自悟透心无码无字，唐僧抵达灵山获取先天心法大乘真经乃是《西游记》话本超度肉体载入虚无开释心法明宗唯一。

44 唐僧历尽八十一难完成取经，根究说明什么？

书文交代唐僧一行返程上路，菩萨接诸神递交取经劫难历数，将难簿过目一遍，急传声道："佛门中九九归真，圣僧受过八十难，还少一难，不得完成此数。"即令揭谛："赶上金刚，还生一难者。"补缺天罡定数圆满。九九乃宇宙三维定数注潜多维虚无最大最高，从一到九实数归结于零够做完满，万物数本凝注奥秘玄深，化成宇宙迷踪无尽。

取经历历劫难状景大同小异似同相近。绝非简单重复先天修炼，深层含义烘托唐僧宏愿渗透坚忍不拔。后天所学三维肉本形窟无须挖潜定数内存尽可感察，凡经努力效能明显广受凡俗推崇。先天修炼大注不同，多维内潜定数固秘无据可依，再经努力无能窥察明晰，修行莫明无计切施。明实：其一知修先天者本就不多；其二知修先天遇阻遭险怯而生畏者居多；其三知修先天无能排阻解惑停驻丧志者大有，历尽艰辛修成先天凤毛麟角者罕然。

劫难反反复复相近，实则迭代层层更进，前之不决后之无来，九九程序一贯始终，天理定数神通皆非虚妄。先天修炼路途之遥，哪层有哪层法令召施，哪洞天有哪洞天锁定周折，程序排列多维使令逐阶渐续，不可能跳跃行施，更不可能挑肥拣瘦觅行。锁定先天屏蔽后天，生死角逐阴阳博弈，刚涉险隘再遇顽凶，大仗小战逐翻滚转，心志成城磨砺坚贞。西游取经先天九九程序历经八十一，子程序大同小异反复迭更，抵达灵山程序透现终止符，九九定数完满归真。唐僧心修先天法通境迁，心不如一半途而废，根蒂不固修筑无成。文注：**九九归真道行难，坚持笃志立玄关。必须苦练邪魔退，定要修持正法还。莫把经章当容易，圣僧难过许多般。古来妙合参同契，毫发差殊不结丹。**

《西游记》开释宇宙鸿蒙盘古开辟天地万物神本定数始元：**盖闻天地之数，有十二万九千六百岁为一元。将一元分为十二会，乃子、丑、寅、卯、辰、巳、午、未、申、酉、戌、亥之十二支也。每会该一万八百岁。**第九十八回唐僧灵山取到真经辞别佛祖述道：观世音菩萨合掌启佛祖道："弟子当年领金旨向东土寻取经之人，今已成功，共计得一十四年，乃五千零四十日，还少八日，不合藏数。望我世尊，早赐圣僧回东转西，须在八日之内，庶完藏数，准弟子缴还金旨。"
如来大喜道："所言甚当，准缴金旨。"即叫八大金刚吩咐
道："汝等快使神威，驾送圣僧回东，把真经传留，即引圣
僧西回，须在八日之内，以完一藏之数，勿得迟违。"揭示
唐僧取经耗时一十四年，不多不少共五千零四十日，乃合天伦
一藏定数。书中藏有诸多数字潜隐，暗透天地定数玄机，所有
轨迹皆为神主程序当令，铁定天数无能僭越。九为多维注潜先
天最大定数；七为三维注潜后天最大定数，先天、后天数字程
序藏匿真玄秘潜，人体宇宙有形、无形寰宇万物天成一统。九
九先天定数最大最高锁定多维程序玄化，主柄三维万本程序无
差分毫，先天九九归真神通奥广。

45 唐僧取经长话奇篇为什么借用玄奘西行历史真实？

大唐玄奘只影孤单简裹束行西行取经历经千恶万险九死一
生铸就辉煌，历史壮举千古卓绝无出其二。

《西游记》借住玄奘史话编撰取经故事是要强调人体先天
修炼虚无之难胜过历史明实，把修行定静持化过程演化成唐僧
取经，历数人体先天无形潜隐内化细实，人体元初母先无形多
维宇宙纯阳神、气、精，地府纯阴灵、魂、魄，阴阳媾合注成
先天萌动胎生，阴实后天肉本雏形渐硕。由此，神、气、精护
住无形潜隐驻有；灵、魂、魄贴附有形肉本明实，阴阳博弈激

发生命旺燃。人体无形先天纯阳华盖：神藏匿髓海汪洋；气行走经络网布；精熔铸骨骼中坚。纯阴灵枢：灵缠绕心窍隔隙；魂凝注血液输流；魄强固五脏充沛。华盖灵枢阴阳博弈形成两两相对：神、灵对弈心神互博；气、魂对弈气血互动；精、魄对弈骨骼脏腑互营。显见，华盖轻浮无形先天虚化；灵枢沉落有形后天明实。人体狭处母胎内先天主事神、气、精旺盛昌明，灵、魂、魄隐忍沉潜消寂无声，肉本形实一日千里高势迅猛十月完健。破盆而出坠落苦海，先天神、气、精渐隐，后天灵、魂、魄转盛渐强把持心柄主事诸常。先天未名后天腾上有名心染，肉本形窟始发酸、甜、苦、辣、咸苦海感受日渐趋强，心沉钩后天开启眼、耳、鼻、舌、身、意六识，三维繁花似锦精彩纷呈后天万有宣张，贪欲享乐滑落苦海不悟先天。

历来修行广罗心悬先天、后天两束，先天纯阳元神刚正明柄，后天纯阴灵魂鬼魅摇幡。唐僧取经力行先天脱胎换骨铸就金身，孙悟空与众妖魔围绕唐僧正邪博弈生死搏杀。心安居肉体形窟舒适怡然，眼、耳、鼻、舌、身、意切心恰合灵、魂、魄暗潜同流，无形间失去明毫警戒之心浪迹后天。

普罗广众顺应后天常理自然领受灵、魂、魄呼风唤雨兴邪，心神肉体逆来顺受舒畅通明感受容易，感应神、气、精先天潜流明华难能醒觉。知先天修炼无几能孤注一掷透逆神、气、精脱胎换骨穿越生死，修先天难之亦难，难于上青天。又，先天修化极能个别，不是代代出人，隔几代能出一个就是万幸，凤毛麟角都乃扩容大话。《西游记》借用玄奘真实成功典范杜撰唐僧取经是启迪普罗广众通过肉本形窟先天修炼换得神华隽永，宣明道、佛先天修行惟独绝明。

46《西游记》通话长篇宗本内涵是什么？

《西游记》劝善大众广罗苦海沉浮察人行事重其行轻其言，思维通化创建先天心修旨化，心智跨越灵魂妖魔鬼怪大小形形色色，小乃心之惑鬼，道、佛经本"度鬼"对象，大乃心之魔鬼，道、佛宗本法旨灭杀。红尘各色人品诸事理常千丝百缕宗万是非渗透泥丸洞穿心扉，正邪善恶汇入心田先天质本元初丧尽，大千世界人生万象天赋神赐肉本形窟圣洁完美，灵魂内化后天鬼道轮回复杂多变之心，生命沉沦后天鬼魅猖獗心无宁定，先天大成沟壑万平心定神华永驻。

西游通话长篇分三步陈述先天修炼，前五回开释元神先天同驻宇宙浑然；接下八回明示凡俗本心后天事理通章；十四回起始详尽阐释先天神真修炼旨要。元神先天来自宇宙融通人体神通妙玄，注潜肉体形窟深掘性命先天。书文罗列千难万险心欲后天历述先天取经程序神正、灵邪博弈各异不同，内注多重反复紧系先天主程序玄机透潜，唐僧历尽艰辛完先天修真大业成佛固永。

心明两束：三维后天时空心——灵邪主使；多维先天虚无心——神性统辖。上苍赐予性命不生不灭、不垢不净、不增不减神性先天"四两"纯阳，时限赋予生命凡俗后天肉本"千斤"阴实。广众凡俗薄识浅知心布外张，权财贪欲殃祸熏染，虚度华彩枉耗一生。心定先天、后天，神魂、灵魂分驻，心神先天凝固魂魄升华天界；心灵后天锁固魂魄沉沦幽冥。《西游记》劝诫凡常珍惜自本定修当下，心注先天剔除后天，变人间烟火祈求来世化为心神通化明慧无上。

太极、道、佛修炼三维有识之心转化为多维通慧之心，多维颠覆三维万有空间化为虚妄，先天虚无内核无形信息庞大内储能量无穷，先天拓潜多深信息能量就有多大。三维科学无从解析多维极核秘潜，太极宏观知行点落步入多维先天唯一。西游历述取经千难万险尽透阐释先天修炼之难，三维、多维两束贮心，虽间隔薄如蝉翼，但隔置一堵坚石壁垒阻断，修炼不到茫然莫知。先天修炼完如唐僧取经，每拔除一劫跨越一难石墙就松动一分，墙坚固本就化软一层，定修也就增持一程，心刚定韧化石为砖，砖再化木，最后木质变成一纸绵薄，不用吹灰化为乌有，心除孽障攻城克地，先天程序修明完毕。先天修心过程就是取经心法程序，唯有方向和目标并无脚下成修行之路，不畏艰险心法延伸自然成路，完整行经路线图无可复制。每一心法先天皆为一本无字真经，只可点醒无畏求真先天之心，无可拉拽堕落后天之身。

《西游记》乃是道、佛打造唐僧苦心酿制的一部人际人伦现实版本"度鬼"真经，宇宙洪荒神灵负载，神天界仙乡华盖纯阳，灵地府幽冥灵枢纯阴，地球独灵人乃为潜有思维意识高智能之鬼，人间红尘不过是鬼心魔幻的角斗场，苦海沉沦无一不被欲望潮水冲刷浸染鬼魅邪恶兴张。《西游记》委派唐僧取走"度鬼"真经弘扬人间万众，核心愿旨劝诫尘沦苦主抓住形窟生在修行先天变灵鬼为神明。故事章回细实贯穿先天修炼法施，精彩演绎人物神明亮异开释道、佛本旨经宗：小乘后天法修形体之能浑俗和光，不能彻底摆脱灵，魂，魄纠缠，最终沦落鬼道宿命轮回；大乘先天法修神明日月同辉，彻底降伏灵、魂、魄肆孽，最终切断灵枢鬼道宿命轮回随神、气、精华盖升迁天界尽享华永。

话本章节事理劝诫尘俗苍生切莫潦草虚度，珍惜当下立在法修挽救灵魂生死轮回宿命。可惜这样一部引人入胜浸透宏明大乘真言宝典绝伦，见市流传几百年陷落末法广罗尽知，无人透潜圣典恢弘幽明玄机致远。尘世小乘法修事理喧腾覆水难收，大乘法修束之高阁无人问津。历往上尊神明皆肉本俗身法修大乘而成，无经苦海生死历尽不会驾驭先天跻身神坛。人间广域是非恶海，王霸权倾强行奴化，邪恶昭彰打造古今中外肉体凡神，遗臭历史后驻广伐。真正先天私潜化作后天大公，心逐向内觅索道、佛虚无本真，人生苦短时光荏苒去而无再，生死时限人迹法通自然。《西游记》重锤敲响性命先天修炼，抛弃浑俗和光小乘法修，大乘法修平伏灵、魂、魄改元归正构筑神、气、精六合乾元虚无独惟，超度人体性命完宇宙神华隽永。

结语：

心乃人阴阳、有无、动静质潜中枢。无形多维清扬神、气、精纯阳华盖先天基元；灵、魂、魄纯阴灵枢后天质潜，和合凝注人体虚无六合乾元柄掌性命时轮。人间后天一切冷暖皆由心念意主，人伦大同众望所归，盛世乱世好坏尘嚣纷争无序，苦海沉沦杀伐戕乱心无宁日，眼、耳、鼻、舌感同身受注心倾荡，受想行识伦理道德欲念飞张心魔翻滚，欲涨则心无觉，无觉则邪魔荡。人心最圣洁也最肮脏，圣洁先天神明上苍一注，肮脏后天污泥浊水凝注。天心清阳道本，临门上下天地正邪两端，天理定数相悖。心系宇宙载荷：有形三维万有大而无限；无形多维核点小儿无尽。三维空间万有皆凝融多维一点极核洞幽玄深，隧穿万有虚妄明真。人体宇宙井然有序，心通同人体，人体通同地球，地球通同天体，心势层层囊括洪成一统。心乃为人本宇宙集汇中枢，既可通透先天又可把控后天，既可感融形体又可融通宇宙。源自宇宙五大基元心、神、气、精、性通透先天独灵善变，心神明慧化性成龙势能扶摇腾达，上可达天下可入地。

唐僧后天肉体草芥凡俗西行求取先天心法真经。悟空元神华盖苦海炼狱扶心挣脱灵枢捆缚，布下人体先天恒定道场乾坤博弈，率领多维先天势能聚合化性归宗，增持心力先天融通天宇神明本真。广众心贮先天淡漠无察，贪恋欲念万有沉迷虚妄，受想行识伐谋杀戮诸恶昭彰，变先天井然清平为后天尘嚣污浊，痛失天宇元初神性清正宏真。人生肉体形窟好坏强弱无能选择，天定什么就是什么，好坏定修任由自理，关爱先天点滴就会结实耐用，失宠先天必会疙疙瘩瘩淤塞无畅。

《西游记》全本取经过程讲的就是人体先天修炼心神禅定程序，把其间先天心、神、气、精、性无形五大元根塑成人物，纳天地万物大千事理诠释内在碰撞摩擦触感条陈，人情物化融会脑际浑然一统慕明一幅鲜活图景烘托隐现：唐僧乘骑白龙马居中为首；孙悟空前趱寻路探访；猪八戒牵马清障引路；沙和尚肩担辎重断后。

几百年来先天修行宝典《西游记》为什么神话旁置无人释领，书文透过菩萨明确答案，世俗广众虽虔诚敬佛，但心性沉陷后天浑俗和光小乘法修，多未明晓先天超凡入圣大乘法修。尤其远离喧嚣不谙世事闭关静锁，并不能摆脱后天小乘法修而出。《西游记》历数取经正邪博弈人间实现，明白告诫唯先天大乘法修才可剥离诡诈伪善心明哲辨法通，先天真观纯净出于污而不染。人生寿命贫富、有无一切天数定宰，由生命先天元初信息挟持而来，天命定数不可争。虽说生命长短难更，但要活出人生精彩就不能认命，必须抓住苦海时限竭尽修明先天，力求拿到升华隽永门票。此路荆棘漫布万历险恶，天命卡在成功之间凤毛麟角渺茫，只要心刚坚定奋进无歇就有翻盘可能。

当今科学高速飞猛管中窥豹寰宇洪荒知之甚少，人体泥丸先天神明深邃；形骸天地元初奥秘；地球万本深层秘潜；宇宙洪荒玄明本真，苍穹神明深邃科学已知困陷九牛一毛，外星生命驾驭未知及深透远，透彻人类染指荒漠宏深。

西游超越俗常阐释道、佛先天修炼精微细玄，破解分门别类悟行，多维虚无明空本真无任何具实可察，遐思奇想拟人行化平添三维剧本妙趣神化够做不朽。吴承恩文采雄厚，倘无先天切骨浸透，仅凭后天宏博学识万难镌出如此奇妙华彩犀利。背后定有巨匠高手神能相托，不然一己智慧何能破染神明祇玄。

《西游记》和《道德经》妙文奇著异曲同工，一个通过虚构故事，一个透过通常事理，透析人体先天修明法秘。历往两部经典拆解注释文章车载斗量，多为后天学识才敏通常，难见隧穿先天文释高端。

宇宙万物神柄维真布施于人，心神够做宇宙天人同戚玄通唯一。东方、西方皆把神奉为最高，人体宇宙修炼先天神明信息感应能化共鸣，纯德元神遨行天宫、仙界、西天佛圣、天堂，无尚无等寰宇为一。上苍诸神同存天界无分，劝导广罗普众修心先天神行化永。

《西游记》最终启示人们神气精乃为人体第一大无形动能营养势源，调动储备整合程序贮营先天归性，操柄掌控先天唯一是心，故心强体壮，益寿延年，升华隽永修明手段追寻皆须问心，心恃无成人伦虚度锦绣明华终化泡影，先天大乘法修划破人生神性时轮，道佛心主神明广济惠施。

根结起缘：

余自小酷好孙悟空神通广大，起始沉迷连环画转后捧着繁体竖版《西游记》啃读，人物故事铭记刻心，琐碎情节细腻缠绵流苏，迷蒙浸染未曾激起内涵沉思，顾盼留察人物出没皆出偶然。余太极修炼经年，诸多莫解缠绕纠心，始终探究寻秘未歇。机缘开启：一次夜寝梦坠沉酣，静寂幽冥"悟空神也"怦然跃出，既无字，又无音，无形非状，明晰心头，慕然惊醒后依然明切清晰，随即起身付诸纸端，避免事过境迁无能及再。往常多曾似有，静默中极为清澈，其后搜肠刮肚再也查索不出。也有次日一觉醒来还似记忆犹在，就因无驻笔端过后行查细琐无再，祈盼复后再来，遗憾仅此一回无能复二。

"悟空神也"凭留纸端停驻心头，冥思细品反复萦绕数月不能开解。一天上午往做通常，独自林中盘架子静态安舒心吊茫然，脑际空空荡荡"悟空"二字喷涌而现，恍惚间又添一个孙字，孙悟空？！小人书《西游记》绘画帧帧幅幅烙迹铭心，突然冲破泥丸茅塞顿开，"悟空神也"不是明确暗示孙悟空即神吗？锁定这一信息再去细心详查《西游记》书中诸索，勾兑人物逐一化解衔接内修先天渐悟展开，先是摆平唐僧师徒五人明细开谱，一扫过去陈旧再品《西游记》书中详述焕然置新，秉持自本内修斟酌太极点点清透，修明智锁开闸放流。

　　《西游记》宗本道、佛潜秘，绝非一纸神话闲篇，起卷详查内涵深透细隐，点点细微谨慎秋毫明晰求真，故事西游跌宕蹊跷少有人信，先天修明感触确凿悟境明清，切心及内些许不够深透，浮凸梗概敞亮滴水初倪，开旷世宝典《西游记》智慧鸿博纵深。

题目索引：

19. 孙悟空羁押五行山下五百年，为何时流开辟形若当初？　　　　　　　　　　　　　　　　　　　（P271）

20. 孙悟空一个筋斗可抵西天圣界，驮着师父驾云西行岂不省事？为什么要历尽辛劳艰苦跋涉？　（P272）

21. 孙悟空那么大的本领，为什么每每降妖都要求助上界加施援手？　　　　　　　　　　　　　（P274）

22. 孙悟空一路降妖多求上界援手，为什么剪灭白骨精却只身除妖？　　　　　　　　　　　　　（P275）

23. 孙悟空摇身变作飞虫钻入妖魔肚中，内涵意味的是什么？　　　　　　　　　　　　　　　　　（P277）

24. 孙悟空每次远离师父时，为什么画个圈叮咛师父待在圈内？　　　　　　　　　　　　　　　　　（P277）

25. 孙悟空学艺始起于道，为什么最终归于佛？（P278）

26. 菩萨为何传授唐僧紧箍咒？受领金、紧、禁三篇咒语是什么？　　　　　　　　　　　　　　　（P280）

27. 唐僧西天取经为什么寸步离不开坐骑白龙马？

　　　　　　　　　　　　　　　　　　　　（P281）

28. 为什么唐僧师徒五人都在时风平浪静，一旦孙悟空离开风云骤变危机四伏？　　　　　　　　（P283）

29. 为什么唐僧每遇妖魔真假不辨，猪八戒总是横生搅局窘迫难收？　　　　　　　　　　　　　（P284）

30. 为什么猪八戒总在背后骂孙悟空，当面低眉唯喏絮絮叨叨？一得机会便挑唆师徒反目？　　　　　　（P286）

31. 唐僧为何多次撵走孙悟空？师徒为什么难相和睦？　　　　　　　　　　　　　　　　　　　　　（P287）

32. 孙悟空、猪八戒、沙和尚三人兵刃各凸显了什么？　　　　　　　　　　　　　　　　　　　　　（P288）

33. 唐僧取经一路多遭妖魔侵袭骚扰，屡错屡犯为何不汲取教训？　　　　　　　　　　　　　　　　（P291）

34. 为什么妖魔在唐僧眼里呈现良善，在孙悟空眼里却凸显邪恶兴张？　　　　　　　　　　　　　　（P292）

35. 为什么妖魔都要吃唐僧肉？真能长生不老吗？
　　　　　　　　　　　　　　　　　　　　　（P295）

36. 芭蕉扇为什么藏在铁扇公主的口中，一扇熄火、二扇生风、三下雨，此要表叙什么？　　（P296）

37. 取经路上妖魔鬼怪各异不同，其意谓若何？（P298）

38. 孙悟空一路劈关历险除妖，为什么遇到降伏不了的妖魔，上仙降临施援妖魔立即颓萎现出原形？（P299）

39. 唐僧为何是金蝉长老转世？　　　　（P301）

40. 唐僧一行来到灵山过凌云仙渡时见上流水中漂来一具死尸，为什么众口皆道是唐僧？　　（P302）

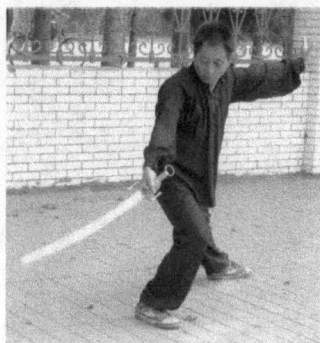

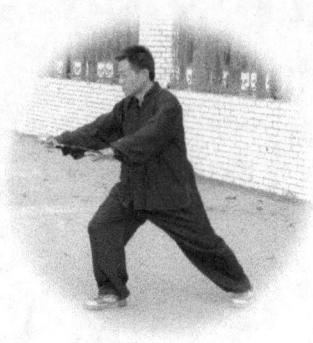

后 记

　　太极文明高能智慧性命先天深邃广罗，书中网罗万化哲理阐释人体宇宙主观恒定无形最佳点位内存本核，而非通常了解的宇宙客观自然，点位内存方生方死难觅须臾，通过修炼可增益生命基础延时衰减，锁定先天内存不更不改可使生命内化玄通。

　　人体太极宇宙天地时空，太三维拓展大无限，极多维聚敛小无尽。宇宙大太极，人体小太极，宇宙存有多少奥秘人体就驻有多少奥秘，宇宙存多少未解人体就驻多少未解。今天人类科技文明尘烟滚滚风驰电掣，华夏远古文明几千年来闭塞外邦固步自封自恃唯大蹒跚颠簸循环往复，时今滞留世界文明潮流后尾耀武扬威落伍而不觉醒，根由孔孟奴化思想集权专制明宣教化遗毒太深。人类文明由世界万邦各色民族瑰宝共同构筑，所有瑰宝既归于民族更归于世界，人类文明共有财富不能遗失任何大小珍贵。太极先天文明开释人体秘潜独树一帜，融入西方人文科技不可囫囵统盖，太极决明先天修炼在先，科学文明介入在后，人体先天修化，科技后天应用分当两束内外相悖，西方文化心向外扩展感触后天客观现实要求科学逻辑严谨，探讨人生社会物质文明享有利用；东方文化心向内收敛感触先天主观世界追求潜质本真，根究人性文明精神化领。中华传统文明与世界现有科技文化兼施并统前瞻，否定任何一方都会造成文化缺失难驭大同盖全。

太极神传文化哲思智慧文明华粹，武术前贤经过修炼印证天人一统神玄妙化，前有杨禄禅、董海川神武绝艺美传，后见苏大爷、魏亭占神功绝艺精湛确实，二老行走市井般作同常无二，非神非异无形潜化难能尽透，太极先天恒定修炼神功超越俗贯通常。显然，太极乃道统文明神传思想基础宏利，拳术乃体能术数功化实技，功潜神化质本不同，故书中把太极和拳术分开论述先天心法洞透人体潜隐。太极既是东方文化彻悟核心，又是打开东方文明的突破口，探索东方先天文明与西方后天科技有机链接驱动人神文明翘首仰华。

余有缘 1967 年入门学习八卦掌、太极拳，由后天拳脚蹒跚起步，以拳求功专注太极，诸多莫明促使不敢须臾懈怠，当成今天应谢：老师范有生领进武门细心教授传统八卦、形意、太极拳；师父孙德明悉心传授杨氏太极拳大、中、小三趟架子、刀、剑套路；师兄宋国江竭诚点播太极先天。

余本天质愚钝，始由锻炼身体介入武术，由武术追求功夫，由功夫问寻太极，由太极得知先天，由先天探讨无形潜能，由无形潜能根究人体，由人体探问元初本真，由本真延伸宇宙宏观。多年习武徘徊后天缠绵悱恻，不期有缘得领先天明独质朴，心神内静感应先天漂泊荡漾，萌发渐释行旨开悟，点滴感悟多重细化落纸成书当文明确：一要切凿先天修炼内真明实；二要有益先天修明后继推敲。文字衔接先天修炼一理贯穿，开卷阅览万万不可断章截取撕裂完整。任何求学均有目标，目标决定层次界染，习武修身设定强身健体不会染指技击，设定形体技击能力不会染指先天，设定先天神武不会染指神华隽永。太极修炼初始后天健身，次而先天技击，再而神明高旨，目标高低决定终极思维意境，目标愈高鞭策力愈强，每临新高方知过往低下，广众习武只为学点儿拳脚锻炼后天身体享受菲菲，自然无能染指性命先天。先天教授、后天追求境界不同难相互通，语言交够话不投机半句多，故而前人忌言先天不留文字够做神秘。

太极先天追问人体哲思清平井然无存壮怀激奋，仅须抽丝剥茧化繁为简，根节细末简易毫微，针孔之隙可见天地之大，行为点滴可见人性本真。故此修真做人处事平和见解独异，生活细碎特色个别。自古修真无几踏上先天正轨，一旦当步正轨愈行人愈少，越来越难被常人理解，交流众难犀惑，行只影单高处不胜寒。行当自下步在先天哪级台阶难能确切，不过越走心越亮明实不衰，历往堵塞豁然明敞，卓识新染增发欲罢不能。

民间对小说评书风靡人物奇异神武半信半疑，历来传承又对先天讳莫如深，道、佛、太极广传播扬无谙先天质本玷污神明洪圣，人同共有那点儿先天与生俱来皆可修炼鲜有人知。师爷汪永泉晚年苦于先天未能流传后继留驻遗憾，后辈只埋怨内劲秘技没留传下来，殊不知先天难攀难继之隐。广众太极拳沉迷拳术拘泥形体弃本求末，滞留后天形体之太而丢失先天神之极，武圈内能知先天者不多，懂先天修炼就更少，真正修成先天寥寥几绝，王宗岳先天《太极论》沿流至今无几能透悟，先天传授更是难能一见。书中涉及修炼先天、后天谈到多维、三维，三维空间科学论述广众尽知熟详，多维各说纷纭莫衷一是。有形宇宙仅限于三维空间，无形宇宙洪荒多维极核，多维极核吞没三维空间宇宙凝聚一点之内，质密愈大凝聚愈小极化无尽，宇宙除了三维就是多维，并不存在四维、五维诸般，多维信息数字极核无尽。当今人类所有科学皆建立在后天宇宙时空上，人工智能数字化科技前沿今人神往，但也只是介入宇宙纯阴有形层面，丝毫触动不到宇宙纯阳虚无数字化程序固锁链条制衡，而先天神真多维宇宙究竟什么样没人知道。太极先天脱胎换骨提劲性命圣达不在读书而在修炼，宇宙、人体，三维、多维，凝注太极一点修明融贯于心宗本先天。后天科学心法无能撬动先天本真，企图强用后天小乘武功撬开先天大乘神明终成梦饼。全息宇宙为先天、后天动态混元一统，天道内化匪夷莫测玄之又玄，宇宙后天三维无限大渗漏融于先天多维无限小，先天多维无限小吞噬后天三维无限大，后天三维无限大先天多维无限小聚合凝化极核于无，此极核即全息宇宙先天初始亦为人体生命先天元初。人体先天容广纳小，无能复制，无复再生，外扩宇宙，内归本真，心神定力法度广罗。先天修旨心神阴阳既济指掌道、佛仙踪流秘，达成人生闭环小宇宙，心透先天荣享宇宙神明偕振，终端三维心性融注人体多维神定先天元初母先，此即后天人生彼岸；亦乃道、佛先天神真、惟一、不二、元根、易理极核、中和明空，凡此系列盖为人体先天"四两"神明内真。此种概念术语极易修炼导入玄学虚化无所适从，宇宙神明本真并不以人的意识存在，客观自然是按神明数字信息程序严格运行毫无偏差，无形链锁固化数字程序推进演化即为定数，宇宙万本神行是按自本内化程序运化衡定往复。太极修炼就是借短暂后天时年脱掉肉本形窟"千斤"束固，回归先天元初"四两"极核母先加入宇宙神明本真数化程序中获得恒永。

太极是道、佛捷径先天通幽之门，习武是太极捷径先天神明之门，捷径极为简明却又极难跨越，武术几尽后天沉积广注，故习武能知先天步级神明高领寥寥无几，不管悟道还是修佛终究归宗先天，先天兀立沉落后天够做顽空。其实，人体宇宙阴阳、有无、虚实两悖，物质构筑阴实切有隶属三维时空，三维一切物质成于多维虚无数字信息凝合聚化所成。人体阴阳胶合凝固够做肉本形窟后天，先天修炼化解阴阳胶着子然独立两分，先天神、气、精破开灵、魂、魄后天肉本形质分化置无，虚无六合乾元信息和合数字一统，划破时空亘古铭存，心性三维融注多维神定元初和合隽永。太极先天修明本是没有终点的征途，修行愈豁明亮内敞洞然，三维语言文字无能穿透多维内潜，故而不可能话令多维透达明慧。

人类远古许多未解悬疑并非思维意识积累破化，而皆出于先天修炼感应顿悟明深，例如经络子午流注起自何因成就若果无从考证，大概率远成于文字前，其沿流之长功效之深妙化绝伦。凡俗后天灵魂绑架道德欲望行为举止皆化虚妄自无先天大道可言，无极先天元初一切后天是非杂陈净化无存，神定此间破化红尘淤泥浊水开释宇宙洪明先天大善至道明空，俗尘是非曲折远离道、佛先天修化，乃至今人悟不透《道德经》阐释的先天根本内涵明真；读不懂《西游记》开释的先天具体所修又应如何去修。太极东方文化华粹承载后续无益角逐三维智力，务必心神先天修炼切入莫明，远古文明继承逐代专攻苦修刻不容缓，一旦衔接不上造成绝版再想复燃势比登天，故此重在明师穿针引线立本攻坚，明师者：根透先天内真明悟，具有针对学生不同提劲先天切实领悟之能，通过引手递接心法透达先天完满，根植个体先天除此明在别无其他。

太极道、佛先天聚敛

极核无尽拓展洪荒无垠，先天修明渐恃纵深现注文字即随意境翻新，更新感悟落纸毫微文不再书，积蓄考证贮备效验充实传承武装后人丰满，贯彻万本归宗回馈未来。全书贯穿先天神明武真开释不同，个体单机先天化境群落孤单夯实细末，太极古老文明跟进现代文明融和为一后继炳耀，弘扬致远尚需社会志士仁人通同法修共享明芳。

2020 年 5 月

写于北京通州

交流链接：Zhyb1948@outlook.com

或者扫描二维码加作者微信

附录 1

《授秘歌》

无形无象，全体透空，

应物自然，西山悬磬，

虎吼猿鸣，水清河静，

翻江播海，尽性立命。

《无极歌》

无形无象无纷挐，

一片神行至道誇。

参透虚无根蒂固，

混混沌沌乐无涯。

《太极歌》

太极原生无极中，

混元一气感斯通。

先天逆运随机变，

万象包罗易理中。

《四性归元歌》

世人不知己之性，何能得知人之性。

物性亦如人之性，至如天地亦此性。

我赖天地以存身，天地赖我以致局。

若能先求知我性，天地授我偏独灵。

附录 2

陈氏太极拳壹佰单捌势绘图抄本

陳氏太極拳原宣佰單捌勢抄本

懶插衣立勢高強　去下踢出步單陽七星拳手足相顧

探馬勢太祖高傳　當頭炮勢衝人怕中單鞭誰敢當

先跨虎勢那後發脚　揚步勢手足和便　奇走勢如

牌抵進　抛架子當頭按下　孤身炮打一間翻花舞袖

拗鸞肘左右紅拳　玉女穿梭倒騎龍連珠炮打的是猛

將雄兵　猿猴看果誰敢偷　鐵甲將軍也要走高四平

伏連脚驟子　小紅拳又炯攢心　斬手炮打一回鳳凰舞

肘　窩裡炮打一個井攔直入　勢如擒拿鉤身炮

打　指襠勢貴鑽瑞膝　金鷄獨立朝陽穿膝心

拳束醉犹臥　拍肘勢逆　連英隼斬下勢小擒穿休起

攀馬提兜破面兮　下扎勢閃驚巧取　倒扎勢誰人致

攻朝陽手便身防閃　一條鞭打進不忙懸脚勢誘彼

輕進　騎馬勢衝來救當　一要步往裡就探下海勢降

龍　上山伏虎勢為分縈　撇飛搖鼓雁翅勢穿莊一腿

勢來脚勢　入步連心雀地龍按下　朝天鐙立起鴈子解

胸　白鵝掠翅黑熊搥路朝懷托鉢　燕子御泥二龍戲

珠　寄退神鐙　丘列勢左搬右掌慈蚘脚攔前掃後

菊五番身　諱信理伏五山右山前衝後觀音獻掌吉

子坪佛翔身過海　回回指路救德跳澗單殺致身

龍舞爪惡鳥提珍　六封四避金剛搗碓下四平茶

王拔劍存孝打虎　鐘道伏劍佛頂珠反掌五堂門

撑，下扎势上一步封逼势推山二掌罗汉降龙，左

救红拳，右跨马，左搓袖红拳右跨马，左搓袖，右搭

袖，回颈接膝扭步捕一拳转身三请客，拖手红拳

双架标单凤朝阳回颈高四平，金鸡胸膀，托天义

左搭眉，右搭眉，天王降妖，上一步铁翻杆，下一步

子胥把鞭，苍龙摆尾，仙人摘乳，回颈一炮拗离肘

孙子手红，仙人捧盘，夜叉探海列海捕蝉烈女捧

金盆直遮还青回颈闪通背，窝里炮，收回去复龙

抹马，急回颈智逮背水，自始而拳护雷场扶天

坐虎散势苦此主。

行拳要言

一是拳背微妙神奇之手又行拳要看无所不通只
在熟识能所生巧尖

二是拳抹揃名象好于后多至大红拳小红拳炮
拳寿额兆住妙青示抹入二手继以通背为尚

一是拳惹请不到撒揉掤推打碎尾钩掤托拾
鼓勾演单真有有不胜之理

一是拳有虚有实虚之实之实之虚之全以奇
取胜，兆斤之拾到刀者。

一是拳随高就高随低就低总以使眼为第一着

一是拳宜佰单图势一步分八手其中变化无穷

倚能熬钻编就惟尔矣

总论

纵防出身人英知，靠紧缠绕我皆如，臂打推压得进步，搬拗横採也难敌，钩掤劈打人之晓，闪惊巧取胜谁知，伴输诈走难去败，引诱回冲致胜顾，滚捡托拴多微妙，横直速搁奇更奇，接进退搁穿心时，迎现按进红炮捶，耳环梯堂卦回脚，左右鞭锁庄跟腿，截前诞后为拧锁，声束击必要熬铁，上提下额君须记，进拱退闪英逢之，藏头插面，天下有穿心探肠世间梯救卸不截吧中理，难讲武艺论高低

附：二十四势

懒插衣立势高强，去下单鞭毫也忙，出门先使翻花炮，望门攒去迸英豪，及堂庄后带拖手，红拳骑马势，连肩卧弓射虎，左拗步十面埋伏，右拗步谁敢当先，纰身拳势如鹞站指吉势，高挑俄崩，金鸡独立且昂情，蓮心拳势入面埋霜，六封四避势难客，转身拳劈挡纵横，上一步牵环跟打倒回来，左右七星，翻花炮打一字裁雁出，摩下扎势谁敢来，左右双割花舞袖八长虫分门庄，去表残生结第一拳打倒，两脚穿庄难停舞，袖下推往前政，急回头劳伤炮中

去閑腿出步
單鞭勢

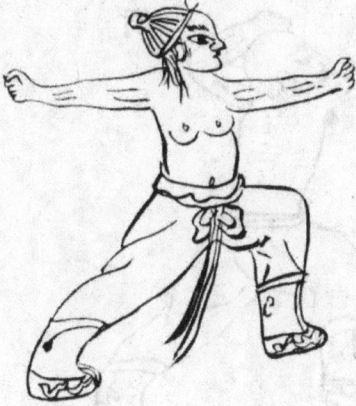

乱扯衣立勢
高搦勢

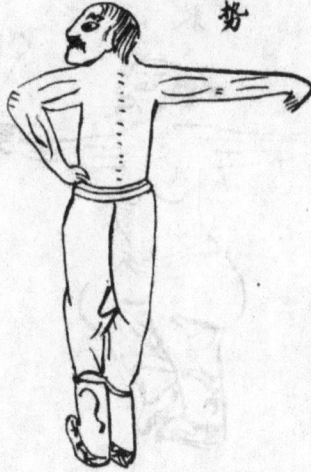

探嗎勢太祖
高傳勢

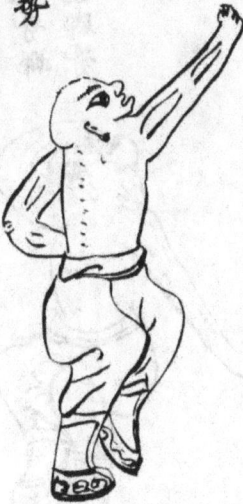

七星拳手足
相顧勢

2

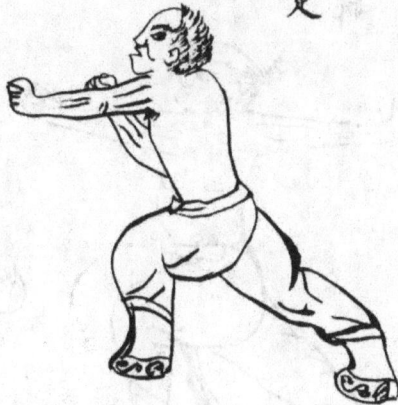

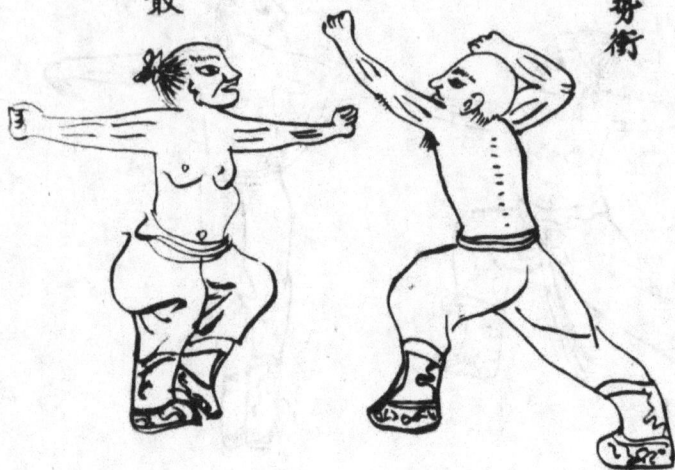

当先势
中单鞭谁敢

当头炮势衔
人怕势

3

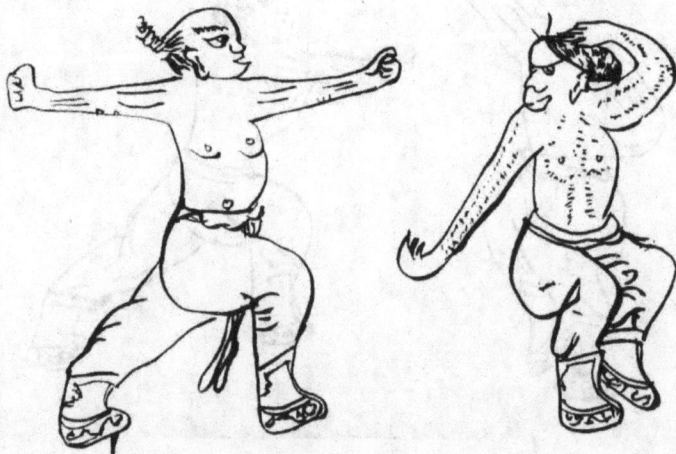

活便势
掠步势手脚

跨虎势挪
挢裳脚势

4

5

寺魔势命牌
挨進勢

體迎势
拋架手相當

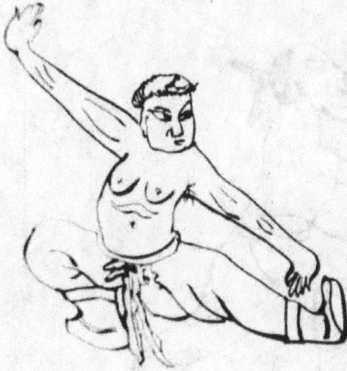

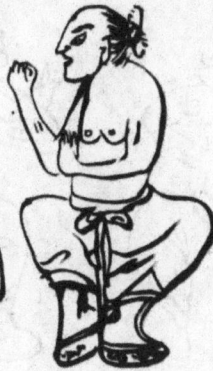

6

孤身炮勢

势
翻花舞袖

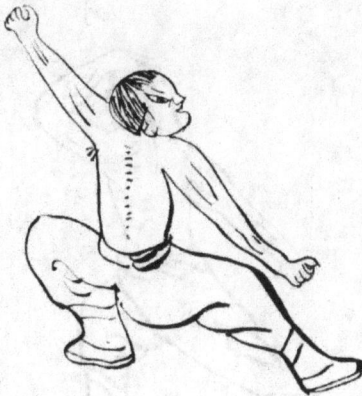

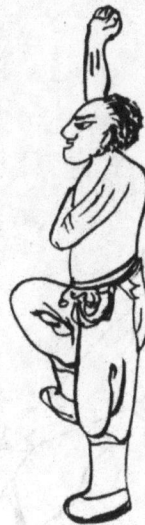

7

势
左右红拳

势
抛鸾肘子

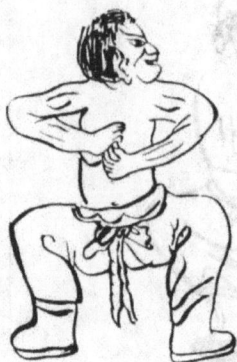

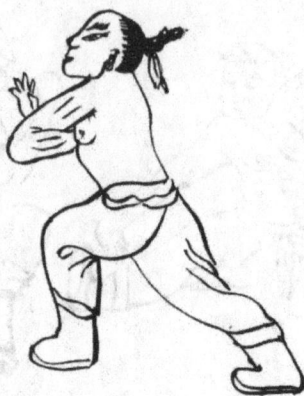

8

是猛将雄兵
连珠炮打的

玉女穿梭侧
骑龙势

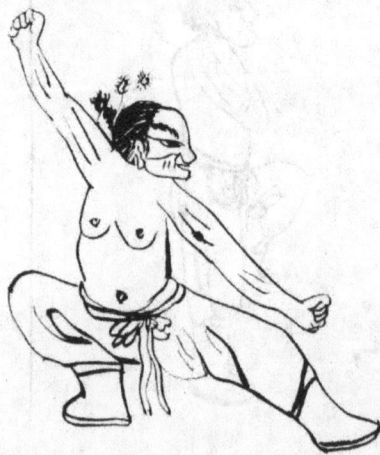

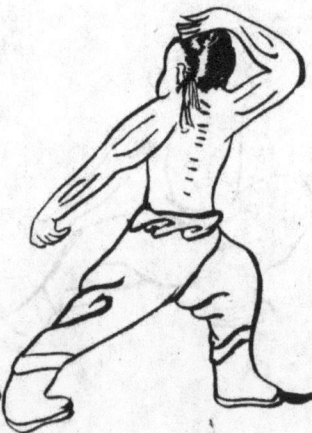

9

猿猴者菓雖散
偷鐵甲將軍亦
要走勢

勢
高四平

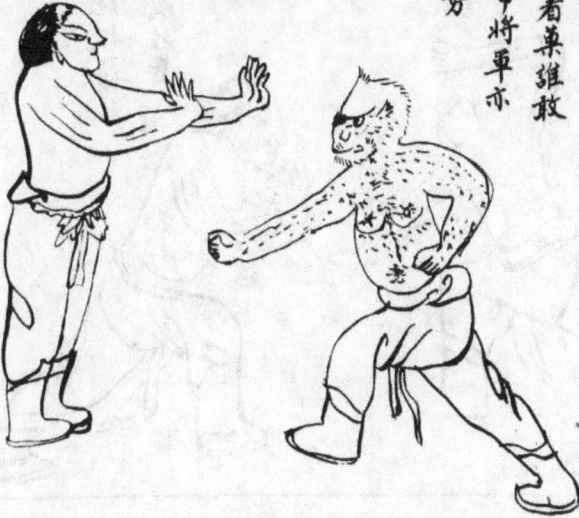

10

迎風腳踝子
勢

攢心勢
小红拳火煽

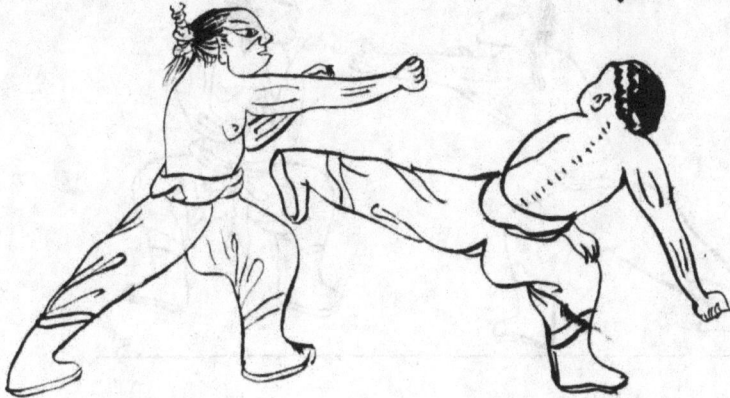

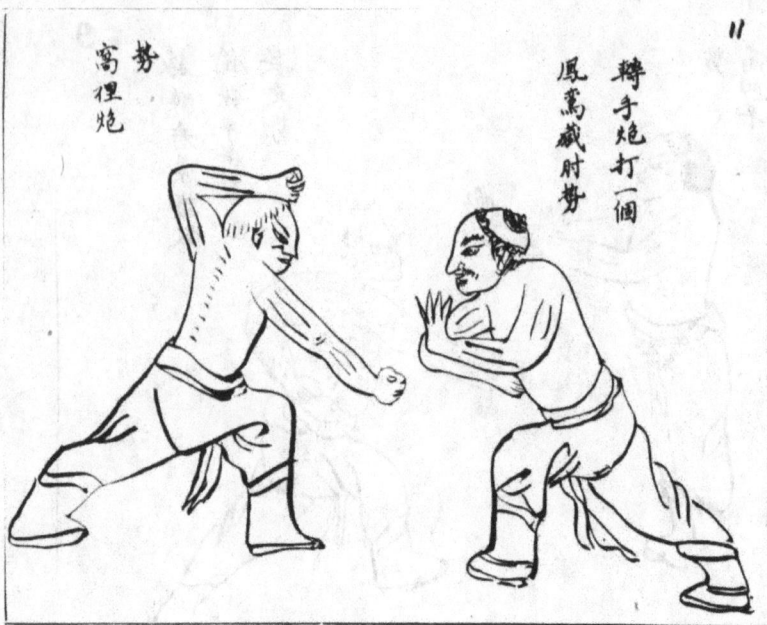

势
窝里炮

搣手炮打一个
凤鸾藏肘势

11

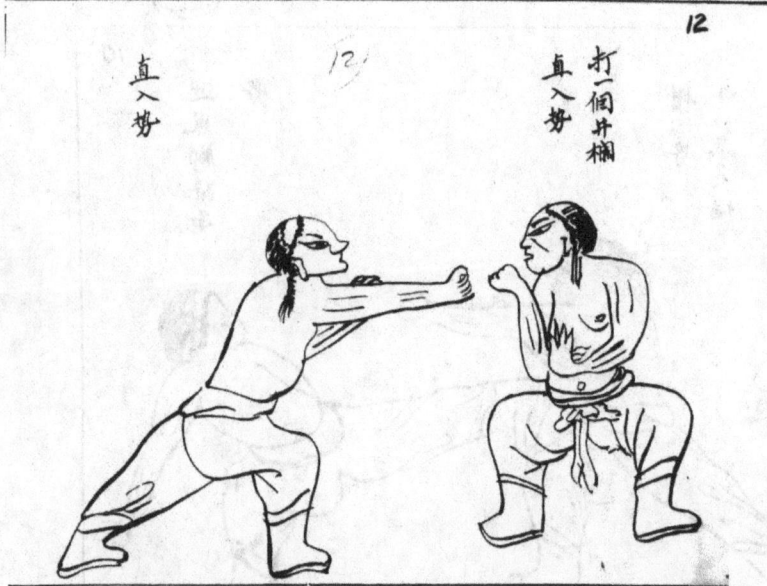

12

直入势

打一个井栏
直入势

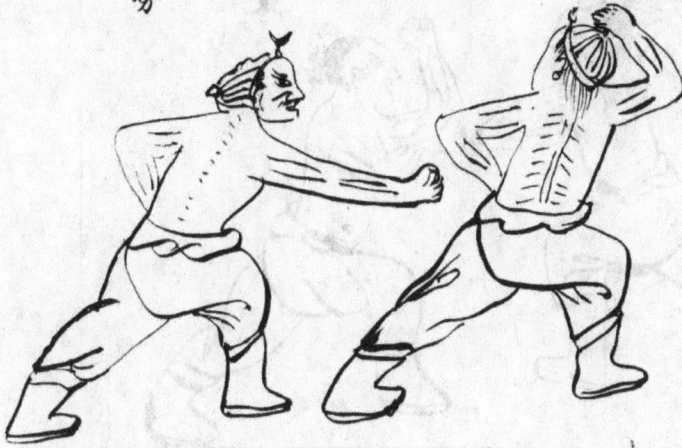

13

庇身拳妨
身吊打勢

指當勢

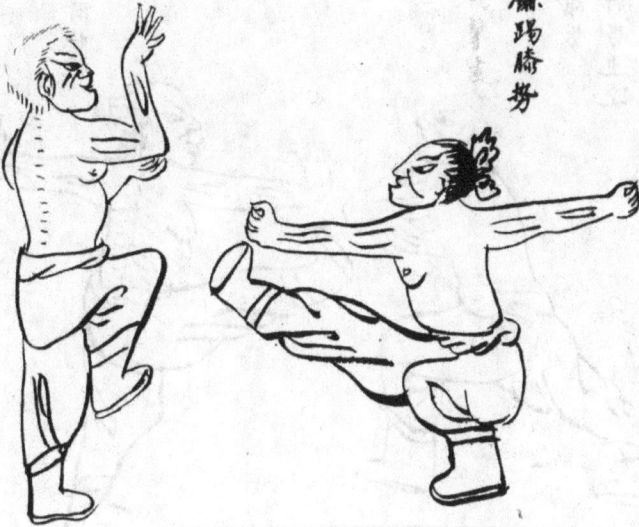

14

立勢
金鷄獨

剪鎌踢膝勢

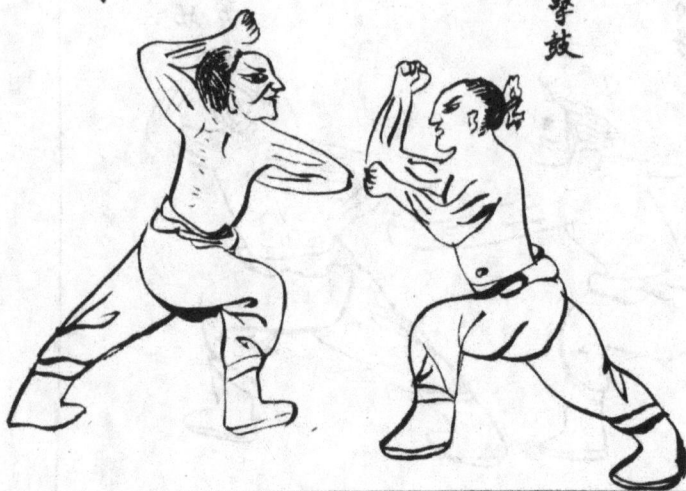

15

势
覆心拳

势
朝阳擊鼓

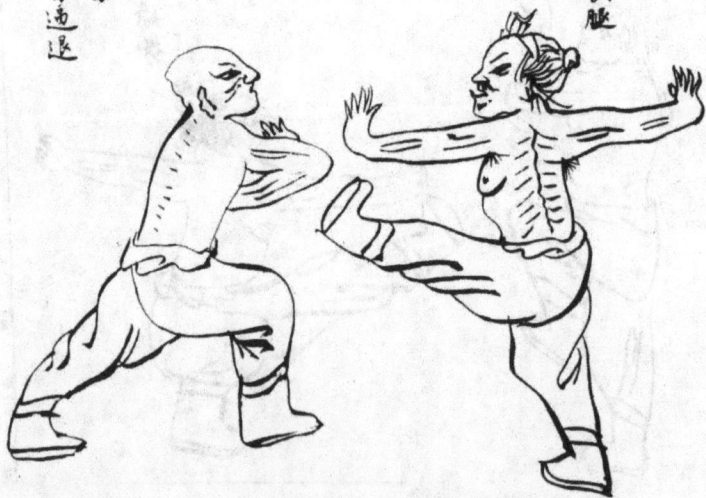

16

势
寻降快腿

英雄势
拓肘势迯迟

17

18

硬闹弓势
钟馗捉鬼

唬一声小擒拿
休走势

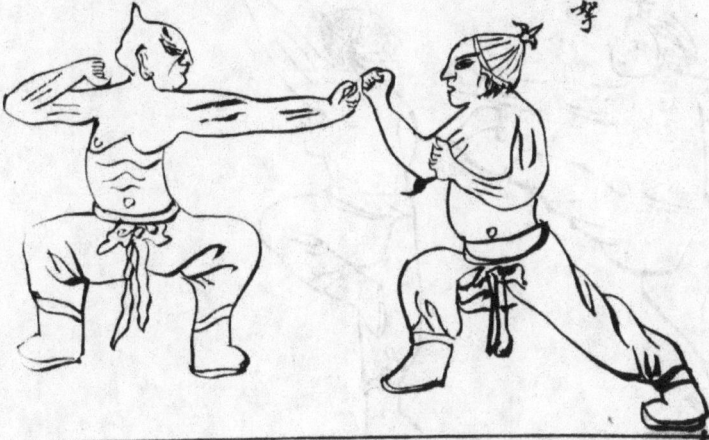

敢攻势
倒札势谁入

下札势闪鹭
巧取势

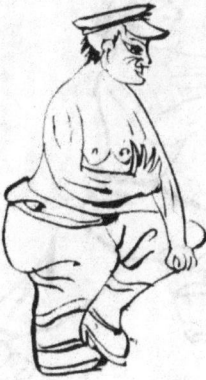 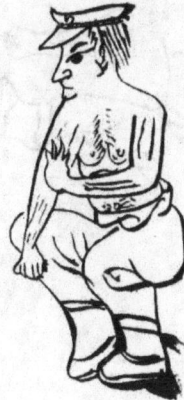

19

朝陽手
勢

势
使身防腿

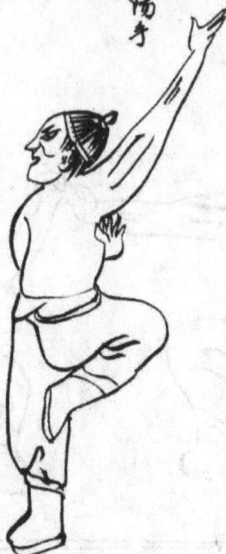
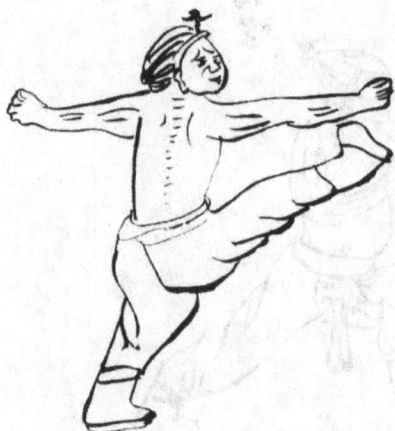

20

玄絛鞭打
追不忙勢

彼輕進勢
懸脚勢誘

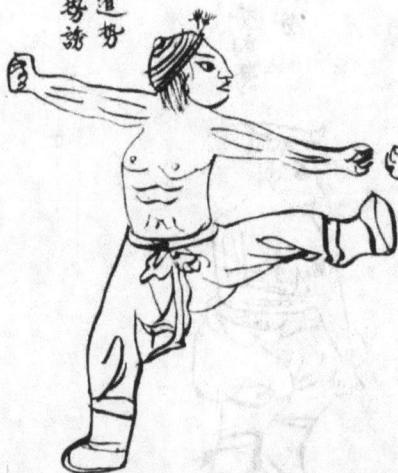
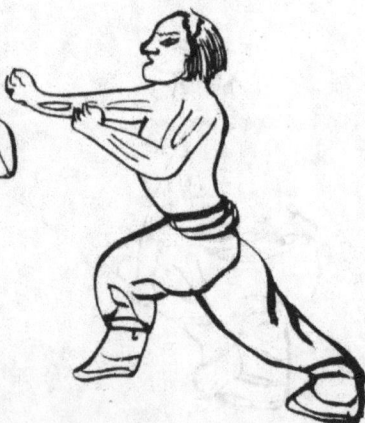

21.

骑马势衡
来敢当势

就挼势
一瓃步往裡

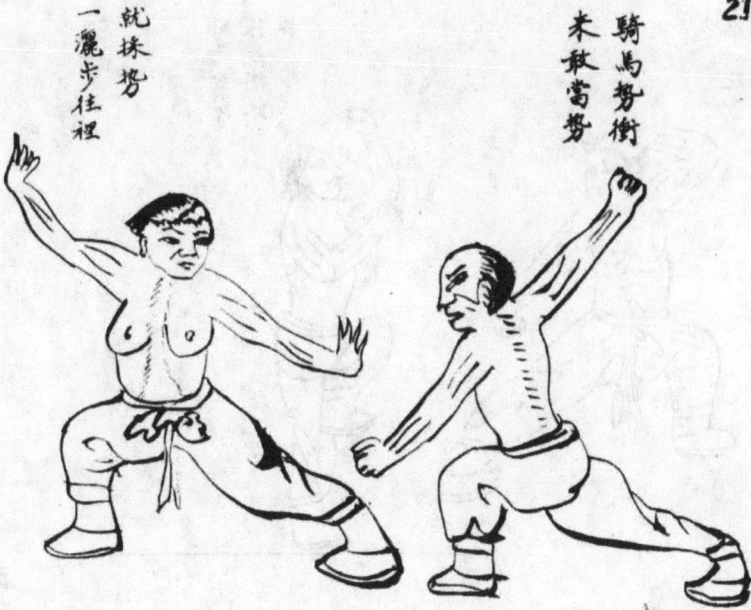

22.

势
上山伏虎

抹眉红盖世奥没
下海擒龙势

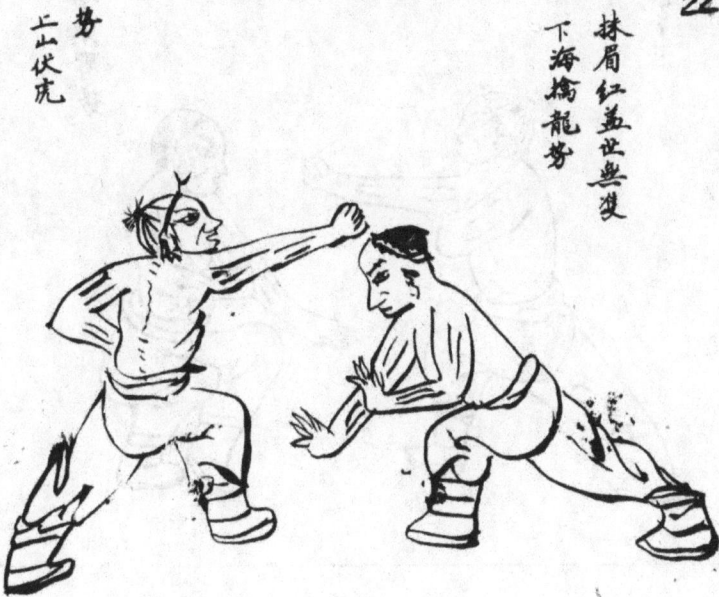

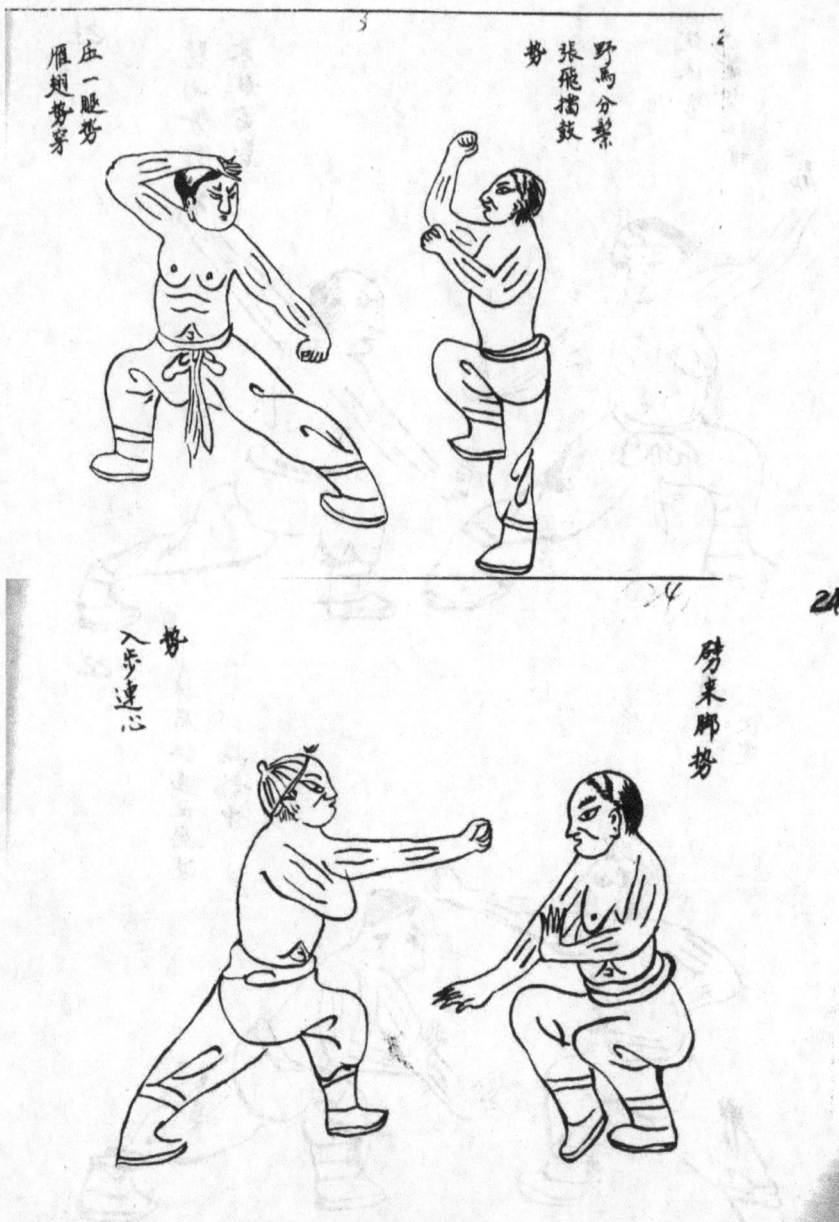

25

起勢　下勢
朝天鐙立　雀地龍按

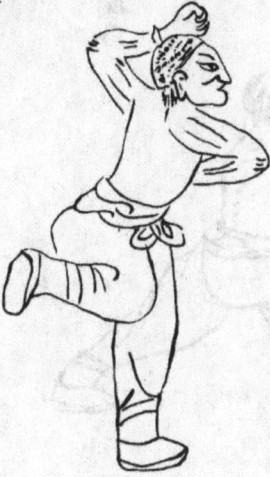
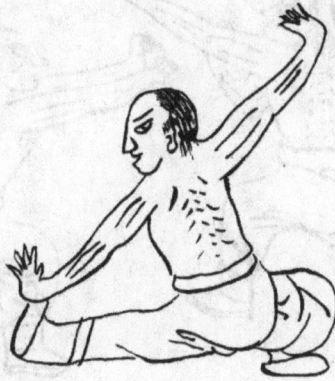

26

勢　勢
白鶴亮翅　鷂子現朋

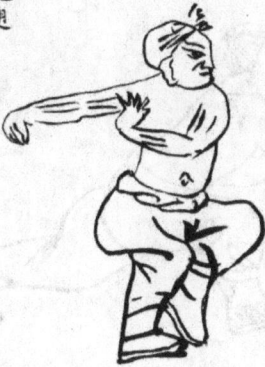
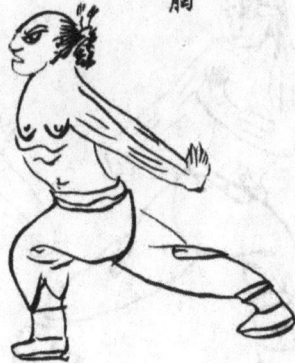

27

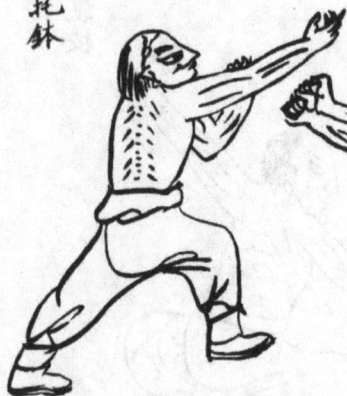

势
胡僧托钵

势
黑虎搁路

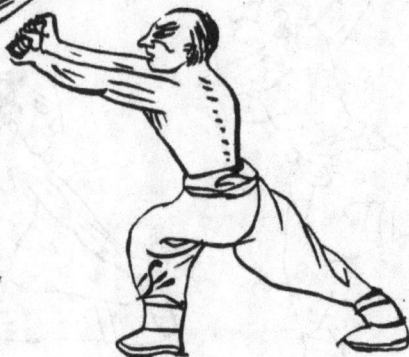

28

势
二龙戏珠

势
燕子抑泥

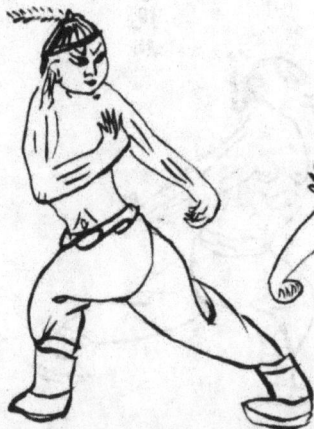

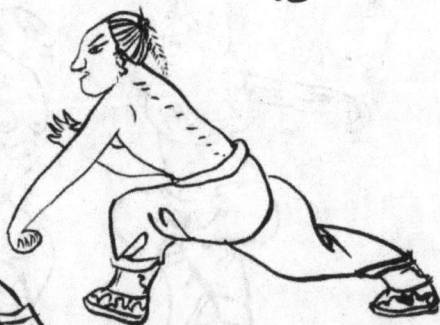

29

卯列势　　　　　　　　　　　　　　　　　賽過神
　　　　　　　　　　　　　　　　　　　　鎗势

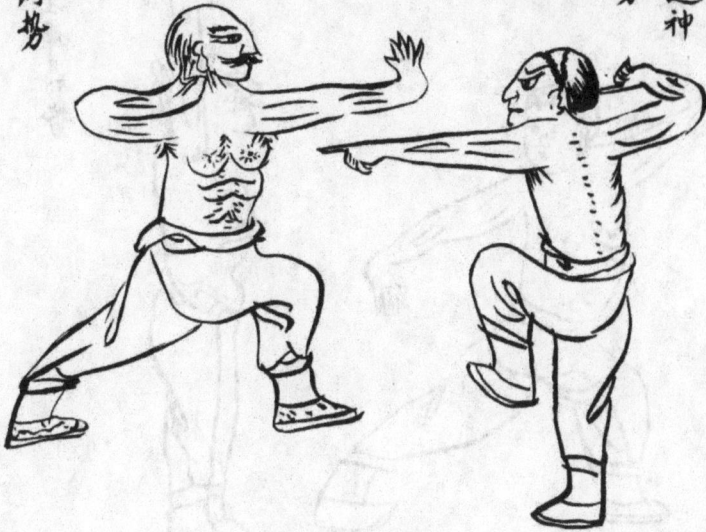

30

掃後势　　　　　　　　　　　左搬右掌
兎趷腳補前　　　　　　　　　势

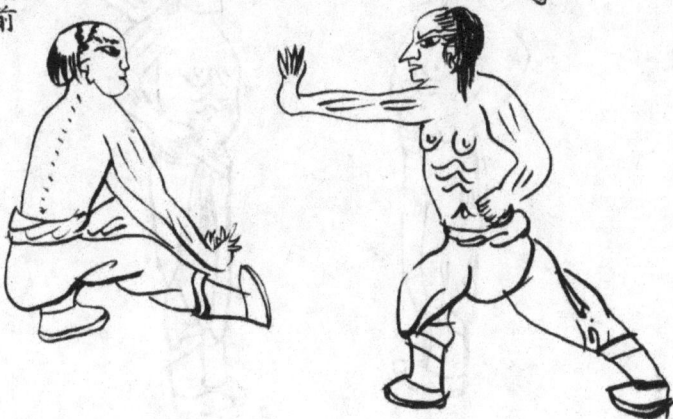

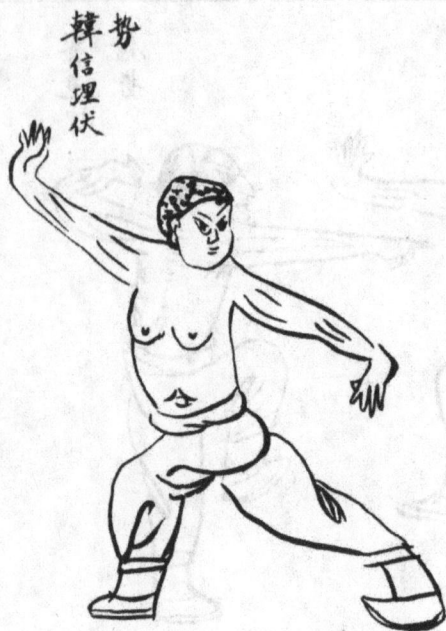

势
韩信理伏

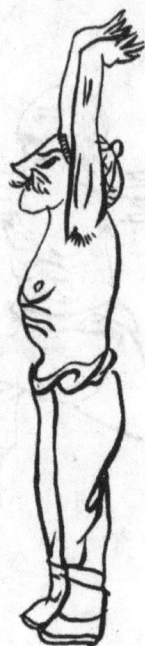

31

霸
王
举
鼎
势

右山势

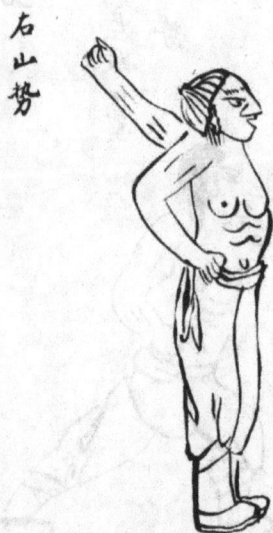

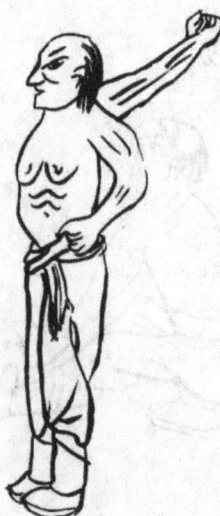

32

左山势

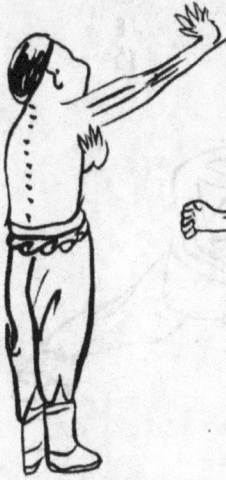

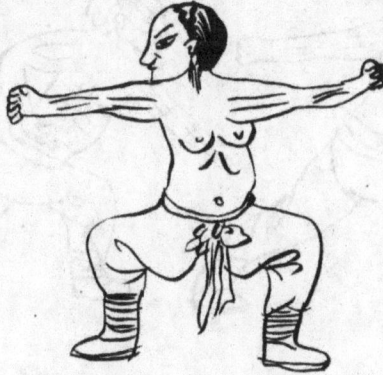

33

势
观音献掌

势
前衝後衝

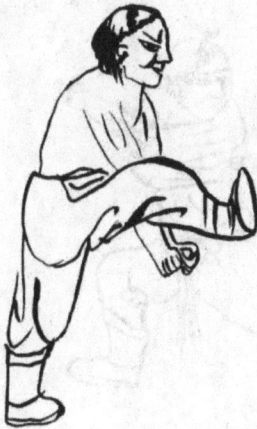

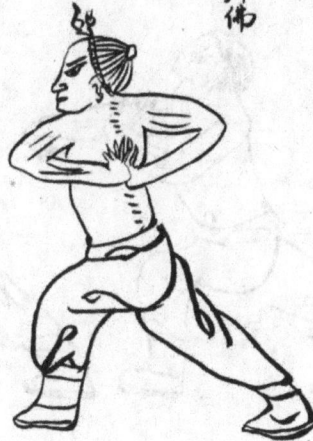

34

势
翻身通海

势
童子拜佛

35

势
严德跳涧

势
回回指路

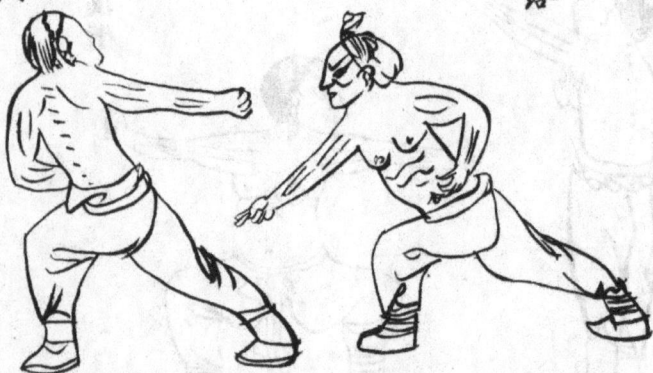

36

势
青龙舞爪

势
单鞭救主

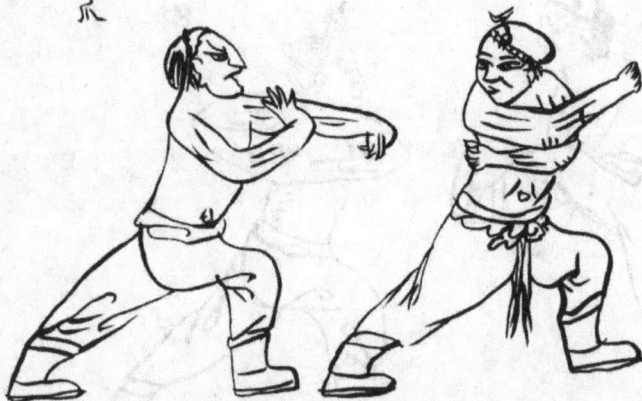

37

势
恶马提铃

势
六封回避

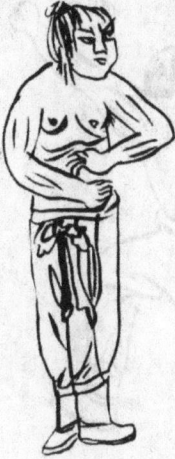

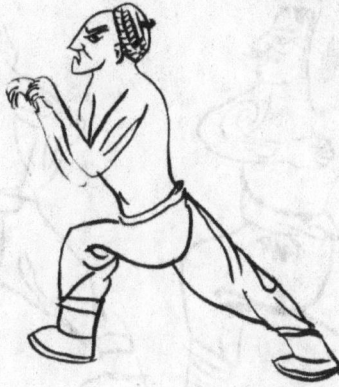

38

势
金锏捣碓

势
下四平

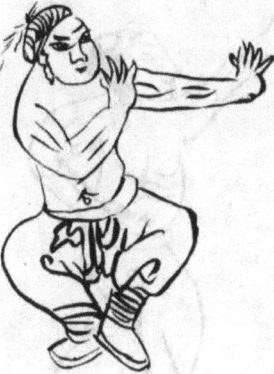

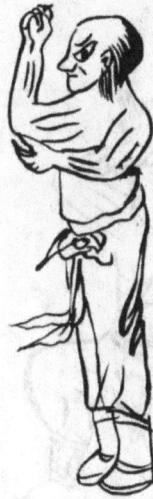

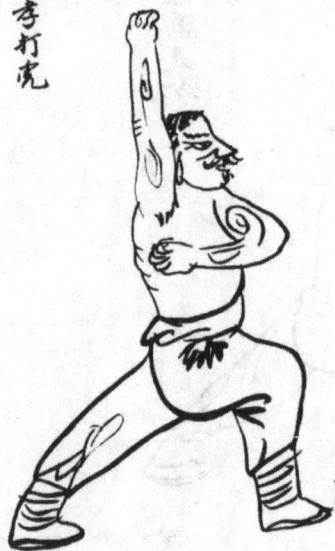

势
存孝打虎

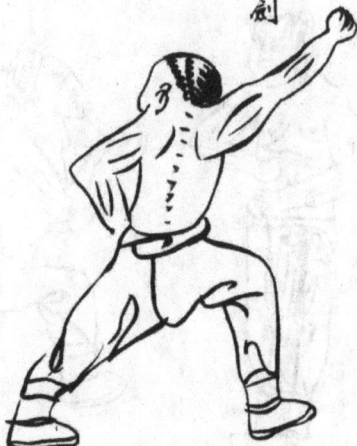

势
秦王拔剑

39

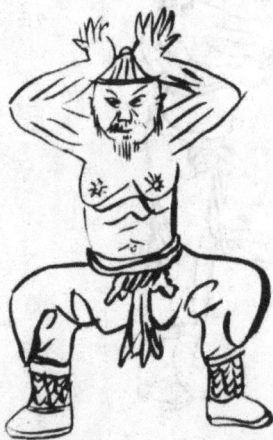

佛顶珠势

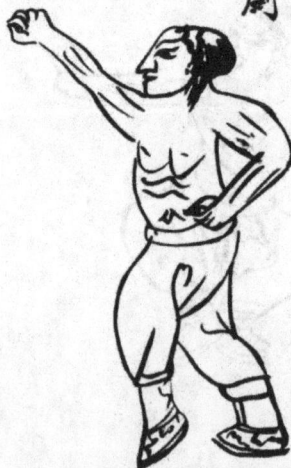

势
钟馗伏剑

40

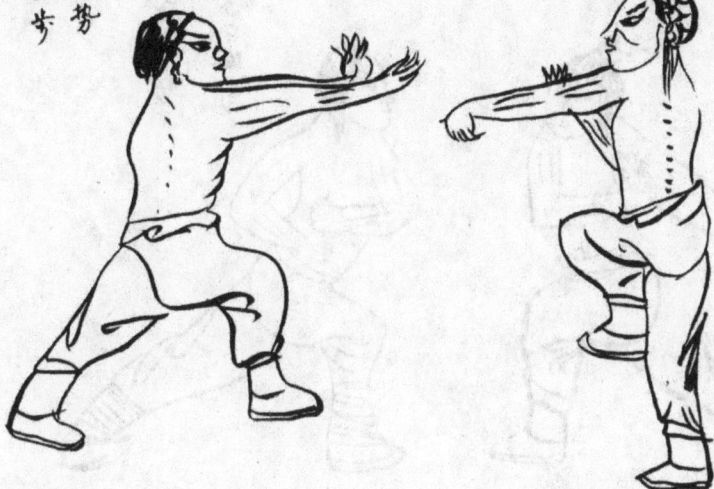

封避捉拿势
下壓势上一步

反壺压顶
门攒
势

41

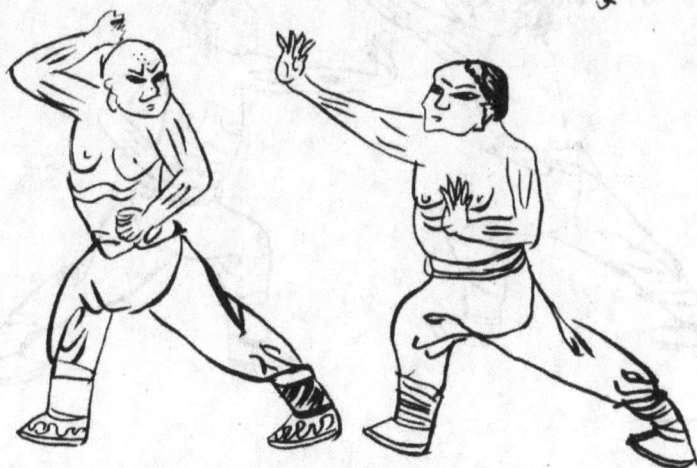

势
罗汉降龙

推山二字
势

42

43

势
左转红拳右跨马

势
右转红拳右跨马

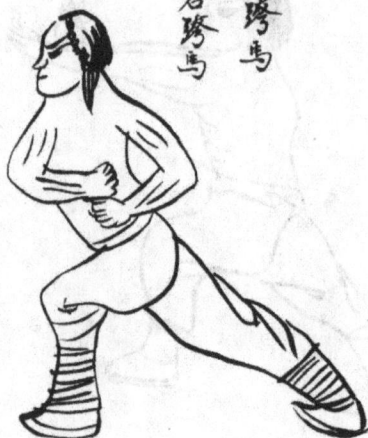

势
左搭袖右搭袖

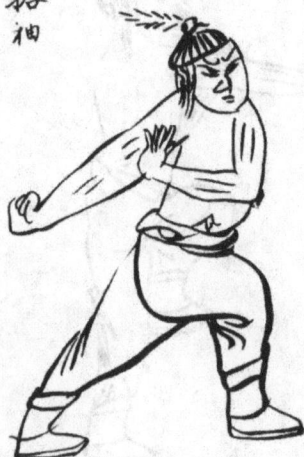

44

势
回头接膝拗步

插一掌势

势
转身三请客

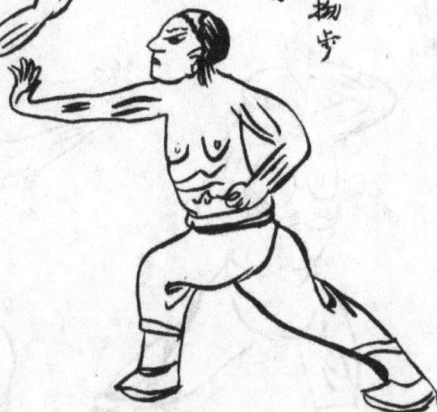

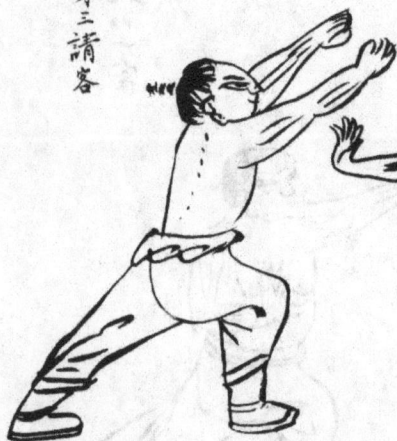

45

単鳳朝陽
勢

拖手紅拳双
架樑勢

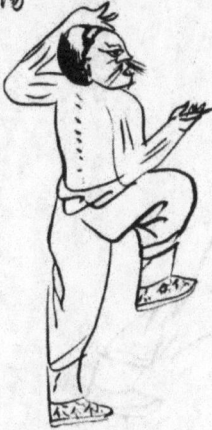

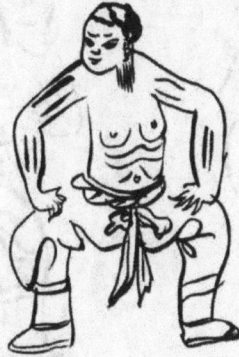

46

托大义勢

四項高四平金
鵝胸脖勢

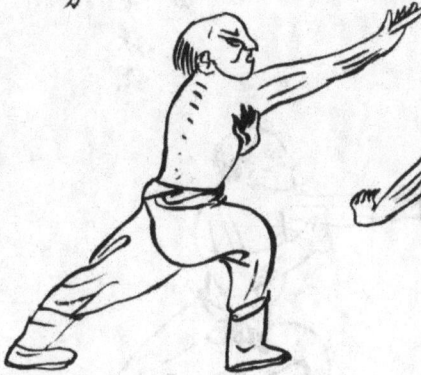

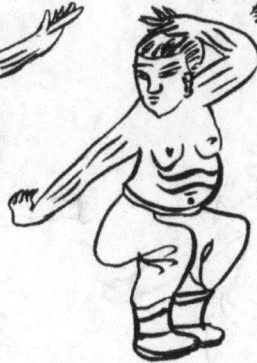

勢
夭王降妖

47
左搭眉右搭眉
勢

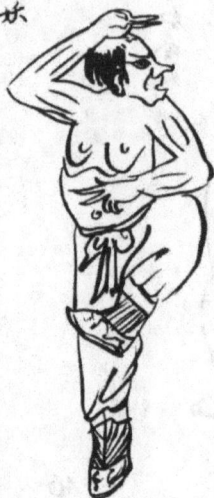

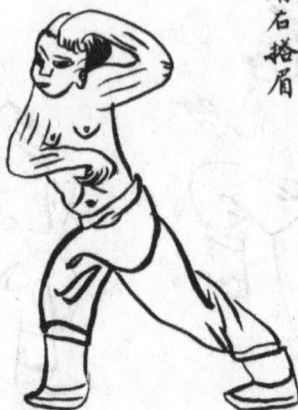

拖殺勢
下一步子脊

48
工一步鉄翻
杆勢

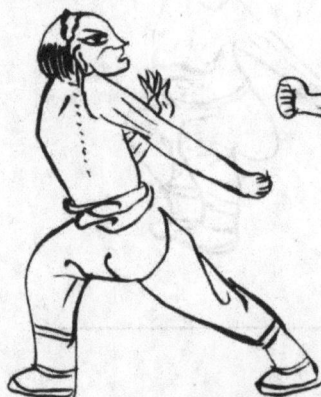

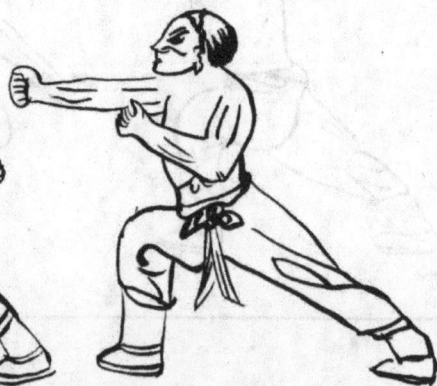

49

蒼龍擺尾
勢

摘乳勢
雙捆子仙人

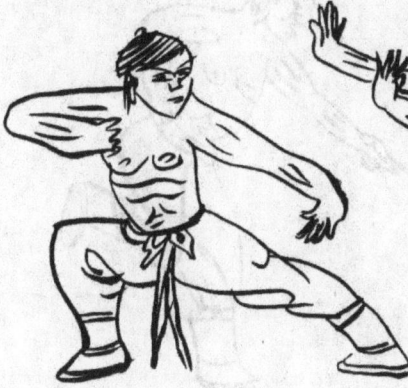
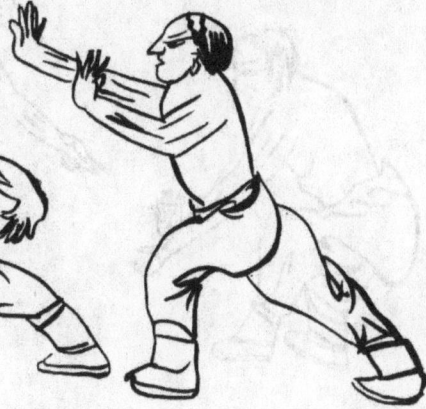

50

四顷壹炮劫鸾
肘勢

捧盘勢
孫子二紅仙人

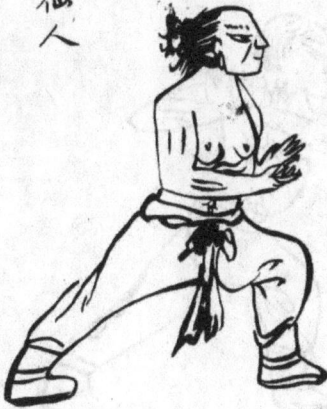
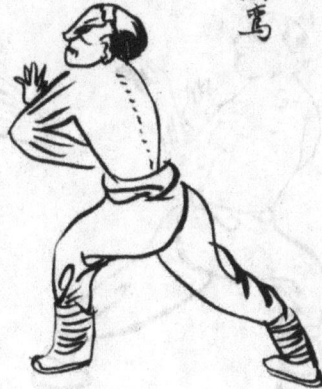

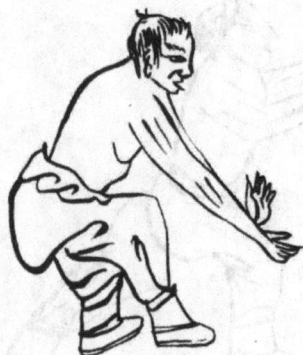

势
刘海猶蝉

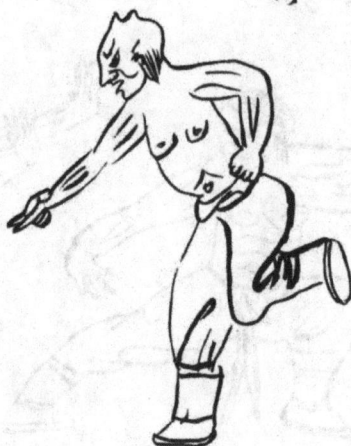

51.
夜又探海
势

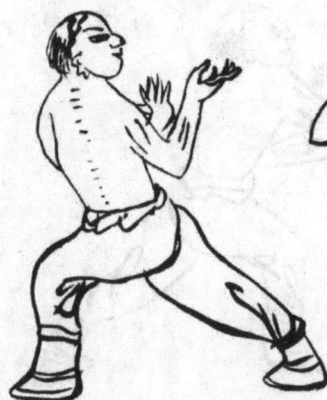

送書势

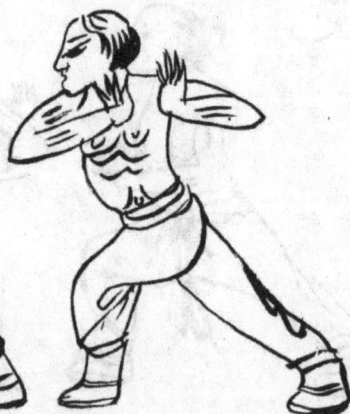

52.
捧盒势

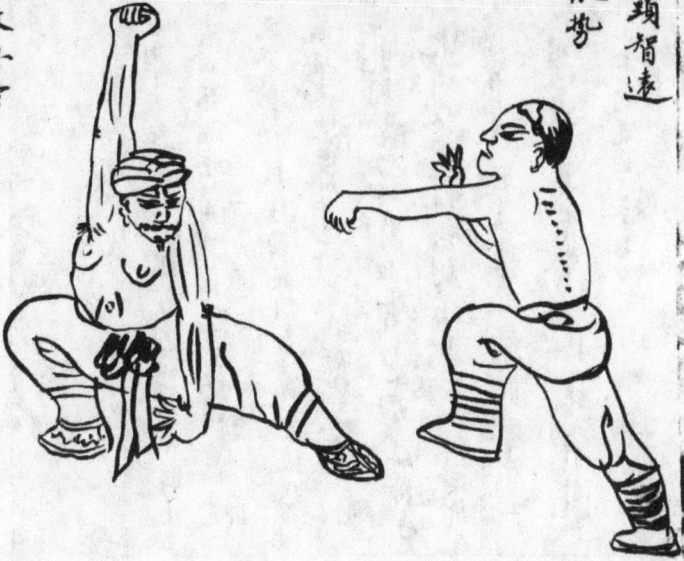

急四题智远
看瓜势

比若
坐谁散与吾
书汤挖不满天
自结向奇蔓满

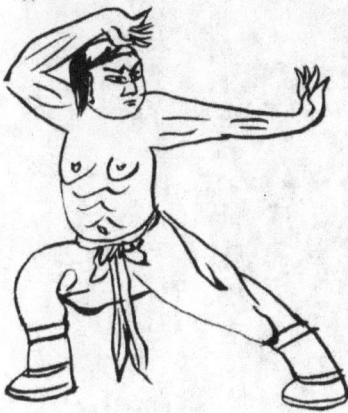

抹鸟势
收四去双龙

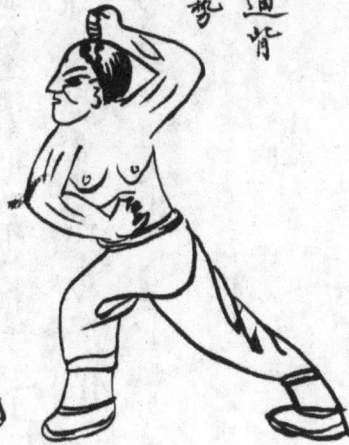

回题闪迪脊
窝裡炖势

拳勢臨危解法

解捌子用下減擒龍，解搬子用捔嶺魚，解扶
手接後手臁右揺，解撥手用手金掌，解抱
後腰用六陰鏡，解抹頸髮用右手打臉後踉雙
撲跌，解後來抱腰帶抱字者用烏騮打滾，解
靠山用下扎閃鴛鴦巧取，解下扎用小坐哥，解新手
用懷中抱月雙撲，解鐵翻杆用藏頸硇面時
解滿天鍾目烏耳時，解抹眉紅用靠山解捨子
飛仙掌，解雙風貫耳用餓馬提鈴，解四面圍住
用左山右山前衝後衝，解跌鏟用鈎腳，解貼身靠
用單鞭救主，解撩陰抹眉紅用提腳卯捌手後踉

捨打，按頸掃腳騰手打月下偷桃，通袖
打搬手橫肘經鈎回手打滿肚紅，迎門抹
花猴飛杆串子連打白虎洗臉，抹眉紅後
踉低滾肘合手挑手推山帶鴛邊斜挿
兩枝花，挑字接鴛鴦拿休走巧女認針進
不察捌手上後手推面小兒扒蔥裡去手抽
撲撲柱單攔炮打袖裡一点紅單鞭救主
打髖蛇入洞懷中抱月雙撲跌，裡夾花
按後手採跌，外夾花接後手双捨斜挿

推手左右靠，解抹神腰用仙人拍掌，俘，解，金鸡
跌用双手扭羊颈，解捉铸左右手在後用膝子
二合，解當头炮用肉驚巧取，解上肘用搠掌，解
斜插一杆旗用撒手横磨，解单搁炮袖裏一点
红用拖楺换柱，解双手拍肩，用黄龙转手解
推舟解捣离时以肘还肘，解栓肚掌以掌递
裳，好抹肩红用藏頭碩甬肘，解懒插衣角
灵猫捕鼠，解饿虎捕食用下四平，解三擺尾
用滚肘，解穿心镖用存手打虎，解振下腿
用低滚肘，解撩胸用铁夹板，解掃地用翻身

一杆旗用子得手軟捺凰凰单展遡外藤子
打火焰攒心铁翻杆打悉三锤推手未抱怀
中月攒子铁藤手托肚掌軒捺腦帶衔
天炮，搬子捕花打黑虎攒心仙人拍掌解
帶格嶺魚順水牢羊裡扶手走身起肘
打火焰攒心推手諍山花馬卧蛇帶推心
心掌风魔掃閭公挑炮插手推手掃
脚跌藤手探陰凰凰单展遡闭喉镖小
尥拄攒朝陽起蛟分藥手帶左石掃脚

过海，解之人莫住，先用一脚踢，然后跟双架楼
拿住，另用单臂兼，解，揭脚用低滚，肘，解
苍龙摆尾用金冠巧女识计鲜，採阴用闪
鸳鸯取。

奇多秘有

仙人摘茄子脑後摘金瓜带採瓓得珠，白
蔫採翅採耳帰脚，顺蔫时解仙字常頸
掃脚，仙人捧盖双採烈女捧金盒捌掌
瓶仙菲带搔隂瓦凤单依翅掩手红参

陈氏太极拳前多壹佰捌拾绘图抄

本抄后记

此绘图抄本于一九七四年得於西安陈淘名手陈四
照同志处，见後如获至宝，盖此图谱对於太
极拳之发展渊变历史有重大参考价值，此拳
即太极拳之前身无疑矣，並已具备太极拳
之原原理其行言之，金山奇谱取胜非斤於十
力者，即可作为论明其总论而逮，则太极拳原
题请菲缠绕我皆依之句盂即太极拳原
理之精髓，观此图谱当在清朝道光咸丰间
治时期，距今亦不甚久，聂陈良五叶冏打见余

治時期,距今並不甚久,疑陳長興與時尚打此拳,

楊氏露禪亦可能曰此拳,後來才逐步廢長、

自立一路演變為現今之兩路,我誠為楊氏太極

拳絕非由現在之陳式拳西路中蛻辰的,兩

現今之陳式兩路多少可能有楊式拳之影

响,此拳陳溝現已失傳,唯山西各地尚有

繼承,曲安谷子陳主清曾視過山西訪問,（陳溝）

學習,非常可喜,此拳在當時著重於技

打技击之術,於今日觀之亦多有啟發

唯其中勢名中孔老之流甚廣,當机

刻之至於附錄中諸技击手段,書填誌

歲之。

譚手麦氏謝朋處

再抄于一九七八年

www.ingramcontent.com/pod-product-compliance
Lightning Source LLC
Chambersburg PA
CBHW011834020426

42335CB00022B/2824